JN045972

アルコール依存症治療を切り拓いた人

小杉好弘の診療活動と研究を振り返り未来につなぐ

植松直道

小谷　陣

佐古惠利子

辻本士郎

編著

中央法規

　大阪では 1961（昭和 36）年あたりから西成暴動が起こり，その先頭を切っ
て走っていたのはいつも酔っぱらった "おっちゃん" だった。一般世間から
は，騒動を引き起こすのは「アル中」だと思われていた。西成暴動とは，大阪
市西成区の愛隣地区（その当時は釜ヶ崎といわれていた）で日雇い労働者が起
こした暴動のことである。労働条件の悪さに加え手配師の中間搾取等に対する
うっ積した感情が引き起こした自然発生的な暴動で，1970（昭和 45）年に大阪
万博の開催を控えていた大阪府行政にとって大きな課題だった。

　そのような時代に，愛隣地区から目と鼻の先にある大阪市立大学医学部附属
病院神経精神科に小杉好弘先生がいた。小杉先生はアルバイト先の浜寺病院に
いたとんでもない歴戦の「アル中」から何とか酒をやめたいと訴えられ，どう
したものかと相談したのが矢内純吉先生（後に大阪府精神衛生業務のトップ）
だった。小杉先生は断酒会や AA という自助グループがあることを教えられ，
大阪の地に断酒会をつくりたいとの思いから，患者さんへの治療指導の中で断
酒会が結成された。先生は断酒会の種をまき，指導し，また自立へと支援し
た。

　そのような経緯の中で，小杉先生はアルコール依存症治療に専念されるよう
になったが，大阪市大病院の目の前にある愛隣地区，そこの「単身アル中」か
ら目をそらすことはできなかった。住所不定の「単身アル中」に対して従来の
医療では対応できないと考えた先生は，西成の自彊館の施設（愛隣寮）の理事長
である吉村靫生氏を説得し，また協力を得て，施設の一部を「アル中専門救護
施設」とされた。そこで初めて「単身アル中」の社会復帰への道が開かれた。

　先生一人では西成「単身アル中」の対応は不可能で，多くの同僚，保健所，
また福祉の人たちにも声をかけ，大阪アルコール問題研究所を設置し定期的に
集まり，議論，討論を繰り返す中で医療，行政，断酒会の有機的な連携が築か
れ，後に三位一体の大阪方式といわれるようになった。

　先生はアルコール依存症の精神科病院入院治療に対して，一般社会から切り
離され隔離された病棟の中では真のアルコール依存症治療はできない，患者さ

んの生活する場にこそ治療の現場はあると考えられていた。そして，1981（昭和56）年，全国で初めてのアルコール依存症専門クリニックを開設した。それがモデルとなり，今では専門外来クリニックがアルコール依存症治療の主体となっている。

　さらに，大阪での経験をもとに学会でも活動され，日本アルコール関連問題学会では長年にわたり副理事長を務められた。現在，この学会はアルコール医療対策に参画する多くの人が参加し，年次大会の参加者は1,000名を超え，他の分野でもみられない学会となっている。

　先生の医療哲学は次の世代に引き継がれ，アルコール医療の現場で多くの方が働いている。それらの方々が中心になって，本書の企画，制作が始まり発刊に至った。この本を手にしていただいた皆様に感謝申し上げる。

2021 年 7 月 1 日

新生会病院名誉院長
和氣隆三

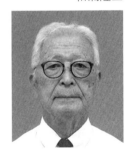

目　次

第1部　最終講演録と解説
―アルコール臨床医として見てきたこと―

第2部　アルコール依存症治療を切り拓いた小杉先生の診療・援助・研究

第3部　小杉好弘先生の思い出

第4部　その人・理念・実践・研究

おわりに

編著者一覧

第1部

最終講演録と解説
―アルコール臨床医として見てきたこと―

2010 年第 32 回日本アルコール関連問題学会神戸大会特別講演

小杉　好弘

幸地芳朗（兵庫県立光風病院〈現・兵庫県立ひょうごこころの医療センター〉院長・当時）
大会長の紹介から始まった特別講演

　それでは，学会の特別講演ということで，ただ今から本大会と同じテーマである「あらたな戦略，あらたな連携」というテーマで，小杉クリニックの院長で，当日本アルコール関連問題学会の副理事長である小杉好弘先生に1時間ちょっとご講演をしていただきたいと考えています。

　小杉先生は，皆さん本当にご存知かと思いますが，簡単にご略歴を説明いたします。先生は1937（昭和12）年に京都でお生まれになって，1962（昭和37）年和歌山県立医科大学を卒業後，1967（昭和42）年に大阪市立大学研究科を卒業されて大阪市立大学の講師をされています。講師をされている頃から大阪の南の天王寺という，ダウンタウンのど真ん中でアルコール依存症の方の診療を1981（昭和56）年から始められてずっと続けられています。私の若い時から，愛隣地区の中で「回復者をつくるんだ」ということで，ずっと実践されてきた私共の大先輩でございます。小杉クリニックをずっと継続されながら，1992（平成4）年に小杉記念病院というアルコールの専門の内科の病院をつくられて，大阪の本当にコアな部分でアルコール依存症の治療を継続されながら，たくさんの回復者をつくってこられたとても立派な先生です。

　大阪において，古くからネットワークという形で，病院医療だけではなくて，地域のいろんな資源と協力しながら，ネットワークをつくられてきたという，そういう実践の経験もおもちかと思います。今日は，豊富なご経験から我々にヒントになるような含蓄のあるたくさんのお話を聞けたら素晴らしいなと思っています。それでは，小杉先生，よろしくお願いいたします。

はじめまして，小杉でござい
ます。よろしくお願いします。
実は今回の講演として「あらた
な戦略，あらたな連携」がテー
マということでお引き受けした
んですが，随分悩みました。新
たなことはないのです。1時間
半の時間で何を話すか悩みに悩
んだ結果，私たちが今までやっ

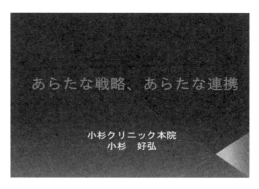

てきたこと，自助集団との連携の中でどういうふうにネットワークをつくって
きたかという原点に戻って，これは体験談をしゃべるしかないな，と考えまし
た。

　前半はそういった意味での体験談みたいな話で，しかも，私たちのクリニッ
クは愛隣地域が近く，典型的な大都市型のスラムであり，日本一人口が多いス
ラムです。そういうところでネットワークをつくっていったという経験を通し
て，いろんなことを学んできたわけですけれども，それについてまずお話させ
ていただこうと思います。

　私が精神科の医局に入局したのは1963（昭和38）年でした。ちょうど久里
浜病院のアルコール病棟ができた年であり，同時に全日本断酒連盟（全断連）
が結成された年でもあります。たまたまその年に私は精神科に入局したわけで
す。ただむろん，その当時はアルコールに対する興味も関心もまったくござい
ませんでした。もちろん，久里浜病院のアルコール病棟も知らなければ，全断
連の存在も存じ上げませんでした。しかし，その後，ひょんなきっかけでアル
コール医療に入っていくことになりましたことを，自己紹介を兼ねてお話しし
ます。

　それから，今日のテーマは「あらたな戦略，あらたな連携」ということです
が，当時は新しかったかもしれませんが，テーマと裏腹に，今はもう「古い戦
略，古い連携」でしかありません(笑)。今日お話ししていただいた先生方の話
を聞いていると，素晴らしい講演がたくさんありました。これはもう我々老兵
が出る幕ではないな，と忸怩たる思いです。しかし，せっかくの機会ですの
で，今までを振り返って，そして大阪では何をターゲットにしてやってきたの

か，このことを少しでもお話できたら，これからのアルコール医療に対する何らかの参考になるのではないかという，こういうふうな思いで演壇に立たせていただきました。前置きはこれぐらいにして，次，お願いいたします。

解説　特別講演のタイトルは，「あらたな戦略，あらたな連携」である。これは先生が考えたのではなく，学会から依頼されたものだ。新しい人に伝えたいことをすべて網羅した内容で，今でも新しい提言が詰まっている。

講演ではまず，なぜ小杉先生がアルコール医療に取り組んだか，から始まっている。個体発生は系統発生を繰り返すと言われるが，小杉先生の経験を知ることで，読者の皆さんが小杉先生の45年間のアルコール医療のエッセンスを取り入れ，明日から，アルコール関連問題への対応を実践していただけると，先生も喜ばれると思う。

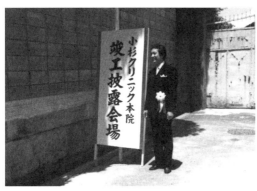

小杉クリニック本院竣工式の小杉先生（1984年頃）

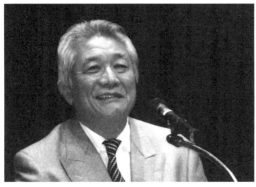

2006年頃の小杉先生

第1章

分散収容・回転ドアの時代
―小杉先生はなぜアルコール医療に取り組んだのか―

　ちょうど，私がアルコール専門医として見てきて，アルコール患者さんとの関わりをもって45年になります。その45年の間で，変化してきたこと，あるいはまったく変わっていなかったことといろいろあります。そんなことについてお話をさせていただこうと思います。

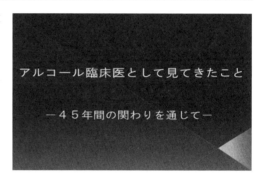

　小杉好弘先生は1937（昭和12）年1月1日に京都で生まれ，2010（平成22）年8月13日に亡くなられた。アルコール医療に関わり亡くなるまでの45年間の業績は，臨床・研究・教育などにおいて今なお輝いている。この章では，アルコール医療の創成期の業績について触れてみたい。日本のアルコール医療のパイオニアとして活躍された初期の時代の業績は，第2部を参照していただきたいが，亡くなる1か月前に本講演（2010年第32回日本アルコール関連問題学会神戸大会の特別講演）をされている。まるで亡くなることを予感していたような最終講演といってもよいものである。

　以下では，その講演に沿いながら，先生に教えをいただいた者として，わかる範囲で筆者らによる解説をつけて，新しい人たちに理解しやすいように工夫した。アルコール医療が存在しない時代に，何もないところからなぜ先生がアルコール医療に取り組んだのか，どのように切り拓いていったのかを少しでも伝えられると幸いである。なお，当時の言葉として，「アルコール依存症」ではなく，「アルコール中毒」「アル中」を使用している部分がある。アルコール

依存症という言葉が生まれたのは，1977 年の G. エドワーズの WHO への答申からであり，あえて当時の言葉として使用した。登場する先生方も敬称を略させていただき，所属は当時のものであることをお断りしたい。また，解説の本文中で先生としているのは，小杉好弘先生のことである。

分散収容。これはおそらくあまりご存知ない方が多いと思うのですが，こういう言葉がまことしやかに囁かれていた時代です。精神病院の中でアルコール中毒者は厄介者として，問題を起こす当事者として，なるべく分散して隔離しようじゃないかと，こういうことをやっていた

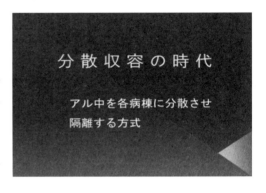

時代があり，これはもう収容です。治療というより分散収容の時代です。そのやり方を分散収容と言い，その言葉そのものが存在した時代なんです。

解説　先生がなぜアルコール医療に取り組んだか，その理由の一つとして，先生が医師になった頃はアルコール依存症の暗黒の時代であったことがあげられるだろう。人権どころか生きるすべもなかった，当時のアルコール依存症者への対応に強い憤りをもっていたからだと思う。隔離収容とは「地域での治療」の対極にある言葉で，人を人として扱わず，刑務所よりもひどい，まるで 1939 年以降のユダヤ人の収容所であるゲットーに送り込むことと同様であった。逃げ出さないように閉鎖病棟の鍵番をする役が精神科医であった。刑務所と違い刑期はない。

1957（昭和 32）年に日本医師会会長に就任した武見太郎氏は，1960（昭和 35）年に「精神病院は牧畜業者」と苦言を呈している。エサという向精神薬を多量に服用させ，自分の手元に囲い込むことで儲けている同業者への痛烈な批判だ。しかし，強制入院させられたアルコール依存症者は人間で，牛や豚ではない。「牧畜業者」から逃げようとするのは当然のことだ。その行為が，病院で問題を起こす厄介者として扱われ，分散収容という形になった。当時は「一つの病棟に 3 人以上の『アル中』を入れるな。3 人寄れば文殊の知恵で何をす

るかわからないから」とも言われていた。隔離収容する「牧畜業者」の門番である精神科医と，「人として生きたい」アルコール依存症者との戦いがあった。その戦いに嫌気がさして，関わりたくないと考えた精神科医は退場していった。

もう一つの言葉は回転ドア方式です。「優れた医師」は，家族の要請で患者を分散収容し，酒が切れれば，なるべく穏便に退院してもらう。これが優れた精神科医の一つの基準であったわけです。こういうことがなされていた時代であります。これは治療じゃないですね。

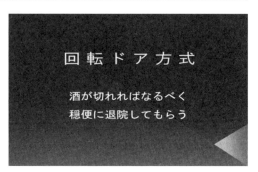

回 転 ド ア 方 式

酒が切れればなるべく
穏便に退院してもらう

解説　先生はアルコール依存症者には治療が必要だと考え，アルコール医療に取り組んだ。あえていうならば，「優れた医師」であることを拒否したのである。

筆者は 1976（昭和 51）年に医学部を卒業したが，当時の教科書には「アルコール中毒（慢性酒精中毒）は性格異常で治癒不能である」と書かれていた。関わるのはやっかい，しかし家族や社会からの切実な要請は断れない。それならば，酩酊した「アル中」を分散収容し，解毒したら問題が起きる前に退院していただくという方法をとるのが，「優れた医師」の条件となる。穏便にといっても，本人は退院したがるが家族は退院させたくない。そこを何とか納得していただくのが「優れた医師」だった。

しかし，治療らしきことは何一つもない。当然，退院すると再飲酒が始まり，酩酊して入院を繰り返すことになる。入院には本人の同意などは必要がなく，緊急事態としてパトカーで搬送されるか，救急事態として救急車で搬送されるか，どちらかだ。何十回と，まるで「回転ドア」のように入院を繰り返すと，「優れた医師」でも疲弊してしまい，アルコール依存症者への陰性感情が増し，もう厄介者とは関わりたくない，自分と病院を守るためにはアルコール依存症者はお断りということを堂々と公言することもまれではなかった。いま

だに，アルコール依存症を診療しない医療機関はたくさんある。先生は，アルコール依存症者に対して「優れた医師」ではなく，「優しい医師」となったのである。

そういう中で，1965（昭和40）年前後の大阪の実情というのは，東京オリンピックが1964（昭和39）年に終わり，古い話ですけど（笑），その次には1970（昭和45）年に大阪万博が開かれ，当時の日本は高度経済成長期で，今と違い右上が

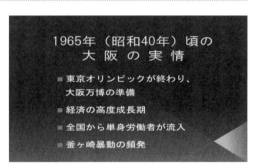

りで，非常に沸きに沸いており，全国から単身労働者がどんどん大阪に流れ込んで参りました。そのお祭り騒ぎとして，釜ヶ崎暴動，今は「愛隣地区」と申しますけれども，暴動が頻発していました。ここでは景気が良い時ほど，暴動が起きるのです。本来，暴動というものはパニックになったり何かの時に起こるものですが，そうではなく，むしろ景気が良くて何回も暴動が起こっており，大変なことなのです。機動隊が何度も導入されていました。またこの頃，1964年ですが，ライシャワー事件が起こりました。その前後に随分たくさんの精神病院が新設されました。

解説　先生は患者や家族を診るだけでなく，社会を視て医療に取り組んでいた。先生が講師を勤める大阪市立大学のすぐ裏には「愛隣（あいりん）地区」（通称：釜ヶ崎）があり，そこは無医村に近い状態であった。釜ヶ崎は日本最大の寄せ場，住所不定単身労働者，いわゆるスラムの街である。大阪市が浮浪者・貧困対策を重視した結果，廃坑になった西日本から大勢の労働者が集まり，狭い地域にドヤ（簡易宿泊所）が形成された。面積 $0.62\,km^2$ に約2万人もの労働者が居住していた。

1961（昭和36）年に老齢の日雇い労働者が交通事故で死亡し，その際に警察の不備があったことを発端に第1次釜ヶ崎暴動が発生した。その背景には，日雇い労働者の労働条件が決して良くなく，手配師（仕事を斡旋する人）及びそれらを束ねる暴力団などにピンハネ（搾取）されるなど，うっ積した感情が

高まっていたことが考えられる。同時期に釜ヶ崎対策が発表され，西成保健所愛隣分室が福祉的視点から開設された。暴動は 2008（平成 20）年の第 24 次まで続いている。

　先生は暴動が景気の良い時に起こっていることに危機感を感じるとともに，ほとんど医療がなされていない愛隣地区でのアルコール問題に早くから着目している。酒が，きつい労働の「栄養」であり，狭い劣悪な環境のドヤで寝る「睡眠薬代わり」であり，いつ仕事にありつけるかわからない不安を取る「安定剤代わり」として利用され，住民の約 1〜2 割，約 2,000〜2,400 人がアルコール依存症者と考えられていた。

　先生は肺結核と並んで，労働者の健康・生命維持のためにはアルコール対策が欠かせないと考え，1972（昭和 47）年から有志を募り，愛隣地区内の西成分室で精神衛生相談を開始している。その趣旨に賛同し，向井寅嘉（浜寺病院），今道裕之（公衆衛生研究所），和氣隆三（泉州病院），宮崎宰臣（大阪医大）など大勢の医師が参加した。同年からその治療の場として，大阪市職員である祐野信三を中心に，アルコール依存症者に特化した大阪市立弘済院第 2 ホームというハーフウェイハウス（中間施設：社会復帰するための入所施設）を設立している。これらの実践は，1973（昭和 48）年開催の第 8 回日本アルコール医学会総会において，実態調査として報告されている。

　先生は，スラム街のアルコール依存症者に対しても，懸命に生きている生活者として温かい目で見て，なぜ暴動を起こすまで追い詰められているのかを，広い視点で分析している。

　現在ある病院で，その当時に新設された病院はたくさんあります。老舗の病院は，古い人しか診ません。新しい，例えばアルコール依存症，覚せい剤，当時のヒロポン中毒，そういう患者さんたちを収容する病院というのはどちらかといえば，「格」

精神病院不祥事件の多発
1965年（昭和40年）前後

■ アル中が事件の首謀者
■ 退院の目途がない
■ 釜ヶ崎軍団が中心

の低い病院と言われていました。老舗の病院は，統合失調症の方とかしか受け入れてくれませんでした。アルコール中毒者はいろんな不詳事件の首謀者であ

りました。1つは「釜ヶ崎軍団」と私たちが言っていた人たちが，どんどん流れ込んで，退院の目途が立たず，勝手に脱走する，ということが多発していたのです。こういった時代背景でした。

●‥‥‥‥‥‥‥‥‥‥‥‥‥‥‥‥‥‥‥‥‥‥‥‥‥‥‥‥‥‥‥‥‥‥

解説　　先生は，患者さんの人権を守る必要性を感じ，医療に取り組んだ。当時，悪徳精神科病院は社会の必要悪とみなされてきた。1964年，アメリカ駐日大使であるライシャワーがアメリカ大使館の本館ロビーで19歳の日本人青年に突如ナイフで太腿を刺されて重傷を負う事件が起きた。この少年が統合失調症（当時の精神分裂病）で通院歴があったことから，「精神障害者野放し論」などがマスコミで展開された。その結果，国や世論は精神障害者への態度を急速に硬化させていった。

　例えば，朝日新聞の1964年3月25日の天声人語には「春先になると，精神病者や変質者の犯罪が急に増える。毎年のことだが，これは恐ろしい。危険人物を野放しにしておかないように，国家もその周囲の人ももっと気を配らねばならない」とある。

　このような時代の流れのなかで，翌1965年に精神衛生法の大幅改正が国会で成立した。この改正では，警察官・検察官・保護観察所長などによる通報・届出が強化された。さらに，自傷他害が著しい精神障害者に対する緊急措置入院制度が新設された。

　真っ先に危険視されたのが，釜ヶ崎のアルコール依存症者だ。釜ヶ崎のアルコール依存症者を収容するために，大阪の泉南地域を中心に数多くの精神科病院が新設された。そして，市長同意という強制入院で「釜ヶ崎アルコール中毒者」が退院の見込みもなく長期間にわたり収容された。大阪市内，特に釜ヶ崎からアルコール依存症者が運ばれる新興病院は，「格が落ちる」病院とみなされた。そのなかでも悪徳を極めたのが，安田病院（のちに大和川病院と改名）である。大和川病院規則の一部には，朝夕点呼時無言で正座していること，日中横になること（横臥）の禁止，外出外泊の禁止，筆記用具の所持禁止，郵便物の発信禁止などの人権抑圧が堂々と謳われていたという。

　それに対して反発し行動を起こしたのが「釜ヶ崎のアル中軍団」だ。抑圧に力で対抗した結果は悲惨なものとなった。1969（昭和44）年には看護人3人がバッドで患者さんを殴り殺すなどの多くの事件が判明し，1997（平成9）年になってやっと立ち入り調査が行われ大和川病院は廃院になった。その際，入

院患者の不審死26件も明らかになった。これは安田病院（大和川病院）や大阪に限ったことではない。1983（昭和58）年には栃木県の宇都宮病院で，看護職員らの暴行によって患者さん2名が亡くなっている。現在でも，患者さんの人権が守られていない依存症治療が見受けられる。

　依存症治療の臨床では，患者さんや家族のことを考えると，「何とかしたい」が「やめさせてやる」になり，患者さんがやめないと，さらに脅迫や恫喝，そして間違った人権無視が起こる可能性がある。人権を守る，管理しない，強制ではやめさせられないということを理解して関わることから治療が始まる。患者さんのニーズを尊重するため，病院への入院という権力をバックにしない，患者さんの自己選択を優先する外来への道を，先生はこの頃から模索されていたのだと思う。

第2章

大阪断酒会創立
―小杉先生はアルコール医療にどう取り組んでいったのか―

　ちょうどその頃，私は大学院生として，浜寺病院に週2回ほどアルバイトに出向いておりました。その病院で，「病院太郎さん」といわれているFさんと出会いました。大阪では，アル中としていろいろ名高い，まだ30歳代前半の人でした。昭

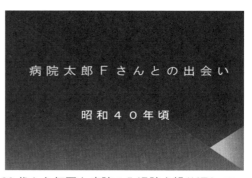

和40年頃です。Fさんは「私は20代から何回も病院の入退院を繰り返している。入院中はなんとか，今度こそ酒をやめようと考えるのだけども，ところが出てしまうとダメ」と話すのです。このFさんは，入院する時は正面から入るのですが，出る時はほとんど脱走してしまうのです。30代前半ですが，大酒乱の患者さんだったんですね。ものすごい酒乱の人でした。だからこの人は「病院太郎さん」といわれた有名人でした。ちなみに，今なら考えられないのですけれども，退院が決まると，Fさんが住む町内会から「Fさんを退院させると地域が不穏になる」と，嘆願書が届きました。「退院させるな」などは，今ならプライバシーの侵害となります。私は45年間医師をしてきましたが，嘆願書が届いたのはこの人くらいです。それぐらい有名な人でした。それで先輩の先生方は「アル中なんか関わったらあかん。ましてやFさんなんて」と言っていました。老練の先輩の先生さえもが「絶対，関わったらだめだ」と言われたのですが，私は別に失うものはないので関わるようになりました。

　ある日，Fさんが「どこか風のたよりで，酒をやめる会があると聞いたので，先生，それを探してもらえませんか？」と真剣に言い出したのです。「よっしゃ，よっしゃ，どっかにあるなら探しましょう」と私は軽く請け合っ

たのです。そうすると，次に会った時，「先生，見つかりましたか？」とＦさんがまた聞くのです。「何が見つかったのかな？」と私は忘れていたのです。私はＦさんの言葉を，「酒をやめられへんと言うなんて，変なおかしなこと言う人だな…」くらいにしか思っておらず，私自身が病気として理解できていなかったわけです。ところがＦさんがそう言うものですから，これは真剣に探さなければということで，大学の先輩に聞いてみると，「そういうものはあるよ」ということで。

たまたまその先輩が，当時，日本で唯一開かれていたAA（その当時，古くからAAが入ってきていて，そして断酒会ももちろんAAの流れを汲みながら，自助集団に育ってきたわけですけれども，たまたまそれは関西ではなかったですから），AAと出会って，それが現在の

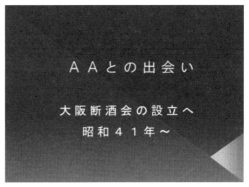

兵庫医大にあたる，いわゆる兵庫県の昔の病院で，その前身は精神病院です。その外来でAAをやってたんですね。で，それをＦさんに教えたところ，Ｆさんは「ぜひともそこに行ってみたい」と言うのですが，しかし元々脱走の常習犯ですから，「脱走常習犯のＦさんを一人に出すなんてとんでもない，お前さんが責任者としてついていけ」と先輩に言われて，当時の武庫川病院，今の兵庫医大ですが，そこにＦさんと一緒に行きました。

そこへ行きますと，そこに集まっている人たちというのは，分散収容されている患者さんとは全然雰囲気が違うのです。ずいぶん，和気あいあいと，しかも和やかな雰囲気で話をして生き生きとしているんです。それを見た途端にＦさんは「先生，あれやりましょう！　絶対！」と言い出しました。そうこうしているうちに，全断連から色々な情報が入ってきました。「やっぱりAAはちょっとバタ臭いな。大阪は大阪的にそろばん断酒でいきましょう。儲けなあかん。酒やめたらどれだけ儲かるんやと（笑）」とＦさんが言い，大阪断酒会という名前に変えましょうと。1966（昭和41）年，久里浜のアルコール病棟ができてから３年後の話，それが始まりです。私は仕方なく，いろいろな関係

上，顧問に祭り上げられました。20代の終わりでした。大変な顧問です（笑）。

解説　　先生はどんな患者さんでも先入観をもたず信頼して寄り添っていた。当時，「アル中は治癒不能だから関わるな，関わると大変な目に遭うのでお断り」という時代だった。まして，「病院太郎」として有名な猛者であるFさんに自然体で向き合うことは並大抵のことではない。先生は常に「難治例は本人の問題ではなく，治療者側が治療方法を知らないから難治なのだ。治療者が難治をつくり出している」と言っていた。この当時，「アル中」は全員難治例，処遇困難例だった。

　Fさんは地域からも医療者からも嫌われ，孤独な人だった。「入院中は今度こそ酒をやめようと思うけれど，退院するとダメ」との言葉に，「わかっていてもできない」依存症の本質がある。「酒をやめなさい」で「やめる」人はいない。うつ気分を治しなさいということだけではうつが治らないのと同じで，酒をやめる方法を具体的に伝え，行動変容をきたす必要がある。予断なく寄り添ってくれた先生だからこそ，Fさんと先生は本音の話ができたのだ。

　先生の言葉に，「教科書ではなく，患者さんから学ぶことが大切。患者さんを信じ，その人の生き様から患者さんを尊敬すること。私たちはやめさせられないが，やめたい患者さんに寄り添うことが大切」というものがある。この言葉からもわかるとおり，小杉先生は研究者の前に，本当の臨床家であった。

　まず先生は自助グループと出会い，その重要性を見抜いて取り組んだ。大阪のアルコール医療の始まりは昭和41年，1966年からである。その頃までにも，患者さんが酒をやめるように取り組んでいた熱心な医者は少なからず存在した。ある意味では，厄介者に関わる熱心な医師である。しかし，すべては失敗した。その理由の一つが，エメチン嫌悪療法である。催吐剤であるエメチンとアルコールを同時に何回も服用させ，強迫的に嘔吐をし続ける強い苦しみからアルコールへの嫌悪感を条件づけ，酒をやめさせる方法である。初代全断連会長の松村春繁もこの治療法を受けているが，時間が経つとその苦しみを忘れ，また飲酒してしまうため効果はなかったという。さらに，「やめさせようとする試み」の最悪たるものがロボトミー（大脳前頭葉白質切断破壊する外科手術）で，日本でもアルコール依存症者に対して行われていた。これは，廃人にする外科手術で，現在では到底認められないものであるが，開発者のアントニオ・エガス・モニスはノーベル医学賞をもらっている。このように過去に

は，日常的に人権を傷つけることがなされていた。

　先生は，依存症は人との交流の中で回復できる病であることをすでに見抜いており，日本の実情に合った形式に代えて，全断連とはほぼ同時期に，大阪の断酒会が独自に誕生したことは画期的なことである。また，大阪の断酒会はAAから多くのことを学んでおり，誕生した創成期の頃の会員は断酒会と掛け持ちでAAにも参加していたと50年以上断酒している会員から聞いている。なお，最初に兵庫県で行われていたAAは断酒会の台頭で姿を消し，今のAAが生まれたのは1979（昭和54）年である。

　しかし，その半年もしないうちに7～8人のメンバーが集まっている中で，Fさんは酒を飲みました。飲んだら大酒乱なんですね。その当時の断酒会はどんどん地域に出て行こうということで，ある一つの病院から

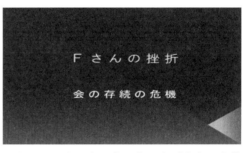

どんどん外へ出ていくということでやっていました。私はちょうど公立の大学病院にいて，アクセスの良いところでしたので，そこで土曜日に月2回ほど外来で診ていました。そこへ断酒会のメンバーの人が「先生，早く来てくれ」と血相を変えて飛んできたのです。「Fさんが，会長が酒を飲んで机の上にナイフを突きつけて暴れている。先生，何とかしてくれ！」と。慌てて行って，その場を何とかなだめたのですけれども，当然，会の存続の危機です。「先生，もうこんな会あきませんで」と最初に言ったのは，某国立大学卒業の公務員の方でした。ところが，その中で一人が「いやー，この会は大事だから，先生，何とか会を存続させましょう！　一人でもいいからやっていきましょうよ！」と言ったのです。私はもうだめかなと思ったのですが，この言葉に勇気づけられて，その後，会は存続することになりました。ある程度，着々とその数は増え，そして少しずつではありますが，家族のある人たちがずっとつながるようになってきました。

解説　大阪断酒会の創成期は波乱含みであった。しかし，この危機を乗り切ったのは，会員から全幅の信頼を得ていた先生がいたからである。

後日，創成期の会員が「先生，ナイフを突きつけられて怖くなかったのですか」と聞くと，「別に，なるようにしかならんからな」と軽く受け流していた。ナイフよりも先生が心配したのは会の存続である。外部に出かけ，新しい人たちとの交流を深めつつあった大阪断酒会は，一人の会員の「続けましょう」という叫びで続くことになった。この人，Ｂさんは当時の断酒会の中で最長老であり，大阪断酒会2代目の会長になった人である。Ｂさんは，建築会社の現場仕事のために土曜日しか大阪に帰ってこない環境の中で生涯断酒を続け，記念大会の祝辞でも自らの生々しい体験談を語り続けた。多くの会員・家族は先生を心から慕っており，大阪断酒会の発展のために多くの人が献身的に情熱をそそいだ。先生は本当に「人たらし」の面をもっていた。

> ✒ コラム　　　　　　　　　**小杉先生との出会い**
>
> 　筆者と小杉先生との出会いは，約50年前の1972年頃，筆者がまだ大阪市立大学の学生だった時である。大学の中の一室で開かれている断酒会例会に参加するにあたって，心安く見学の許可をいただいた。例会では，15人ほどの本人の体験談のあと，最後に先生が話された。その内容は，アルコール依存症者の心理を見事についていた。参加者全員の表情が変わり，真剣に聞いていたのを思い出す。先生の話は人をひきつける魅力にあふれていた。当時の患者さんは今以上の偏見を受け，家族にも医療者にも嫌われ，どん底の中で生きてきた。その中で，理解し受け入れてくれたのが患者さんの仲間であり，医療者は先生だけだった。
>
> 　「辻本君，女性や単身者のアル中は治らない難治といわれるが，その治療システムや社会資源がないから治療困難なだけだよ」と言われたとおり，誰も相手にしない難しいアルコール依存症者に温かい目を注いでいた。

　『アルコール中毒』。その当時，なだいなだ先生が書かれた名著です。私はバイブルだと思いました。今は，アルコール依存症についての本は，どこの書店にもたくさんありますが，その当時は何もなかったのです。教科書には「慢性アルコール中

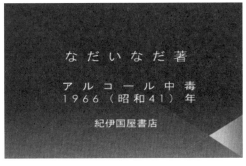

毒」と「急性アルコール中毒」がある，そして慢性アルコール中毒というのは，性格異常であり，なかなか嗜癖を治すのは難しい，ほとんどうまくいかない，というようなことしか書かれていないようなものばかりでした。その中で1966（昭和41）年に出た，紀伊國屋書店のなだいなだ先生の名著ですね。これは本当に助かりました。これを読むことで，初めてアルコール中毒というものの病気の本質が少しわかってきたように思いました。講義を頼まれても，何を話してよいのか，この本がないとしゃべれないものでした。そういう恥ずかしい思いがございます。

解説　暗中模索の中，パイオニアとして先生はアルコール医療を広げていった。「なだいなだ」は作家としてのペンネームで，本名は堀内秀。「なだいなだ」の意味はスペイン語で「何もなくて，何もない」に由来する。久里浜病院のアルコール病棟を河野裕明と立ち上げ，久里浜方式をつくった人である。先生とは同じ考えをもっており，患者さんの自主性と自助グループを重視したことはよく知られている。「なだいなだ」は全断連初代会長松村春繁とも頻回に交流していた。紀伊國屋書店から1966年に出版された『アルコール中毒―社会的人間としての病気』は，後に『アルコーリズム』として朝日文庫から出版されている。名著である。先生は本講演では謙遜しているが，依存症の本質を常に追求していた。それが「なだいなだ」の本により確信を得たのだと思う。

✒ コラム　　　　　　　　なだいなだと小杉先生

　「なだいなだ」，北杜夫，加賀乙彦はいずれも精神科医の作家で，筆者が熱中して熟読したあこがれの人である。そして，北杜夫はなだ先生の麻布高校，慶應義塾大学精神科教室の2年先輩である。また，加賀乙彦はなだ先生とフランス留学中に知り合い交流している。筆者は「なだいなだ」の『クレージイ・ドクターの回想』（文藝春秋）を高校時代に読んだが，これが，精神科医になるならアルコール専門医になろうと決意させた本である。

　「なだいなだ」は小杉先生とも交流があり，筆者も懇親会の末席に参加したことが二度ほどある。なだ先生の熱狂的ファンですと言う前に，向井寅嘉（当時，浜寺病院院長）に「私は作家になりたかった」と先に言われて，話す機会を失ったことが悔やまれる。なだ先生はたとえ話がとても上手で，患者さんに理解していただく天才であった。小杉先生も同様に患者さんにわかりやすい話を即興で生み出す才能をもっていた。なだ先生にいただいた色紙には「自己を語って飽きることなし」と書かれている。筆者はその意味をいつもかみしめている。

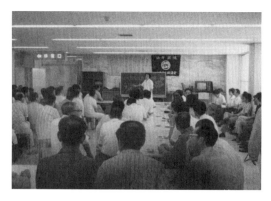

浜寺病院時代の小杉先生の講義風景（1970年代）

第3章

アルコール医療の始まり
―日本でのアルコール医療の誕生―

1963（昭和38）年，久里浜病院に，アルコール依存症専門病棟ができました。これは，なだいなだ先生，河野先生が始められたアルコール治療であります。もちろん，アルコール治療は，先達の先生や，下司病院，武庫川病院の森村先生など，いろいろな先生方により個人的に行われていたのですが，こういった集団療法を行う専門病棟で，今までのやり方とまったく違う方法でアルコール医療が始まったということは画期的なことなんです。これが1963年，アルコール専門病棟が誕生した，有名な久里浜方式です。

久里浜方式のメリットはたくさんあります。そのようなことは，久里浜の関係者をはじめ，多くの方がご存知だと思います。しかしどんなに優れた方法にも，地理的な条件とかいろんなことがあります。メリットデメリットがあると考えざるを得ないといえます。メリットはいうまでもなく多々ございます。

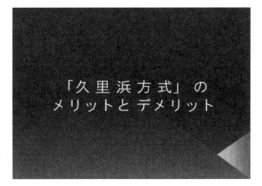

解説　「なだいなだ」や河野裕明等の久里浜病院の治療は，すべてにおいて画期的であった。ここから日本のアルコール医療が始まった。当時，精神病院改革派の人でも，「アルコール中毒は癖のもので病気ではない」とか，「アルコール中毒者に酒をやめさせるのはかわいそう」「酒で管理している日本の社会制度が問題」などと考えていた。当時は反精神医学の風が吹いており，病棟の開放化や脱入院化などが叫ばれていたが，改革を叫ぶ人たちのほとんどは，アルコール依存症者とは関わりたくないと考え，アルコール依存症者には無関心であった。現在もあまり変わっていない。

　例えば，アルコール中毒が治療の対象となったことということとは大変なことなのです。今までは収容の対象でしかなかったのです。で，アルコール病棟がつくられ，閉鎖分散収容から，開放化，集団化されるようになりました。患者を分散収容させようとする時代から，集団化させ

久里浜方式のメリット
- アル中が治療の対象となる
- 久里浜病院のアルコール病棟開設
  閉鎖・分散収容 ➡ 開放化・集団化
  家族による同意入院 ➡ 任意入院
- 三ヶ月治療方式・・・治療目標の設定
- 集団療法の導入・・・効果の判定可能

て治療を行うようになったのです。しかも，入院形式も変わりました。それまでの多くは，家族の同意による入院でした。これまでは，本人は酔っ払ったままで気がついたら保護室にいた。本人は不同意だが，家族が同意するという，このような入院の形式から，本人の任意による入院へと変わっていったのです。しかも，3か月という治療目標を設定する，これも画期的なことですね。そして「行軍」とかいろんな形を含め，集団療法が治療共同体として大きな役割を果たすようになったのです。これはすごいメリットでした。しかしその反面，いくら優れた方法であってもその限界性というものがあるかと思います。

解説　久里浜病院のアルコール専門病棟ではじめてアルコール依存症者は治療すべき人として，人間らしく受け止められた。久里浜の環境はとても快適で，全国から集まったアルコール依存症の猛者たちは，自分たちの病棟を大切にして自治会の中で民主的に運営した。しかし，心配事もあった。そ

れは3か月後には退院しなければいけないということだった。無理やり入院させられる中で「退院したら飲んで仕返しをしてやる」ことを繰り返していた人たちが，退院したら自分でどうするのかを選択しなければいけないという不安であった。その時，全断連の松村春繁は久里浜病院を訪問して，地域で断酒会に参加し断酒継続できるということを，自身の体験から示した。これは入院患者にとって大きな励みとなったと考える。

　分散収容から専門病棟での治療となり，同じ苦しい体験をした仲間が同じような心理状態で周囲に迷惑をかけてきたことが自己を映す鏡の効果ともなり，集団療法が成立した。先生の同士である今道裕之は，集団療法の治療的因子として，①孤独からの解放，②疾病の認識，③メンバーを介しての自己の客観化，否認の克服，④感情状態の同定，内面的葛藤の意識化，⑤人間関係の修復，⑥飲酒再発の予防，⑦集団の力の発見，の7つをあげている。専門病棟ではじめて集団療法が可能となった。そして，自助グループを含む集団療法で治療効果が生まれた。

　デメリットもございます。この中には久里浜病院の関係者の方や研修に参加された方も多くおられると思いますが，私も毎年行っていました。病院がある場所をご存知だと思います。後ろは山で前は海で，少し前まで蛍が飛んでくるような素晴らしい環境にあります。このような

久里浜方式のデメリット

- 地域性の希薄
- ネットワークの難しさ
- 治療完結型の限界

中での地域性というのは，アクセスが悪いです。病院と地域を結ぶ，そこでは治療完結型ではないんですけれども，もちろん今はアクセスも便利になってきているんですけれども，研修を中心としてやっておられるわけですけれども，ネットワークを組むということはなかなか難しい条件がありました。なかなか点と点でしかない，こういう治療完結型の限界というものがあると思うのです。これは致し方のないことで，むしろはるかにメリットのほうが大きいといえます。

解説　　日本のアルコール医療をリードしてきたのが久里浜病院であることには間違いがない。しかし，アルコール関連問題への対応は，医療だけでは不十分で，自助グループ，行政，福祉，介護など多くの人が，断酒に向けた一貫した支援を生活地域で長期に行う必要がある。久里浜病院の3か月に限定した入院や患者自治会，そして理念として断酒を継続するために患者自身の自立や成長が重要視されたことは画期的であったが，3か月だけの病院完結型になる危険性について先生は心配していた。しかし表立って批判することはあまりなかった。先生は現状に満足せず，久里浜方式の点と点から線に，線から面に，そしてすべてを包括した立体になるアルコール関連問題への対応を見据えていた。その試みが，ネットワークの核となる専門外来，広がりをもつ内科専門病院，生活を支える回復者施設や介護との連携，他のアディクションとの連携などに進んでいくのである。まさに先生はエネルギーの人であった。

✒ コラム　　医療者も孤立からつながりへ―研究会の発足

　日本アルコール医療研究会（現在の日本アルコール関連問題学会）は1979（昭和54）年に発足した。先生はその準備会から平野建二等と企画し，筆者も東京竹橋会館で行われた第1回大会に参加した。当時の参加者は数十名であったが今では千人近くになっている。

　その中では，関西の若手と関東の著名人との論争が繰り広げられた。3か月の入院で治癒しない人を地域でいかに支えていくかが大切であるという関西派が，入院治療を重視する関東派に挑戦して夜を徹して議論した。当時の研究会は，学会というよりも，断酒会の1泊研修会のような熱い議論の場であった。そして，同じ現場での悩みをもつ医療者との出会いからエネルギーをもらい，臨床に戻っていった。まさに，医療者の孤立からのつながりである。

　先生はこの学会の副理事長として長年活躍した。若い依存症に取り組む医師等を支援した功績から，今もこの学会には「小杉好弘記念賞」があり，若手の優秀なポスター発表者に贈られている。先生は日本アルコール・薬物医学会（現在の日本アルコール・アディクション医学会）でも要職を務めた。

第4章

高度経済成長期の都市化・産業構造変化と
アルコール消費
―酩酊保護法の制定―

1961（昭和36）年，久里浜病院にアルコール病棟ができる2年前に酩酊保護法が制定されました。その付帯決議によって治療病棟を設立しないといけない，ただ保護するだけではだめだということで，それに則って国立久里浜病院の治療病棟ができたのです。

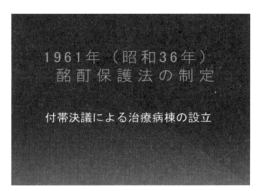

解説　アルコールに関連した法律は多くない。アルコール健康障害対策基本法ができるまでは，主要な法律は2つだけだった。一つは未成年者禁酒法であり，もう一つは酩酊保護法である。

未成年者禁酒法は，1901（明治34）年に「未成年者禁酒法案」として帝国議会に提出されたが否決されている。その後も禁酒同盟に所属していた衆議院議員の根本正は何度も毎年提出し，1922（大正11）年にやっと公布された。この法律では未成年者（20歳未満の者）の飲酒を禁止するだけでなく，酒を販売・供与した営業者や，親権者やその他監督者について罰則を定めている。しかし，未成年者が飲酒する理由としては，親が勧めるからが多い。この法律の趣旨を再度強調し，未成年者の飲酒を根絶したい。未成年者が飲酒すると，脳や生殖器などへの悪影響だけでなく，暴力や事故，そしてアルコール依存症になりやすいことも指摘されている。

もう一つの法律は酩酊保護法，正確には「酒に酔つて公衆に迷惑をかける行為の防止等に関する法律」で，1961（昭和36）年に成立している。酩酊者を保

護することにより，過度の飲酒が個人的，社会的に及ぼす害悪を防止し，もって公共の福祉に寄与することを目的としており，警察の保護室（いわゆるトラ箱）に保護・収容留置できるようになった。この法律で重要なのは，条文のなかで治療という言葉が出ており，本法の付帯決議で治療病棟の設立が決められたことである。

　そして近年，アルコールに関する新しい法律ができた。2013（平成25）年12月13日に公布された「アルコール健康障害対策基本法」である。アメリカではすでに1970年にヒューズ法，正確には，「アルコール乱用とアルコール症治療と社会復帰に関する総合法」が制定され，アルコール依存症への総合的対策が追及され，国立アルコール乱用・依存症研究所（NIAAA）が設立されている。日本でもヒューズ法のようなアルコール対策の包括的な法律をつくる動きがあったが，酒類業界との兼ね合いもあり進まなかった。しかし，2010（平成22）年の第63回WHO総会において，「アルコールの有害な使用を低減するための世界戦略」が全会一致で採択された。その後，断酒会などの当事者団体や各学会・団体の活発な活動と超党派のアルコール問題議員連盟の後押しで，アルコール関連問題を含むアルコール健康障害対策の骨格であるアルコール健康障害対策基本法が公布され，2016（平成28）年5月には，アルコール健康障害対策推進基本計画が閣議決定された。

　アルコール健康障害対策基本法のキーワードは連携である。自己完結型でなく，地域連携やネットワークを重視してきた先生は，この法律の先駆けを行っていた。先生が生きているうちにこのような法律が生まれてほしかったが，先生の教えを受けた人々が国を動かしたことは素晴らしいと思う。今後はこの法律の趣旨を生かし，より実効性のあるものとすることが求められる。

✒️コラム　アルコール健康障害対策基本法と小杉先生

　先生は，本講演の直前に講師控室でアルコール健康障害対策基本法の立役者である三重県の猪野亜朗と会って，これについて話し合っている。そして，本講演前の学会理事会で，学会が基本法（この時はアルコール関連問題基本法）を推進することを猪野亜朗が東海・北陸ブロックから提案し，関西アルコール関連問題学会も共同提案している。そして，本講演でも今後の課題や問題点として基本法の重要性を力説している。先生は前面

には出てこないが，日本アルコール関連問題学会を動かし，基本法設立の運動を進めた影の功労者といってよい。

なぜ酩酊保護法ができたのかと申しますと，その当時の経済成長とアルコール消費量の伸びが関係しています。アルコール消費量が伸びるにつれて，乱用者も出てきて当然で，それに対応するために誕生したのが酩酊保護法でした。

> **なぜ酩酊保護法が制定されたのか？**
> ■ 経済成長とアルコール消費量の伸び
> ■ アルコール乱用者の出現

解説　なぜ酩酊保護法が制定されたかを簡潔に述べている。確かに，アルコール消費量が伸びるとアルコール乱用者が増える。現在，日本の国民一人あたり，年間純アルコール消費量は 8L で高止まりしており，アルコール消費量は増えていない。しかし，アルコール乱用者は減ってはいない。2015（平成27）年に経済協力開発機構（OECD）が日本の飲酒人口の2割の人が7割の酒を消費していると報告している。そのことも，理由の一つと考えられる。また，高齢者人口の増加も飲酒量の減少に影響している。

なぜ，アルコール健康障害対策基本法ができたか。多くの理由があるが，健康を害する3大要因は高血圧，ニコチン，アルコールである。WHO はニコチン対策を積極的に進め効果を上げてきた。次のターゲットとして，年間300万人もの死亡の原因となるアルコールとなったことが想像できる。そのためには今後も酒類業界の協力が欠かせない。

　1950（昭和 25）年，ちょうどこのあたりから経済の高度成長，所得倍増が出てきた時代で，その頃に出てきたのが日本の経済成長と都市化の問題です。どんどん都市に人口が集中していき，うなぎのぼりに高度成長とともに直線的にアルコールの消費量が伸びていきまし

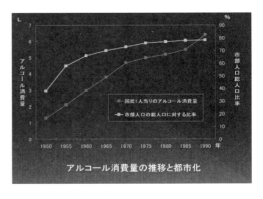

アルコール消費量の推移と都市化

た。むろん，戦後すぐには覚せい剤の乱用が問題になっていました。それは，第一次ヒロポンブームという形で現れました。酒の配給制の中ではアルコールはほとんど問題にならなかったのですが，高度成長期にはどんどん増えていったのです。

　解説　アルコール関連問題の予防には啓発が大切であるが，アルコール乱用の要因を探ることも必要である。先生は，都市化人口の増加，産業構造の変化による第一次産業従事者の減少，国民所得の増加に注目している。
　このことは日本に根付いてきた飲酒文化が，都市化により消え去ろうとしている現象とも関係してくる。特別なハレの日に直会（なおらい）として飲酒する際は，食事と共に日本酒は燗をつけることでゆっくり会話を楽しみながら飲みすぎを抑制する効果があったが，都市化が進むと，自動販売機からカップ酒を買い，つまみもなし，冷（ひや）を一人で飲むことが普通になり，古来の飲酒文化や地域社会がなくなってきた。それがアルコール問題を顕著化させたと考えられる。先生は社会学，日本の地域社会にも大きな関心をもたれていた。都市化の問題点を最も表したのがスラム街である釜ヶ崎である。

✒ コラム　　　　　　　社会病理への視点

　1950（昭和25年）年にはアルコール消費量は国民一人当たり1Lであったが，35年後の1985（昭和60年）年には5Lを超えている。また都市部人口の総人口に対する比率も1950年から1975（昭和50年）年の25年間で約2倍となっている。この時代は都市への人の集中がアルコール消費量を押し上げていると考えられる。先生は医学だけでなく，社会学にも関心を寄せており，大橋薫編集の『アルコール依存の社会病理』（星和書店，1980年）にもすぐれた論文を寄稿している。また，社会学者の清水新二とは，東京都精神医学総合研究所，大阪市立大学生活科学部助教授，奈良女子大学生活環境学部教授時代から共同研究を行っている。医学にとどまらない広い視野をもつ先生であった。

　アルコール依存症は社会の病理と関係している。患者層や病態なども時代とともに変化している。しかし，社会の変化を待つだけでなく社会を動かさないと本当の解決策にはならない。研究から得たエビデンスに基づいた社会への働きかけを，マスコミや国の施策などを用いて先生は行ってきた。

第一次産業は農林漁業，第二次産業は製造業，第三次産業はサービス業です。1950 年から 1995（平成 7 ）年に至っては，農林漁業が 5 % に減っています。その代わりに第三次産業が増えました。それに伴って，アルコール消費量もどんどん増えていきました。

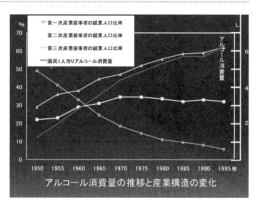

アルコール消費量の推移と産業構造の変化

解説　1950 年から 1953（昭和 28）年にかけては朝鮮戦争が勃発し，日本が好景気に沸いた時代である。それとともにアルコール消費量が増加している。まさに時代と共に変化するアルコール問題である。第一次産業従事者の減少は多くの労働者が都市に流れ込んだこととも関係している。2020（令和 2 ）年国勢調査によると，第一次産業従事者は 4.2 %，第二次産業従事者は 25.2 %，第三次産業従事者は 70.6 %（15 歳以上の従事者の割合）と，さらに産業構造が変化している。

　産業構造の変化は女性にも波及し，専業主婦は激減している。女性のアルコール依存症が増えているのは，一億総活躍社会の中で，労働力として，しかも家事，育児，介護など多くの役割を果たさないといけない中で，女性差別やパワハラ，セクハラを受けて，同じ仕事をしても認められない状況などからきていると考えられる。それに輪をかけているのが，女性をターゲットにした酒類業界のテレビコマーシャルや，2001（平成 13）年から登場した，アルコール度数 9 %というストロング系飲料の誕生などである。

これは，国民所得との関係です。一人当たりの所得が上がるにつれて当然，アルコールの消費量も直線的に上がっていきます。大量のアルコールが消費されれば，アルコール乱用やアルコール問題をもった人たちが出てくるのです。

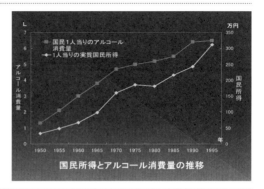

国民所得とアルコール消費量の推移

解説　国民所得の増加が，アルコール消費量の増加と関係していることがこのグラフからもわかる。しかし，現在，所得は減ってきている人が多くいる。一世帯当たり平均所得金額（世帯全体の金額，年金や保険も含む）は 1994（平成 6）年には 664 万円だったが，2018（平成 30）年（2019（平成 31）年調査）では 552 万円と低下している。これは単純には比較できない。一部の高所得者や単身世帯数の増加などが平均所得を押し上げており，中央値で見ると 473 万円で，200 万円未満の人が約 20％となっている。平均所得もデフレの時代である。

また，非正規・派遣社員などは結婚をして子どもを育てるだけの収入を得ていない。貧困や生きづらさからアルコールに逃避する人が増えている。愛隣地区単身住所不定労働者は，必要な時には労働力として使え，不必要になると雇わなくてすむ企業の労働力の補完役をしてきた。今，その役が非正規・派遣社員に変わっている。コロナ禍で真っ先に首を切られるのが非正規・派遣労働者であり，その人たちの貧困の問題もクローズアップされている。アルコール依存症と生活困難は切り離されない関係にあり，社会的な病気としてのアルコール依存症を考える必要がある。果たして，先生ならこのような現状をどう考えるだろうか。

第5章

アルコール医療ネットワークの始まり
―自助グループとネットワーク―

次に，ここから大阪の医療について考えます。最初にできたネットワークは断酒会です。ネットワークとは，通院医療と自助グループである断酒会との連携のことです。現在のAAは，断

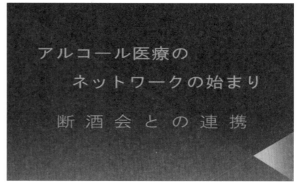

酒会ができたずっと後にしか日本には入ってきていないので，AAは古くから入っているんですけれどもしかし，それは昔のAAなのです。最初にできたネットワークとしては，断酒会と通院医療の連携だったのです。

解説　先生は，医療だけでは限界があり，生涯にわたって断酒が必要な人のアフターケアを担う断酒会を育成し，そして対等な関係で連携を模索していた。何も社会資源のない時代には断酒会と医療の連携だけでは不十分で，断酒会員が酩酊した患者さんを家族の要請から病院に運び入院させることもよくみられた。しかし，それは「俺が世話をしてやった」という「仲間が仲間でなくなる」上下の関係となり，しこりを残したり，無理やり入院させられた患者さんからの反発を受け断酒会に拒絶的になるなど多くの問題が生じた。

以下では自助グループの原点についてわかりやすく説明している。

　ここで少し，断酒会の成り立ちについて考えてみます。禁酒同盟の流れを汲んで東京断酒友の会ができた後，東京断酒新生会として名前が変わりました。そして，高知では下司病院を中心とした高知断酒新生会が誕生

1953年（S28）	東京断酒友の会
1957年（S32）	東京断酒新生会
1958年（S33）	高知断酒新生会
1963年（S38）	全日本断酒連盟
1966年（S41）	大阪断酒会

し，1963（昭和38）年に全日本断酒連盟が結成されました。その後，1966（昭和41）年に大阪断酒会が結成されました。

解説　先生は独自に1966年，大阪で断酒会を始めた。それ以前の1953（昭和28）年には禁酒同盟をもとにして，東京断酒友の会が生まれている。それが発展し1957（昭和32）年に東京断酒新生会となった。

　高知断酒新生会は下司病院下司孝麿の指導のもと，松村春繁初代会長らがAAを参考に設立した。そして，東京断酒新生会の大野徹2代目会長と合流し，1963（昭和38）年，折しも久里浜病院にアルコール病棟ができた年に全日本断酒連盟（全断連）が創設された。全日本といえども，最初は高知と東京だけであった。

　大阪断酒会はどちらかといえば医療との関係が密接で，高知断酒新生会に近い形で成立している。

✒ コラム　　　　　断酒会と医療の関係

　大阪をはじめ関西では，病院断酒会が地域断酒会へのパイプ役を果たしていた。入院すると居住地区の断酒会への入会が勧められ，断酒会員による夜間訪問を通して入院中から親しくなり，退院の条件として断酒会参加が義務付けられた。しかし，地域断酒会が発展すると，病院と断酒会は従属関係にあるのではなくお互いに自立したものであることから，病院断酒会は名称を変え，仲間の会などとして同窓会的な会に役割を変えた。このように，医療と断酒会との関係も時代と共に変化している。

東京断酒新生会は，もともと禁酒運動の流れで誕生したものです。もちろん AA の影響も受けていますが，医療とは少し距離を置いてつくられたものです。当初の AA は，かなり医療と距離をおいており，あまり薬を使わない，何も使わず治療す

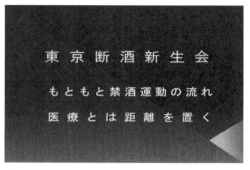

るという考えでした。大阪に AA が入ってきた時代もそうでした。今はもちろん随分と変わってきています。

解説　禁酒同盟は 1875（明治 8）年から始まった禁酒会の流れを汲むもので，1898（明治 31）年に日本禁酒同盟会として発足，その後 4 回，組織名称を変えながら 130 年も続いて活動している財団法人である。今は宗教宗派・政党党派に偏らない運動をしている。その機関誌「反省会雑誌」は今の「中央公論」の前身にあたる。禁酒同盟は初期の AA 同様，医療と距離を置いていた。

1876（明治 9）年には，札幌農学校に赴任し「少年よ，大志を抱け」と言ったクラークが，生徒たちにキリスト教への入信と同時に禁酒の誓約書も交わしたという有名な話がある。現在は中里強が日本禁酒同盟第 13 代理事長となっている。禁酒同盟の流れから，アメリカでは禁酒法の成立に寄与している。

断酒会との違いは，禁酒と断酒の違いであり，断酒会は世の中から酒をなくすという排酒の考えを捨て，アルコールで困っている人が，自ら無条件で「酒を断つ」ことを選んだ人たちの集まる場である。世の中から酒をなくす，酒害をなくすための禁酒と，自らの酒害問題を掘り下げ，自己選択のもと，自分を律する断酒は異なる。禁酒同盟の活動のもとに断酒会が生まれたが，医療と関係をもち，「一人でも多くの酒害者を救うという行為が自分の断酒に役立つ」という自助グループの原則に則った理念が，その後の断酒会の発展に寄与したと考える。

西日本の断酒会の特徴は，最初から禁酒運動や宗教的な意味合いではなく，精神病院の治療の一環となる受け皿として，点から線に結びついていくという意味では，下司病院が一つの原点だと思います。また，高知断酒新生会との関係があります。

大阪断酒会はこのような特徴をはじめからもち，浜寺病院から生まれた断酒会も最初から地域へどんどん出ていくという姿勢をもっていました。こういうことが特徴としてあげられるかと思います。

解説　高知断酒新生会は日本の地域社会に受け入れられるように，匿名性をなくし会費制にした。AA の理念を継承しながら精神科病院と連携しながら発展した。下司病院が病院にとどまらず地域の断酒会と連携したことで点が線となり，そして松村春繁の全国行脚で面となっていった。一人の酒害者も残さないという信念があった。

　浜寺病院から生まれた大阪断酒会も，医療と連携しながら最初からどんどん地域に出ていった。しかし，断酒会は自立しており，先生は顧問として裏方で支援した。大阪にとどまらず，近畿の断酒会の発足にも寄与した。猪野亜朗によると，三重断酒会設立時にも，大阪断酒会会員 3 名が駆けつけている。

✒ コラム　　　　　　　　　断酒会の必要性

　まだ何も知らない時に，先生に質問をした。「断酒会なしでも先生がちゃんと治療して断酒している人も大勢いるじゃないですか。断酒会は本当に必要ですか」と。

　先生は，何を馬鹿なことを言っているんだという表情を見せたが，こう説明してくれた。「医療，自助グループにはそれぞれ役割がある。もし，自助グループに行かずに断酒ができていても成長はなく，家族内の問題などを引きずってしまう。もし，私だけでその人をずっと診て断酒が継続し

たとしても，その数は大勢の酒害者の一部でしかない。新しい酒で困っている人が待っていることを忘れてはいけない」。

　その通り，小杉先生の午前の診察が終わるのは，いつも午後2時，3時であった。

　1966（昭和41）年，もともと医療が地域志向型で，大阪方式という，いわゆる大都市型のアルコール対策をどうするかということが問題になってきました。

解説　大阪方式というのは，連携と役割分担をして病院から地域ネットワークへ広げる方式である。治療導入を行政が，断酒の動機づけをして断酒会導入を医療機関が，そして断酒会のなかで断酒継続をし，生活地域のなかで断酒継続への一貫した援助を皆で支援していく方式である。AAでは「無力を認める」のが第1ステップだが，先生は謙虚に医療の限界を見極めていた。患者さんが断酒継続し，その人らしい生き方をして回復するためには，数多くの段階や多職種，多機関との連携の必要性があることを見抜いていた。

　まず，今道裕之，和氣隆三と学閥を越えて合同でアルコール医療に取り組んだ。名を取らず実を取る大阪らしい方法だ。筆者らはこの3人を「御三家」と呼んでいた。3人で医療からの広がりをもつ大阪のアルコール対策をつくり上げていった。大阪方式は，和氣隆三，今道裕之らの協力があったからこそできあがった。3人は親密な関係をもち続けた。

　そして，断酒会とだけでなく，行政とも連携した。その中心になったのが大阪府庁にいた矢内純吉（のちに大阪府部長）だ。先生とは大阪大学大学院での知り合いであった。1976（昭和51）年の大阪府断酒会の機関誌に矢内は寄稿している。矢内は自助グループの本質を示し，「断酒会に学び，病院治療から地

域医療の発展を進め治療の一貫性を持ち他の疾患のモデルとなる」「アルコール依存症は生活に深く関連あるものとして病気をとらえる」「断酒会会員と家族が専門職と一体となり，多面性をもち社会性を広げる」と述べている。まさに小杉先生と同じ考えであった。そして，今でも新鮮な考えである。

✑ コラム　　アラン・ドロンと呼ばれた小杉先生

　小杉先生はどこへ行くのでも風のように早く歩いていた。大学の講師をしている時も病棟に午後 5 時に来て手早く仕事と診察をすませ，風のように去っていくので，「5 時の男」と呼ばれていた。しかし，その仕事ぶりは見事であった。

　愛隣地区にある自彊館へ行く時も，大阪市立大学から，遊郭で有名な飛田地区，釜ヶ崎銀座を突き切り，速足で向かった。釜ヶ崎では大勢の患者から挨拶を受けながら飛ぶように歩いていた。私はついていくのがやっとだった。それだけ忙しい先生であった。

　72 歳でご逝去された時は，多くの人が「あれだけ健康であったのに」と思ったが，身近にいた者から見ると，晩年は本当にお疲れだった。

　先生は，京都から 1 時間余りをかけて毎日大阪に来られていた。いつも朝早くから仕事をしていた。今考えると，朝は何時に起きていたのか不思議だ。始発に乗り最終で帰る生活をしていたのではないかと思う。考え方は柔軟で大阪人的であったが，そのセンスの良さやスマートさは京都人だった。とてもお洒落でセンスがよく，「着倒れの京都」の人で，食べるのもグルメで「食い倒れの大阪人」だった。しかも，誰もが認めるハンサムで，私たちは先生を「日本のアラン・ドロン」と呼んでいた。

　その小杉先生の周囲には，多くの賛同者が集まった。1970（昭和 45）年に「大阪アルコール問題研究所」ができると，毎月定期的に研究会が開かれ，何を言ってもよい自由な雰囲気で熱い議論が繰り広げられた。断酒会会員，医師，ソーシャルワーカー，心理士など医療関係者，精神衛生相談員（今の精神保健福祉相談員）など行政関係者，社会学者，中間施設職員などが参加していた。この研究会が大阪のアルコール関連問題対応の原動力となった。顔と顔を突き合わせる人脈がここでできた。その中心にいたのが小杉先生である。

第6章

「単身アル中」へのアプローチ
─愛隣地区で回復─

　そこで，この間，家族のある人たちの断酒会が少しずつ伸びていき，断酒会が続々徐々に活発になり，支部も，その会員数も増えていました。しかし，その当時の大阪のアルコール対策の中で一番社会問題化していたのが，単身のアルコール中毒者

大阪の緊急アルコール対策
- 単身アル中（特に釜ヶ崎の住所不定単身アル中）が社会問題化する
- そのアプローチが急務
- 専門中間施設の設立

でした。いわゆる特に釜ヶ崎，愛隣地区の住所不定の単身アルコール依存症者でした。その対策が急務でした。その対策として断酒会が非常に社会的に有用だということでいろいろと陳情に行ったのです。私も行きました。その中で，その当時の精神病院協会の会長さんから「確かに先生方がなさっているアルコール断酒会というのは必要だというのはよくわかる。しかし，その人たちとは治るべくして治っている人たちじゃないですか。私どもが預かっている患者さんというのは，ほとんどが単身，住所不定で帰る家がない，ドヤ（簡易宿泊所）しかない。しかも，日雇い労働であり，家族がいない，飯場しかないという状況です。そういう人たちに対して，我々は断酒会よりも外泊の施設をつくってくれたほうがありがたい」と言われ，返す言葉もありませんでした。

　その当時すでに今道先生や和氣先生と一緒にアルコール治療をしていましたが，やはりアルコール問題というのは，単身者へのアプローチをしない限り，社会に受け入れられないということがわかりました。

解説　大阪方式が確立して断酒会員が順調に増加してきたが，はじめは「釜ヶ崎アル中」には手がつけられなかった。大阪精神病院協会の当時の会長から「家族もちのアル中は治るべくして治っている」と言われたことがとてもショックだったと先生は回想されていた。会長の言葉の裏には「釜ヶ崎アル中は治るはずがない，それを治さないと話にならない」という意味があるととらえていた。「単身者アル中」は難治，「釜ヶ崎アル中」は難治中の難治と思われていた。当時の断酒会は家族同伴が原則で，家族のいない人が参加することはまずない時代であった。先生は「釜ヶ崎アル中」への治療を模索し始めた。まず試みたことは，生活基盤の整備であった。もちろん，単身者にも断酒会の活用を始めていた。

そこで，その人たちが酒をやめることができるようにうまくもっていかなければならなかったんです。私も浅はかだったんですけれども，当時の愛隣地区は朝から晩まで，赤のれんと立ち飲み屋が隣立し，朝から酒飲

あいりん地区外アルコール症
中　間　施　設　の　設　立
1970年〜2001年（廃止）
あいりん地区内アルコール症
中　間　施　設　の　設　立
1973年〜現在

んでひっくり返っている人がたくさんいました。そしてこの地域では，酒だけは見ず知らずの人でもおごってもらえる，こういう中で，酒をやめるというのはできないだろうなと考えていました。

今では，私も浅はかだったと思いますが，愛隣地域外の環境のよいところに，たまたま非常に熱心な救護施設の施設長がいまして，その人が「アルコール中毒の人をバラバラに置いておくとかき乱されるので，何か方法がないだろうか？」と言って相談に来られました。そこで，久里浜方式を参考に，愛隣地区のアルコール中毒の人たちにその施設へ入所してもらい，一つのホームを全部アル中さんだけにしようという，ずいぶん大胆な方法を考えました。しかし，その施設以外の施設は全部反対しました。そんなことをやったら地域の中に不穏が起こるというのです。

しかしやりました。ただし，私は週に1回診察に行くだけで，精神科医として何の役にも立ちませんでした。それはなぜかといいますと，この地域で生

活していた人たちの問題は，生活障害がほとんどだったからです。第一，自分で自分の茶碗，自分の箸を持たない。朝起きたら顔洗うということもしない。まるで幼稚園での教育のようなところから始まりました。施設の職員たちが何とか対応して，何とか集団の雰囲気をつくっていってくれました。最初は半年という期間で考えてみました。施設の中では確かにうまくいきました。まずは，半年で施設を出て，社会復帰という形をとりましたが，施設を出てからは全員失敗でした。やはり1年以上は必要かということで，施設内で生活をしながら外に働きに行き，1年以上経ってから退所という方法をとりました。そこではうまくいきました。しかししばらくすると大半の方が愛隣地域に帰っていってしまいました。よく考えると，前科があるなど，もともといろんな境遇の方にとっては，他の一般地域は住みにくい環境でした。家族がいない，保証人がないために住むところが見つからない，差別の問題もいっぱいあり，他の地域に比べ愛隣地域というのは非常に住みやすかったのです。逆に考えてみると，住むのには楽です。その日求めると，その当時はすぐに仕事につける。しかも，日雇いで1日8,000円〜10,000円の賃金という時代ですから，ずっと住みやすく，愛隣地域へまた戻ってしまうということだったのです。

　そこで，もう一度考え直す必要がありました。もちろんこういう施設も必要なのですが，原点に回帰してみたほうがいいんじゃないかということになり，今道先生とともに愛隣地域の中にある救護施設の理事長に，何とか施設の中にアルコール居室をつくってもらえないだろうかとお願いに行ったんです。その理事長は即断即決の方で，「わかりました。明日からやりましょう」と話され，早速実施することになりました。何人かのソーシャルワーカーを出向かせ，アルコール問題のある人たちを集めることになりました。その時の約束事が，「この日本一の酒びたりの地域で，まず一人の断酒者をつくろう！」で，これが合言葉で始まりました。

　愛隣地区というのは，非常に苛烈な地域です。酒を飲んでひっくり返れば生き延びるために入院せざるを得ない，家族は誰も相手にしてくれない，住所不定で1年間100人以上がのたれ死にしていく状態でした。ほったらかしの状況です。だから，生きるか死ぬかという状況で，生きるためには酒をやめざるを得ないが，その寄り場がない，あるいは何の目途もない，こういう中でそういうものをつくっていこうと考えました。

解説　断酒会と連携した中間施設を今から50年以上前の1970（昭和45）年に設立した。大阪市立弘済院第2救護ホームである。万博公園の近くの緑あふれる広大な敷地の中にある弘済院の1棟をアルコール依存症専門施設とする試みである。施設長は，情熱あふれる祐野信三であり，断酒するのに最高の環境であった。祐野信三は金曜クラブという断酒のための会も主催し長らく続けた。また，近くの断酒会に入所者が参加することも義務付けた。入所中は断酒できる人が多かった。断酒し社会復帰するための資金を入所中に貯金し，6か月の断酒が続いたら退所する規定であったが，退所したら飲酒する人が続いた。6か月は短すぎるということがわかり，12か月の入所計画とした。

　しかし，社会復帰する人は多くなかった。先生は，断酒と一般社会への復帰という2つの難問を同時に成すことは難しい，釜ヶ崎に来た人は釜ヶ崎に親和性があり，一般社会になじめないから住んでいるので，時間が経つと，他人の目を気にしなくてもよい，一般社会の束縛もない，彼らには住みやすい釜ヶ崎に戻ってしまうことは自然の成り行きと考え，すぐさま行動に出た。それは釜ヶ崎の中に中間施設をつくるという構想である。1973（昭和48）年に自彊館の理事長・吉村叡生に面会した。1回の面会で「明日からやろう」と決断した吉村叡生理事長は軍隊上がりの豪傑であった。このようにして，釜ヶ崎の中にアルコール依存症者の中間施設，自彊館愛隣寮が誕生した。その中に断酒のための会，あすなろ会がつくられた（詳細は第2部を参照）。

　先生は釜ヶ崎の現状にも触れている。1年間に100名以上の人が路上で亡くなるという非常に過酷な地域で，酔っている人が「しのぎ」という強盗に遭うことも日常的な出来事で，「酔っている人が悪い」といわれる地域であった。いったん釜ヶ崎に足を入れると，独特の尿臭が混じった鼻につく悪臭が待ち受けている地域である。女性一人では歩けない場所であると考えられていた。しかし，実は他地域より安全なんだと先生は私たちに説明をしていた。

コラム　　　　　**変わりゆく愛隣地区**

　現在の愛隣地区は単身労働者の街ではなくなりつつある。大阪の下町でマンガの「じゃりン子チエ」の舞台から様変わりして，なんと星野グルー

プが OMO7（おもせぶん）というホテルを 2022（令和4）年春に開業する予定である。ディープな街が観光の拠点に移るか，注目されている。この20 年の間に単身労働者の街が，労働者の高齢化に伴い福祉の街となり，その後，安さから外国人旅行者の街になっている。相変わらず，薬物の売人がおり飛田新地はにぎわっているが，街全体は時代と共に変わりつつある。しかし，まだまだ多くの問題を抱える日本のスラム街である。

　点から線に結びつけていかなければならないと，1972（昭和47）年，愛隣地区の中に保健所愛隣分室というものがありますが，そこで関西のアルコール医療をやっている先生方が全員集まって，月曜〜金曜の午後に毎日診察しました。残念ながら亡

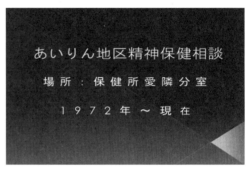

くなられた今道先生とか，浜寺病院の院長の向井先生とか，今もお元気な和氣先生とか，あるいは京都からも応援を頼んで，私も入り，精神保健問題として，人権問題ではないかと，単に保安上のためだけに精神病院に送るというのは具合悪いんじゃないかと，そういう問題があり，保健所愛隣分室で毎日診察を致しました。せめて，点から線につないでいこうと，中間施設で対応していけるようにやっていこうじゃないかと，こういうことが一つのネットワークの形成に役立っていくことになろうかと思います。

解説　西成保健所愛隣分室が 1972 年に開設された。大阪だけでなく，関西中からアルコールに関わる医師全員が集まり，月曜日から金曜日まで毎日診察をした。保安上の問題として隔離するのではなく，その人にあった治療法を医師が決めるという意味では大きな役割を果たした。
　また，入院だけでなくその人のニーズにあった多様な支援を関西に集まる大勢の医師が協働で決めることで一機関だけでないネットワークができ，点が線となった。

コラム　　**西成保健所愛隣分室での診察**

　筆者は1978（昭和53）年から十数年愛隣分室で診療をしたが，学ぶところは大きかった。真っ黒に汚れた毛布は寒さから自らを守る大切なものであり，長年積み重なった垢を洗い流すことも風邪をひくと言って彼らは嫌がった。汚れた悪臭ある身体を嫌がらずに診療することで信頼感が生まれた。無口な人も信頼関係ができると一気に話してくれた。診察台に上がるために左右別々の靴を履いている人に脱いでいただくように頼んだが断られた。理由は，一度脱ぐと足のむくみからもう二度と履けないからであった。何年も野宿生活をしている人たちが懸命に生きていた。

　愛隣地域のアルコール症者の特徴は，若年発症ということです。これは後に社会学者のクロニンジャーがタイプ2といっている人たちとまったく一緒です。兄弟親族にアルコール問題があり，最初からアルコール乱用型で，すでにシンナーや覚せい剤など多剤薬物依存，トランスアディクションがある。単身生活者が多い。生活のスキルに元々乏しい。単純労務に従事する。生活保護者が多い。これらが特徴です。

あいりん地区のアルコール症の特徴
- 若年発症型
- 親、兄弟等の親族にアルコール問題あり
- 最初からアルコール乱用型
- シンナー、覚せい剤などの他剤薬物依存の既往あり
- 単身生活者、家族との交流なし
- 生活のスキルに乏しい、単純労務に従事
- 生活保護受給者が多い

解説　　なぜ愛隣地区に来たのか，どのような人が来るのか，どうして愛隣地区ではアルコール依存症者が多いのか，同じような環境（簡易宿泊所，労働，単身生活など）で生活をする愛隣地区で，アルコール依存症になる人とならない人との違いはどこにあるのか，彼らへの処遇はどうすればよいのかなど，先生の知りたいことは山ほどあった。先生は，スキッドロウ（Skid Row），いわゆるスラムの「アル中」に関する研究をし，多くの論文を書いている。第2部でその一部を紹介したい。

　本講演ではその一部を紹介している。愛隣地区のアルコール依存症者はクロ

ニンジャーのタイプ2にあたる人で，治療に難渋する人が多く予後不良と思われている。それに立ち向かったのが先生であった。

したがって，たとえ久里浜方式の3か月の入院であっても，生活訓練ができていない人たちに対しては，長期のリハビリテーションを大事にしていくことが必要です。そのためには，様々な施設を利用していくことが必要です。今では，専門の作業所とかグループホームがありますが，その当時はもちろん，ハーフウェイハウスしかなかったわけですけれども，集団生活にどのように適応していくか，自助集団にどのように参加していくか，ステージに応じて処遇の責任と連携が必要になります。このあたりが一つのネットワークの形となるかと考えます。

あいりん地区のアルコール症者の処遇
- 生活訓練を主とした長期間のリハビリテーションを要する
- 資源の利用が不可欠　アルコール専門の作業所，グループホームの登場
- 集団生活への適応
- 自助集団への参加
- ステージに応じた処遇の責任と連携が必要

解説　愛隣地区のアルコール依存症者の処遇について要点を述べている。この中で自助グループへの参加と集団生活への適応について補足したい。先生は自助グループや仲間を大切にした。まさに依存症は人に癒され，人を信じることで回復することを示していた。

　愛隣地区のアルコール依存症者が大阪断酒会へ行きだした時に，大きなギャップがあった。愛隣地区の人は「家族もいるのにやめられへん奴は甘えとる」。それに対して，家族のある断酒会の人は「あんたらも家族がおったやないか，酒で逃げられたんと違うか」。しかし，断酒会が終わると，家族のある断酒会の人は自宅に愛隣地区の人を招待し，鍋をごちそうした。愛隣地区の人は，鍋の食べ方がわからなかった。おひつからご飯をよそうことも知らない人が，皆で鍋をつつくことなど初めてのことであった。そこで，単身者は家族の温かみを感じ，断酒会に親近感をもった。また，家族のある断酒会員は，死にかけても誰も助けてくれない単身者の厳しい現実を知り，それを乗り越え断酒する愛隣地区の人から，家族に依存する自分の甘えを反省できた。両者は体験談や鍋を通じて同じ断酒会の仲間になり，それが大阪断酒会の発展につながった。

　集団生活への適応も難しい問題であった。「明日は明日の風が吹く」「今日一日なんとかなればよい」「わしは一匹狼」という無規律，無秩序，無計画で，孤独な性格がしみている人には，集団生活は苦手であった。しかし，断酒するためには仲間が必要で，最低限の規律や秩序，計画が必要とわかってきた。今日だけでなく明日約束通りに断酒会に参加することが求められた。そして，雨が降れば仕事が何にもない生活から，賃金が安くても定職に就く，毎日払いの簡易宿泊所ではなくアパートに定住する，そして腹をわって話せる仲間をもつことが，自然と断酒につながるということがわかった。単身者だからこそ，家族，健康，命を大切にした。家族持ちは，誰も助けてくれない，飲むと死の危機が迫る単身者の断酒から，真の断酒精神を学んだ。

　中間施設では，初期，中期，後期に分けて，それぞれの目標の達成度と課題を各人に示した。今では単一施設ではなく，多くの社会資源の連携でその人らしい回復への援助が可能となっている。

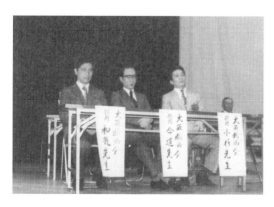

御三家と呼ばれた3人
左から，和氣，今道，小杉
（1978年頃）

第7章

なぜネットワークが必要か
―ネットワークの形成（大阪方式の確立）―

　ここで，大阪府の特徴を述べ
ますと，大阪は非常に利便性が
高い地域です。面積は，香川県
に次いで2番目に狭く，そこ
に人口が密集しており，アクセ
スが非常に良いという特徴があ
ります。こういう地理的な条件
というのは，やはりネットワー
クを組む時に大変影響します。

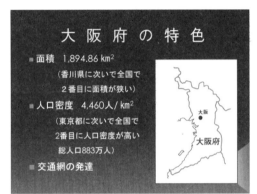

大阪府の特色
- 面積　1,894.86 km²
　（香川県に次いで全国で
　2番目に面積が狭い）
- 人口密度　4,460人/ km²
　（東京都に次いで全国で
　2番目に人口密度が高い
　総人口883万人）
- 交通網の発達

　解説　大阪の利点を述べている。1時間で端から端まで行ける大阪のアク
セスの良さは，通院にも，自助グループ参加にも欠かせない。そし
て，ネットワークをつくるのにも有利に働く。また，大阪は商売の街で，名よ
りも実を取るといわれるように，実利を得るためには名誉を気にせず妥協する
ことで実績を上げてきたと思う。実際，関西アルコール関連問題学会の会員
は，今も和氣浩三のもと，団結が強い。

この当時は，医療，行政，そして自助集団がそれぞれの責任をもって役割を担いましょう，つまり，保健所，福祉事務所が導入の窓口を担い，医療機関がその解毒からある程度までのリハビリテーションまで行い，受け皿としての自助集団にいかに

ネットワークの形成
（大阪方式の確立）
■ 医療・行政・自助集団がそれぞれの責任を持って，役割を担う方向（役割分担）
■ 地域資源を育てる

送り込んで定着してもらうかという形です。地域資源をいかに育てていくかということを常に志向してきました。

解説　アルコール健康障害対策推進基本計画のもと，切れ目のない連携が今求められている。大阪では多くの支援者を含め，連携を模索し，必要な地域資源を生み出してきた。連携の中心になるのはやはり自助集団であり，当事者・家族である。大阪方式の神髄は最終的に自助集団での回復への支援といえる。

　今，自助集団が衰退している現状を知ったら，先生はどう言うだろうか。支援者のための支援にならないように当事者・家族のニーズをもう一度見直しなさい，と言うかもしれない。

1973（昭和48）年から酒害相談講習会を始めました。これは大阪府から補助金をもらって，1年間酒をやめた人たちに3か月の間，大阪の専門医，保健センター，福祉のベテランの人たちが入れ代わり立ち代わり，講師を務める形の講習を10回ないし12回行います。こ

酒害相談（員）講習会の開始
1973年（昭和48年）～現在
修了者　断酒会員　　　　　　2069名
　　　　医療/介護関係者/学生等　517名
大阪における三位一体体制の強化
久里浜アルコール研修開始
1975年（昭和50年）～現在

の特徴は，ライセンスは出さないということです。ライセンスを出すと，一つの資格になるため，セルフヘルプではなくなり，自助集団をダメにする可能性

があるからです。現在まで続いており，実数で，断酒会員 2,069 人，医療介護関係者 517 名が参加してきました。18 時 30 分から 20 時 30 分に行っていますが，そこへ参加するということは，アクセスが良くないとできないことです。このような底辺をどんどん育てていくことが，即ち三位一体体制の強化につながっていったかなというように考えます。ちなみに現在の久里浜のアルコール研修が始まったのが 1975（昭和 50）年からです。現在ももちろん行われています。

✒️ コラム　　　　　　　　　酒害相談講習会

　筆者は 1974（昭和 49）年の第 2 回酒害相談講習会に参加した。全断連の大野理事長も東京から来阪し講師を務めていた。そこで自助集団の本質として，「先生になるな」を繰り返し強調していたのを覚えている。

　「先生ではなく，たかが先醒で，先に酒の魔力からさめただけだ，先生になると仲間でなくなる」と繰り返し強調していた。

　自助グループのあり方を学ぶ講習会でもあった。その役割は大きいものがある。

　この講習会に連れて行ってくれたのは，和氣隆三先生の病院のリカバリングソーシャルワーカーで，見かけは怖い（入れ墨，指詰めあり）人だったが，とても優しく，多くのことを学んだ。

　なぜネットワークが必要か。アルコール依存症は回復しても治癒はない。安定するまでに数年を要します。生涯において回復途上であり，病気のステージに応じた多様なサポート機関の分業が必要で，回復のステージに応じて，様々な治療資源が主役と脇役に交代していかなければなりません。当然，病院の中では病院が主役ですが，次の段階では自助集団が主役へ，作業所が主役へと移行していかなければいけないと考えています。

（第1章～第7章までの解説・コラム　辻本士郎）

> # 第 8 章
>
> # 入院治療から通院治療へ
> ―なぜ通院治療が必要か―

　ネットワークが普及するにつれて，通院治療というものがだいぶ普及してきました。私は大学病院で週 2 回専門外来診療をやっておりました。通院だけで自助集団に参加し安定していく人たちが徐々に出てきました。それで手ごたえを感じたので，1981（昭和 56）年に専門クリニックをその大学病院の前で始めました。この時，専門家の人たちでさえ「そんなものやれるはずないやろ。そんなものうまくいかないよ。3 か月でつぶれてしまう」と言っていましたが，もうまもなく 30 年を迎えます。幸いにして今は東京，あるいは横浜など，大都市では一つの選択肢としてアルコール依存症の専門クリニックは社会的に認知され出しております。

　治療の中心を考えますと，専門治療への導入はやはり必要です。しかし，もう一つ大切なのは，やはり再発予防です。だから入り口，出てからの再発予防が中心でなければアルコール医療というのは成り立ちません。アルコールの専門治療は，糖尿病と同様に教育通院・入院であると考えています。病気と共存して，しらふで

生きていく力をどのようにつけていくか。これが，あくまでもアルコール医療の本質であると考えています。

　当然，専門クリニックができることによって，影響が色々出てきました。行動障害が顕著な患者さんは通院でやったほうがうまくいく。先ほどのタイプ2の人たちです。また，身体障害や脳障害の重度な患者さんが増えるようになってきました。入院患者の質的な変化です。

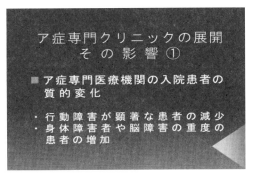

　2番目に，アルコール専門病床数が変化してきました。小杉クリニックが開院したのが1981年で，それから数年後がピークです。この当時，大阪のアルコール病床は全国一だったんですね。しかし，断酒会に送り込むというだけでなかなか点と点が結びつかず，中間が必要

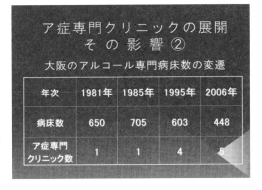

だということもあります。そういう意味で，2006（平成18）年には病床数が4割減っています。また，今後，重度のアルコール加算がつくことによって，また病床数が増えるかもしれないですが，それは今はよくわからないですね。

　また，女性患者が増えました。女性が増えるということは，女性の飲酒者数がどんどん増えていって，乱用者も増えてきているということもあるかと思います。ただ，もう一つの問

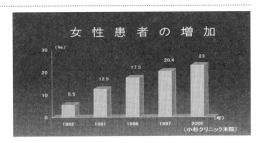

題はそうではなくて，潜在的に存在していた女性のアルコール症患者が，少しはバリアが低くなったということで，決して低いことはないですけども，やはり行きやすさというものがあって増えてきたのかなと思います。それも一時的には掘り起こされたものと考えてもいいかなと思います。

解説　過去，女性が飲酒することは一般的ではなく，1954（昭和 29）年の国税局調査では女性の飲酒者は 13％だったが，2008（平成 20）年に行われた全国調査では，20 代の前半で女性が男性を上回る結果が出た。この傾向は未成年者でもみられ，飲酒による男女差はみられなくなった。女性は男性に比べて治療につながりにくい状況を抱えてきたが，通院で治療できるようになって，子育て中の女性やこれまで恥ずかしいことだと思い込んで治療の場に登場してこなかった人たちが，治療の受け皿が広がることでつながりやすくなったといえる。1981 年の専門クリニック開所当時での女性の受診率は 5.5％だったが，2005（平成 17）年には 23.0％と非常に増えた。

　飲酒の機会に男女差がなくなったことは良いことであるが，女性は短期間でアルコール依存症になりやすく，また乳がんや胎児性アルコール症候群，早期に肝硬変になるなどのリスクがあること，さらに，女性の飲酒の背景に，AC や DV，貧困や差別，なかなか変わらない男女不平等社会があり，日常生活の歪みとして表れ，アルコールや薬物への依存につながっている状況を啓発し，予防，早期介入，再発防止に向けた様々な活動が求められている。現代社会にあって，傷ついてきた心を癒やし，植え付けられたコンプレックスを払拭し，アルコールや薬物に依存する必要のない生き方を手に入れていく回復へのサポートシステムが必要である。

　もう一つは専門のデイケアの普及によって，一つはいわゆる社会復帰型の中間施設，先ほど申し上げた地域外の中間施設が廃止になりました。今一つの愛隣地域の中の中間施設は，重度のアルコール精神病の人，あるいは身体障害を伴う人の滞在施

ア症専門クリニックの展開
その影響④
■ ア症専門のデイケアの普及
・救護施設（中間施設）の廃止
・救護施設（中間施設）の機能が
重度のアルコール精神病者や
身体障害者の滞在施設へと変化

設，通過施設ではない状態の施設に変わっていっています。

解説　先生は，アルコール依存症の通院医療の市民権を得るために，「いつわらざる心境として，従業員一同と，ともかくなりふり構わず診療にあたってきた」と振り返っている。

通院に限らず，アルコール依存症の治療の中で最も大切なことは，治療への導入とアフターケアの二つである。アルコール依存症の知識のない人や治療を拒否する人に十分な情報を提供し，治療法を示し，病気を認め，いかに治療する気持ちにさせるかが治療導入である。いわゆる，治療の動機づけと呼ばれるものである。アルコール依存症は感情の障害が強い病気である。したがって，この治療への導入の部分でトラブルや行き違いがあると，まず，その後の治療はきわめてむずかしくなる。インテークや初診時にこの導入部分に十分に時間をかけることが，結局その後の治療の成功・不成功に大いに関係する。そのために，この治療への動機づけに重点的に力を注ぐようなシステムをつくり上げなくてはならない。今まで，ややもれば本人の気持ちを尊重するというよりも，家族や地域社会の要望を安易に受け入れた治療が先行してはいなかったかと，先生は自らにも問いかけてきた。

それから，もう一つの重点課題は，アフターケアに力を入れることである。生活障害，あるいは生活困難な人々の社会復帰の手助けを強化することが必要である。アルコール依存症のような緊張の強い，対人関係の障害を伴う病気では，一対一の関係よりも集団として患者さんと接することは，自己洞察がしやすく，病気の把握とその強化に役立つ。そのために，集団療法を充実していく必要がある。しかしそれだけではなく，生活や就労における問題や家族関係の悩みなどの個別的な問題に対してのきめ細やかな対応がなおざりになってきた傾向がなきにしもあらずと捉え，後のアルコール作業所づくりにも尽力された。医療だけでなく，自助集団，保健所，女性や家族，高齢・障害，生活保護・生活困窮等との連携，そして依存症に特化した回復施設（障害福祉サービス）の立ち上げの必要性をいち早くわかっていたのである。

コラム
通院治療の新たなる段階を迎えて
―地域ネットワークサービス化を―

　小杉クリニックの開院にあたり，大勢の患者さんにより，阿倍野の中華料理店の2階でアルコール抜きの祝賀会を開いていただいてから，早くも満6年が経ちました。その間に市大病院前のビルから現在の独立した家屋にクリニックが移転してすでに3年になります。しかし，相も変わらず元のビルの時の，狭い，待ち時間が長い，混雑の状況は解消されず患者の皆様方に大変ご迷惑をおかけしていることを本当に心苦しく思っております。この際，紙面を借りて深くお詫び申し上げる次第です。なんとかしなければいけないと考えております。

　さて，小杉クリニックの開設にあたり，私が考えていたことがいくつかあります。その一つは，入院中心のアルコール依存症の治療に通院治療を導入して，入院しないで回復することも可能であることを示すことでした。その2は，断酒を続けている人の再発の危機を防ぐのに手軽に利用してもらい，それにより治療効果を高める。その3は，アルコール問題を抱えた家族や職場などへの地域内援助体制と病院治療の接点として利用していただき，それによる地域ネットワークサービスの充実化です。

　これらの目標に向かって努力して参りました。開院当初は，全国で初めての通院専門のアルコール依存症の診療所ということで，うまく治療がやれるのか，半ば危惧されまたもの珍しがられ，注目を浴びました。私たちスタッフ一同も何とか成功させるという意気込みで必死の思いでした。短い年月の間にも，いろいろな紆余曲折はありましたが，お陰様で，皆様方に支えられ，この数年通院のみで断酒を継続し，社会復帰し断酒会に定着する人々が増えてきました。それにより，アルコール依存症は入院させなければ回復しないという世間の考え方が，少しずつ変わって参りました。また，夜間診療を行うことで社会復帰してからも治療を続けることができるようになり，再発の予防に少しはお役に立っているのではないかと考えています。

　さらに，最近では患者さんの紹介先も，断酒会から保健所や福祉事務所，施設，専門病院あるいは一般病院と広がりがみられるようになり，地域のアルコール問題へのサービスの窓口として認知されつつあるようになったかと感じています。

　断酒会の中でも，今までの
ように入院せずに酒をやめて
いるのは肩身が狭く，一度ハ
クをつけるために入院したい
というような笑い話は聞かれ
なくなりました。このよう
に，最初の目標は徐々に実現
しつつある半面，反省しなけ

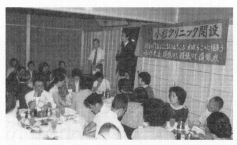

小杉クリニック開設祝賀会（1981 年）

ればならない点も多くみられます。物事はすべて，必ずしも大きくなるこ
とが良いこととは申せません。患者さんが増えるにつれ，診療所のスタッ
フの一人ひとりが，次第にすべての患者さんと接することが不可能とな
り，そのために以前のように面と向かって知り合う機会のない患者さんも
増えてきました。

　一人ひとりの患者さんの情報がスタッフ全員に行き渡らないために生じ
るトラブルもないとは申せません。できる限り，毎朝のスタッフ全員によ
るミーティングで患者さんの状態を把握するように努めて参りますが，な
かなか思うようにならないのが実情です。

　今後さらにスタッフ間の情報の交換を密にするとともに，責任体制の強
化に努めなければならないと思っています。

　幸い，開院の頃と比べ，ケースワーカーや看護師の数が大幅に増えまし
たので，次の課題である，待ちの診療から地域に積極的に出かけ，保健所
や福祉事務所，自助集団などの地域資源との緊密な連携による医療の展開
をはかろうと考えています。ケースワークを充実し，これらの地域のネッ
トワークの中で，特に単身の方々の社会復帰への援助を強めたいと希望し
ています。大阪のアルコール医療は全国的にみて進んでいるといわれてい
ますが，私はまだまだ，解決しなければならない点はたくさんあると考え
ています。新たなる課題へ向けてスタッフ全員が努力する所存ですので，
今後とも皆様方のご協力をお願いする次第です。

（1987 年　小杉好弘　記）

（小杉クリニック情報第 5 号より）

（第 8 章解説・コラム　佐古惠利子）

第9章

アルコール専門内科病院の設立

　いま一つ，このクリニックを設立して10年が経つにつれて，やはりアルコール依存症の内科合併疾患のある人たちが増えてまいりました。特に，脳障害の患者さんが増えて参りました。そこで，内科病院を設立したんですけども，もう一つの目的は，やはりもっと一般医療と

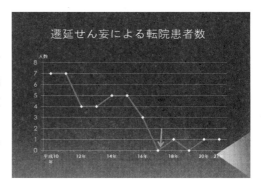

の連携ができないものなのか，ということもあります。内科でもできますよということを示したかったんですけれども，これがなかなかいまだにうまくいかないと考えざるを得ないです。アルコール性脳障害，しかし，ここで私が今まで精神病院で診ていた患者さんとは随分違う患者さんが入院してこられました。

　1998（平成10）年くらいから内科医が充足するにつれて，遷延せん妄の患者さんがどんどん増えてきたんですね。不思議なことにたった50床の病床数のところで，せん妄が遷延する患者がものすごく増えたんです。これはどうもおかしい。しかもコルサコフのような，ウェ

ルニッケ脳症のような患者さんではないわけです。何回も出没しては，そして精神科に転医させて退院してくると，健忘も記銘障害もなくケロッとして戻って来られる。そういう患者さんを次々に診るにつれて，これは何かあるんじゃないかなと思ってきたわけです。当然，内科から送ってくる患者さんにはやはり脳障害の人たちがものすごく多いんですね。肝障害というよりも脳障害の人が多い。コルサコフの人もたくさんありました。

これは遷延せん妄を呈した女性の症例です。

精神症状の変遷を書いてみますと，入院当初から軽度の意識障害があって夜間せん妄が起きる。意識鮮明になって，また自律神経症状が出て，意識鮮明になって，夜間せん妄が起こり，そして意識鮮明になって，3週間後にまた夜間せん妄が起こる，こういう時に，どうもこれは普通のいわゆるビタミン，単純なBコンプレックスのあれではなさそうだな，と。で，その時代に少し使っていたものですから，そこでニコチン酸を点

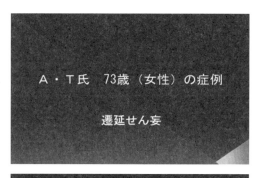

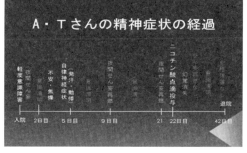

滴の中に入れてみました。びしっと，翌日には変なことを夜中に言っていた人が，完璧に意識が鮮明になってそれから怒らなくなりました。そしてルーティンに，そのニコチン酸，抗ペラグラですけども，それを入れてからは遷延せん妄はなくなり，転医する患者さんも年1例くらいに減りました。これはやっぱり臨床医として考えていかなくてはいけないと私は思います。

そこで僭越ですけれども，ペ
ラグラ脳症について。ペラグラ
というのはご存知のように，
発展途上国の栄養障害から起こ
るペラグラ皮膚炎，日光皮膚炎
ですね。それから，消化器障
害，下痢です。そのほかにせん

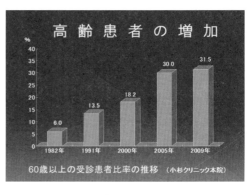

妄とか精神症状が多彩な精神神経症状が持続して，離脱せん妄との鑑別が難し
い。これにですね，ニコチン酸を入れることによってこれが随分変わります。
アルコール性のペラグラというのは，家にこもって酒を飲むので，あまり日光
皮膚炎という皮膚症状は出てこない。紅斑が出てこない。皮膚症状も消化器症
状も少ない人が多いです。こういう症状だけが先行していくということで，や
はり，ちょっと考えておかなければいけないかなという気がいたします。僭越
ですけれども，こういうことを出させていただきました。

同時に高齢者が増えている。
ただ，高齢化というのは増加し
ているかといいますと，小杉ク
リニックはもちろん通院という
難しさもありますけど，これは
高齢といっても 60 歳以上（の
グラフ）。30 年前は高齢だった
んでしょうけど，今は 65 歳以
上が高齢といわれております
が，しかし，その中で 3 割であるということは必ずしも多いとはいえないか
もしれません。今の高齢化率はどんどん増えていますから。

小杉記念病院に入院した 176 名の，2002（平成 14）～2005（平成 17）年ま
での 60 歳以上の問題飲酒開始時期における分類を試みました。世界的には，
若年発症と高年発症しかないと分類されています。34 歳未満の問題開始年齢
を若年発症，それから 35～55 歳に発症する中年発症，それから定年になって
からいわゆる日本的な高年発症，当時定年アル中と呼んでいましたが，今も定

年になってから問題が迅速に出てきて，という人が結構多いです。これは日本的な雇用システムの問題。定年まで雇用され保護されている中でお酒を飲んできた日本的な特徴を示す分類といえるのではないかと考えます。

高齢者のアルコール症
―問題飲酒開始時期による分類―
対象は小杉記念病院入院患者 176名
■ 若年発症 （34歳未満）
■ 中年発症 （35歳以上54歳未満）
■ 高年発症 （55歳以上）

当然のこととして，高齢発症の方はいかにもお酒の量が少ないかのように見えるんですけれども，特徴は脳萎縮が著しい。CTを撮りますと，前頭葉の萎縮とか，脳室の肥大，それから視覚記銘，ベントンテストなんかをやると認知障害が著しい。

高年発症者の特徴
■ 脳萎縮が著しい
■ 認知障害（視覚記銘テスト等）が著しい
■ 悪性新生物や脳血管障害での死亡率が高い

ただ，3群とも断酒の予後は比較的いいんです。コルサコフの人たちは断酒に関しては予後がいいんですね。飲むことを忘れる。死亡率が高い。しかし，この悪性新生物や脳血管性障害は死亡率が高い。こういう特徴があります。

解説　先生は，1981（昭和56）年にアルコール依存症専門クリニック（小杉クリニック）を大阪市で開業した。そして，その後，約10年にわたる専門外来での経験から，アルコール依存症医療の問題点を改めて提起され，その改善と新たな試みとして，1992（平成4）年，大阪府柏原市に小杉記念病院を開設された。

　その頃，①行動障害の顕著な患者の減少，②身体障害が著明な患者の増加，③女性患者の増加，④救護施設（中間施設）の減少などが主な問題点としてあったため，これらを踏まえ，小杉記念病院は閉鎖病棟及び保護室をもたないアルコール専門内科病院（男女共用）としてスタートを切った。このような診療体制は，否認の病ともいわれるアルコール依存症の患者さんやその家族の入院治療に対する抵抗感減少に大きく寄与した。さらに，内科医と精神科医が担当す

ることで，より専門的な内科治療と精神科治療を同時に行うことが可能となった。具体的には，精神科的投薬に加えてニコチン酸投与や，消化器疾患に対する加療や内視鏡検査・超音波検査等を早期に施行することができた。ただ，もちろん，精神症状の急激な増悪や重度の内科疾患が発生した場合には，一旦，従来の精神科病院や救急病院へ転医し，後日，再入院となる場合もあった。

　このような事態が生じることや外来診療中の経験から，先生は他科との連携を非常に重要視されていた。実際，アルコール専門内科病院である小杉記念病院の大きな課題として，専門診療が可能な精神科医と内科医の確保という問題があった。そこで，先生は精神科・内科を問わず，積極的に多様な講演をこなされ，病診連携を訴えられた。また，精神科だけでなく，大学病院の内科やその他の医局を自ら何度も訪れて，連携やネットワークづくりに尽力された。その当時，大学病院の消化器内科から毎年医局員が小杉記念病院に派遣されていたが，内科医局の同門ではない先生の元へ医師を派遣するということは，非常に稀なことだった。

　そうした上で，先生は，派遣されてきた医師たちに対し，講義や世間話などもしながら，アルコール医療への関心や理解を促がし続けた。その結果，このような経験を得た医師たちによって，各地のアルコール依存症の治療精度が上がることとなった。アルコール専門クリニックが開設されたり，一般科における断酒指導や専門機関への紹介の周知が向上したと考えられる。

　アルコール専門内科病院の開設は，実際の治療面だけでなく，医師の教育という面でも大きな意味があり，大阪のアルコール医療において多大な功績を残したといえる。

（第9章解説　小谷　陣）

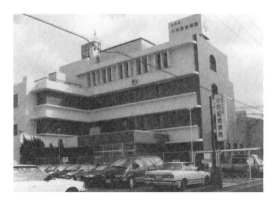

小杉記念病院外観

第 10 章

あらたな連携
—「大阪市保健センター酒害教室」「飲酒と健康を考える会」—

「あらたな連携」というテーマとして，一つ，大阪市の取り組みについて報告します。これは何年来当学会でも発表しているわけですけれども，大阪市の保健福祉センターの方々が発表されています。これは 1980 年代から酒害教室，今さら何が酒害教室なんだ，というふうに思われると思うのですね。一つの保健福祉センターから始まっていって，どんどん増えていって 12 か所の保健センターでこういった酒害教室をやっています。これは大阪市だけです。24 か所のうち半数でやっています。案内文はしかも月 2 回とか月 1 回とかいろいろですけれども，案内文はありきたりのことが書いています。

月の 1 週から 4 週まででできるだけ重複しないようにしています。大阪市はすごく便利な，端から端までアクセスがものすごくいいですから，そういった意味ではこういったことも可能なんですね。こういうことをやっていこうと。で，だいぶ増えているんです。この一番の目的は何かということです。今さらクリニックもあり，いろいろある中で，何も

酒害教室で講義することもないだろうと。まさに，その通りです。

　しかし，私の主たる目的は保
健所，保健師の方々には失礼で
すけれども，やっぱりいくら教
育をしても，実際に目の前で患
者を見て，回復者，あるいは回
復途上者，変わっていく人たち
を見ない限り，実質的な教育に
はならない。だから，私はそれ
に参加する人よりも，むしろ医師もそうですけれども，新任の医師をそこに派
遣して，そこで2時間を過ごすことによって勉強になる。相談員もそうです
し，介護関係者も。オープンなものとして開かれた，ある時間決まった時間・
場所で開かれるということ。もちろん高齢者がどんどん増えており，身体障害
者も増えているわけですから，患者の昼間の居場所の確保ということもありま
す。そして夜は自助集団へ参加していく。ただ皆さん自助集団へなかなか行っ
てくれません。どの患者さんにも何回か「行ってくださいよ」と言っても行か
ない。まずは保健所で開かれている酒害教室に参加することによって断酒会・
AAのメンバーと出会って，そこから話ができ，橋渡しができ，地域のアル
コール相談の窓口になっていく，これがすごく大事な目的なのです。私はス
タッフ教育だと思っている。これは失礼ですけれども，保健師も優秀な方ばか
り，相談員もそうですが，しかし，やっぱり現場を踏まないと難しいですね。
アルコール問題というのは，やはり患者の回復する姿を見ないとダメですね。

　私は「教育の出前なんだ」
と，患者さんにはそう言ってま
す。「自分たちの体験談を出前
として，そこでしゃべるという
こと，当事者の体験談というこ
と，回復者・回復途上者の姿に
接する。自分たちのためという
よりも，スタッフ教育なんだと考えてみたらどうですか？」と言います。ス

タッフはなかなか時間外の自助集団には出れません。よほど興味がある，あるいは自分がやりたいという人は別ですが，なかなかできません。

解説　酒害教室は大阪市内の各区の保健福祉センター12か所で行われているため，地域に密着した行政が取り組む事業となっている。2時間の枠内で，保健福祉相談員である保健師による進行で，決まったテーマに沿って，専門医・断酒会・AAメンバー，その場に来られた相談者がそれぞれ話をする。病気についての理解や，医療機関や回復施設等の情報提供が図られている。今困っている家族が参加して，どうすればいいのかを一緒に考え，ヒントをもらえる場として機能している。

　また，回復につながってきた人たちが，認識を深める学習の場ともなっており，日中の過ごし方としての選択肢にも入っている。進行役を務める保健福祉センタースタッフの教育の場，いろいろな人の実習の場としての機能を果たしてくれている。現在では，このような場が他市にも広がりをみせ始めてきた。

　もう一つは，この酒害教室とドッキングしながら自主学習会というものを1998（平成10）年から現在まで毎月第3金曜日に福祉会館で行っている。代表者を地域断酒会の会長さんにしてもらっています。事務局というか，お世話役を保健センターの人にしていただいています。

自　主　学　習　会
東住吉飲酒と健康を考える会
1988年（平成10年）〜現在

開催曜日：毎月第3金曜日
場　　所：H福祉会館
時　　間：18：30〜20：00
代　　表：地域断酒会会長
事　務　局：保健福祉センター

飲酒と健康を考える会の目的は，認識の共有と事例検討を中心にして，いろいろな地域のネットワークをつくるために，共同開催ということでやっています。

飲酒と健康を考える会の参加者

- 自助集団メンバー
- 専門病院，専門クリニックメンバー
- 専門作業所のスタッフ
- 保健センタースタッフ
- 一般医療機関
- 介護関係者（ケアマネ，ヘルパーなど）
- 一般市民

専ら最近では介護関係のケアマネジャー，ヘルパー，そういう人たちがほとんどで，参加メンバーは多種多様です。しかし，なかなか一般病院は参加してくれません。

役所中心にこういう会をやりますと，熱心なスタッフはやっていただけるんですけれども，その熱心なスタッフが転勤すると，それで会の存続が難しくなる。時間外開催なものですから，自主参加です。自助集団を中心にして，世話役を保健センターにしたほうが存続できていきます。

地域の連携の問題点

- 役所を中心での存続困難
  （熱心なスタッフの転勤による）
- 時間外開催のため自主参加主催を自助集団とし，連絡等は保健所が行う

今後，もうちょっと地域を広げて，そして今，大阪市がもう少し広げた形で「健康を考える会」を考えております。これからの課題だろうと思います。

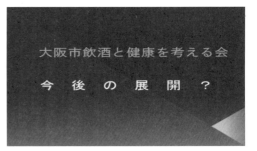

大阪市飲酒と健康を考える会

今　後　の　展　開　？

解説　先生は，身近なところで，アルコール問題のある人に接している人たちの疑問を拾って一緒に考えていこうとしていた。

高齢者支援で関わる人たちの中で，「どう理解して，どう対応すればいいの

かわからない」という声がたくさんあがってくるようになった。空き瓶が一杯ころがっている，転倒が多い，食事がとれていない…。そのこととアルコールが関係しているように思うけれども，どのような声かけをすればいいのか，飲んでいる時の接し方等の疑問の数々。そこで語られる当事者の体験談を車座になって検討していく場が，「飲酒と健康を考える会」となっていた。その時の当事者の話はとても参考になる。医療の視点，生活支援の視点，それぞれの立場からの見方が出されていき，「その後」についても継続して検討していくことができ，不安をもっていた支援者が理解を示すようになり，必要な時間をかけながら治療につながるようになってきている。1年で10回開催するペースでやってきて20年を迎えた。この取り組みが他市へも普及していき，活発に事例を検討するようになっている。

新しいネットワークは三位一体から四位一体への動きです。これは介護事業所，それからあらたなホームレス・貧困対策，NPOとの関係性，アルコール専門作業所，グループホームとの連携。自助集団がもっと違った形でどんどん地域の中に参画していただきたい。今は自殺の予防とか，あらたにもう一度自助集団の役割を見直すという形でそういったことが始まっております。

新しいネットワークの構築
- 高齢アルコール症者対策
  三位一体から、介護事業所(ケアマネ、ヘルパー)との連携
- 野宿者対策・貧困対策の関係機関との連携
- アルコール専門作業所、グループホームとの連携
- 自助集団との新たな連携
  保健所との連携、自殺予防への参画、予防教育への参画

解説　地域包括的な支援体制が構築されていかない限り，依存症支援のより早期の発見や治療，回復の実現は難しい。

先生は自助集団と連携して診療を行っていく中で，回復者を生み出すことに成功してきた。回復が見える形で，回復可能な病気であることを社会に提示していくことができた。当時は，保健所に精神保健福祉（当時は精神衛生）相談員が配置され始めていった時機でもあり，彼らは熱心に関わり，アルコール依存症治療へつなぎ，断酒会・AAにつなげていく役割を果たしていった。断酒会と医療と行政が，一人の人の回復をめざして一体的に動いていた。緊密な連

携をもって，一人また一人と多くの回復者が登場していった。しかしその一方で，「酒をやめていても回復とはいえない」という人たちの声もあがっていた。断酒ができてもどうやって生きていけばよいのか，希望が見出せずに日々を過ごしている人々のことも見えてきた。日常的な生活や就労への支援を行うアルコール専門作業所づくりを，このネットワークが母体となって準備し，回復施設を生み出していくこととなった。

　新たなアルコール専門作業所，グループホームとの連携によって救われる命があり，生かし支えあう生が確かにある。社会につながりなおしていくこともできる。アルコール関連問題は高齢者や女性層への広がりをみせている。そしてまた，精神的身体的健康，職場や家族，子どもたちにも大きな影響を及ぼしていくことから，そこに関わる支援者らとのネットワークの構築が必要となる。さらに，原因でも結果でもある野宿者支援，貧困や差別問題とも関わらなければならない。不安や孤独にアルコールが棲みつき始める。予防教育や自殺予防に自助グループの体験談がヒントをもたらしてくれる。そういう意味においても自助集団との新たな連携が求められている。

（第10章解説　佐古惠利子）

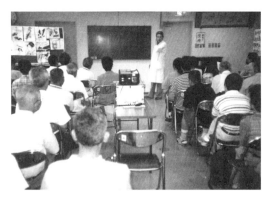

小杉先生が講義する酒害教室
（1997 年頃）

第11章

アルコール関連問題対策の問題点
―これからの課題に立ち向かうため,先生の戦略を活用する―

解説　先生は講演の最後に,アルコール依存症をめぐる問題点を指摘し方向性を示している。そこで,それに対して,今私たちがどういう戦略で立ち向かい,何ができたか,何ができていないかを検証したい。その際に先生が最後に述べられたアルコール健康障害対策基本法の実効性が問われている。

2021（令和3）年に施行された第2期アルコール健康障害対策推進基本計画では,①生活習慣病のリスクを高める量を飲酒している者の割合を,男性13.0%,女性6.4%にまで減少させること,②20歳未満の飲酒をなくすこと,③妊娠中の飲酒をなくすこと,そして,④アルコール健康障害の当事者やその家族がより円滑に適切な支援に結びつくように,アルコール健康障害に関する相談から治療,回復支援に至る切れ目のない支援体制を構築することを重点目標として設定している。そのためには,一般医療,一般精神医療,介護関係従事者,教育関係者との連携が欠かせない。

次は一般医療との連携です。これは最初からずっと模索してきて,でも,私はどうしてもいまだにうまくいかない。残念ながらうまくいかないです。それは何なんだろうかと考えます。

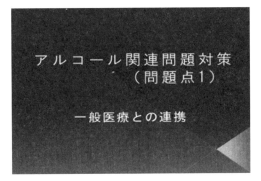

アルコール関連問題対策
（問題点1）

一般医療との連携

大阪でも 1994（平成 6 ）年か
らちょうど 10 年間，アルコー
ル関連内科疾患と依存の研究
会，専門医とそれから一般医と
の研究会をやってきました。し
かし，残念ながらこれはもう現
在は開かれておりません。幸い
にして，1996（平成 8 ）年から
の三重県のアルコール関連疾患

研究会は現在も開かれています。またいろいろと情報をお聞かせ願いたいと思
うんですけれども，一般の開業医にどこまで広まっていけるのか，猪野先生を
中心にして精神保健センターが開催ですから，これは存続するのに非常に有力
であったということがいえるかもわかりません。それから，TALK という，こ
れは残念ながら先日お亡くなりになられた石井先生，ご健在の佐藤教授等々，
3 大学の消化器内科の教授を発起人として，現在の TALK という名前で，東京
アルコール臨床懇話会。これも私も一度，寄せていただいたんですけれども，
現在どんなふうな広がりをもっているのか。これもなかなか難しいですね。
で，やっぱりいろいろ考えているんですが，相談の窓口を，今は保健所が一次
予防に重点を置いていますけれども，もっとアルコール相談，片や医療機関に
すでにかかっている人に対しても，周りの困っている人，困っている本人も，
もっと手軽に，二次予防としてのこういった相談に乗れるような窓口がやっぱ
りいるのかな，と。それをもっとどんどん広げていかないと，やはりなかなか
アルコール問題というのは一般医療の先生方には難しいのかな，と今改めて
思っています。

解説　先生は，一般医療の医師との連携に苦慮しながら様々な試みをして
きた。現在もまだ解決されていない課題である。その問題点と解決の
糸口について触れている。
　多くのアルコール依存症の患者さんは身体を壊して一般医療に受診する。し
かし，多くの人はタバコについては聞かれるが，アルコールについては質問さ
れることは少なく，問われても患者さんはより少なく返答するために，アル

コール問題が見過ごされることが多い。そのために，アルコール依存症者 107 万人のうち受診している人は 5 万人弱という治療ギャップがある。また，総合病院などに通院・入院する人の 7 人に 1 人は，アルコール依存症自己診断テスト（CAGE）で要専門医療となるという報告がある。一般医療に多くのアルコール依存症者が潜在的に存在している。そして，アルコール問題で一般病院受診後，専門医療にたどり着くまでには 7.4 年もの時間を要している。この間に命を落とす人も多くいるのが現状である。

　先生は，内科医との研究会を立ち上げたが，個別の連携はできてもシステムとしての連携は必ずしもうまくいかなかった。内科病院でもアルコール依存症を治療できることを実証すべく，先生は小杉記念病院を立ち上げ，内科病院でアルコール依存症の治療成果をあげたが，その後の内科病院でのアルコール治療の広がりはできなかった。

　しかし，先生の実践は今，SBIRT（エスバート）という方法で，内科医との連携が活かされようとしている。第 1 期アルコール健康障害対策推進基本計画では SBIRT という言葉は入られなかったが，その後の各都道府県の推進計画では SBIRT の考えや言葉が取り入れられ，2021（令和 3 ）年の第 2 期アルコール健康障害対策推進基本計画では SBIRT がキーワードとなり，早期発見・早期治療の切り札として広がっている。

　SBIRT は，一般医，一般精神科医，産業スタッフなどが，AUDIT などの自己診断テストを利用して，アルコール健康障害などをもつ人を S（スクリーニング）したのち，BI（簡易介入，ブリーフインターベンション）にて飲酒量低減の指導をし，リスクの少ない飲酒に戻す方法である。アルコール依存症が疑われる人や飲酒量の低減がうまくいかない人には RT（アルコール専門医に紹介）をする。さらに猪野亜朗は SBIRTS（エスバーツ）を提唱し，最後の S（自助グループ）を加えている。セルフヘルプグループに紹介するという，切れ目ない連携をシステム化するものである。先生ははっきりと「いくらキレイなアルコールプログラムをつくってもそれだけでは何の意味がない」と断言されている。これは自助グループにつなぐ大切さを言っており，医療が抱え込む危険性を指摘している。猪野亜朗の最後の S であるセルフヘルプグループが重要であることを意味している。

　しかし，まだまだ法律ができても問題点は多い。

　まず，忙しい一般医がスクリーニングすることへの報酬がついておらず，簡

易といえども介入するための時間などの確保が難しく，動機づけ面接などの介入の方法が知れ渡っていないことがあげられる。また，専門医紹介においても専門医が少なすぎる，紹介しても待機期間が長い，紹介しても患者さんが精神科を拒否するなど，専門治療導入に難しさを感じている一般医も多い。都道府県の推進計画では，一般医へのアルコール健康障害やアルコール依存症の講習会が企画されていることが多い。講習を受けた一般医が多くのアルコール関連疾病をもつ患者さんの裏に潜むアルコール依存に気づき，患者さんから信頼される主治医として「患者さんの健康」を大切に，専門医に紹介できることが望まれる。紹介がうまくいかない時は，タイミングをみて根気強く専門医につなぐことが必要である。

　先生が，法律も大切だが「個」がもっと大切と言っていたことは，一般医がアルコール依存症に陰性感情をもたず真正面から地道に向き合う姿勢が必要ということである。私たちは，アルコール健康障害対策基本法に書かれているように，「脳の病気」であるアルコール依存症が糖尿病と同じく慢性疾患として，「誰もがなる病気」であり，「誰もが回復できる」ことを，これからも伝えていかねばならない。一般医の依存症治療への参入が，治療ギャップ解消の鍵である。

　一般精神医療との連携。これも同じことがいえます。一つは，一番望ましいのは，一般の精神科クリニックはたくさんありますが，診ていただいて「アルコール問題ですよ」と言ってもらってそこからまた「専門医療がいりますよ」ということを

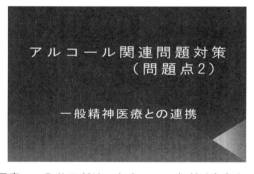

言ってもらい，せめてその専門医療への入り口だけでもやっていただけたらと思っています。しかし，その段階ですらまだないですね。一つはアルコール専門医療が先行してしまったせいという気もしますが，それだけではなくて，まだまだアルコール依存症は厄介者と考えられているような気がします。

一つの突破口として，今回，「重度アルコール依存症入院医療管理加算」が始まり，一般精神病院との関係の中でどの程度，波及効果が出てくるのでしょう。しかし，これは気をつけておかないといけないことですが，入院は基本的にはオープ

重 度 ア ル コ ー ル 依 存 症
入 院 医 療 管 理 加 算
（平成22年４月より）

その波及効果？

ンでなければいけないのです。開かれた場の中で，どんどん自助集団に参加できるような環境の中でなければ，いくらキレイなアルコールプログラムをつくっても，それだけでは何の意味もありません。これからの課題だと思います。

解説　先生は一般精神医療との連携も模索した。しかし，アルコール依存症者には関わりたくないという医療者の陰性感情とアルコール専門教育不足が治療の阻害要因になっている。これに対して，私たちがどう克服するかが問われている。

　アルコール依存症は多くの精神症状をもつ病気である。不安，不眠，気分障害，記銘力障害，幻覚，けいれん発作，希死念慮，摂食障害など多彩な症状で精神科に受診しているが，アルコール依存症の本質である精神依存に焦点を当てた治療を行っているところは一般精神医療では少ない。アルコール依存症は全国で107万の患者がいるが，これは統合失調症患者数に匹敵する数字である。日本にはアルコール依存症の無医村が多くあるといっても過言ではない。統合失調症を診ない精神科医はまずいないが，アルコール依存症を診ない精神科医は多くいる。

　先生はアルコール依存症者を外来で治療してきた。本来，依存症治療の主戦場は外来である。先生からの教えを得た精神科医が各地でアルコール外来を開いているが，まだまだ数が少ない。

　日本には精神科を標榜する診療所が約 6,000 か所以上ある。アルコール依存症者の生活地域で長期に治療を続けるためには，地域の精神科診療所を活かすことが求められる。そのためには，ソーシャルワーカーがいない精神科診療所

でも，行政を含めた社会資源を使い疾病教育を行い，日本各地に存在する自助グループにつなぐことができるようになることではじめて普遍的に治療がなされる。もちろん家族へのアプローチも大切である。また，他の依存症や障害者施設の活用も方法次第では可能であり，過疎地ではアルコールに特化しない方法を見出さなければならない。

　先生は，大阪方式はあくまでも大阪の方式であることを強調しているが，アルコール健康障害対策基本法が都道府県ではなく，自殺対策のように市町村までに広がり，その地域にあった連携ができるともっと成果が出てくると思う。アルコール依存症は身体だけでなく，精神症状を伴う。また，他の精神疾患との鑑別や併存精神疾患の治療が欠かせない。一般精神科医があたりまえにアルコール依存症を診て，専門医は難治のアルコール依存症を診る役割となるような時代が来ることが先生の望むところと考える。最近では以前よりも依存症への偏見が少なくなり，インターネットで知識を得て自ら診断を求めて来院する人も増えてきた。精神科への抵抗が少なくなり，依存症への理解が深まり，「否認」である依存症が「あたりまえの病」になる時代になることを願っている。

　これからの課題です。介護関係者への啓発の問題があります。アルコール教育の場がなかなかないですね。現場では困っています。やはり現場第一主義で考えていかないといけません。我々も年2回くらいケアマネジャーやヘルパーを対象にして，公開講座やフォーラムな

アルコール関連問題対策
（問題点3）
介護関係従事者への啓発
（ケアマネ、ヘルパーなど）

どいろいろやっていますが，事例をもっと緻密にやっていかないと難しいですね。しかし，まずはそういうことをやっていかないとダメかな，というふうに思っています。

解説　2000（平成12）年に介護保険制度が導入されて，高齢者の自宅への訪問が始まってから，アルコール問題がある高齢者が浮かび上がって

きた。高齢者施設に入所する人の 4 人に 1 人はアルコール問題があるという報告もある。医療機関でも，80 代のアルコール依存症の新患が珍しくない。高齢者はより少ない飲酒量でアルコール依存症になり，脳の萎縮もきたす。しかし，アルツハイマー型認知症などと誤診される場合が多い。

　先生はこの問題に早くから取り組んできた。「東住吉飲酒と健康を考える会」には，多くの介護職員が参加し綿密な事例検討を行ってきた。「個」を大切にした現場第一主義である。その特徴は，アルコール依存症の当事者本人も参加し体験談を語ることで，ケアマネジャーやホームヘルパーに啓発をしてきたことだ。これからますます高齢化が進む。孤立し，生きがいがない，生活範囲が少ない，多くの疾病に悩むなど，生きづらさをもつ高齢者がアルコールに依存する問題は避けられない。先生は啓発のあり方を提示した。一番は，困っている当事者に寄り添う介護関係者の事例検討会で，当事者を含めた多職種が議論し共有することだ。まさに現場第一主義である。

　アルコール依存症は社会の病理を反映する疾病であると先生は述べている。介護関係職員への啓発が進むと，高齢者のアルコール問題の中に依存症を見出すことにより，アルコールによる認知症患者の回復が期待される。また，高齢アルコール依存症者の予後は他の年齢層と比較しても良い。情熱ある介護関係者が高齢アルコール依存症者に寄り添いながら，その人の「人生のより良い終焉」を迎えるシステムをこれからつくることが，先生への答えになる。

　第 4 の問題点です。教育現場でのアルコール予防啓発。たとえば，中学生の教科書ではアルコール・薬物の予防に関して，かなりのページ数を割いて，予防啓発がされています。しかし，養護教員そのものがアルコール関連問題，アルコール依存症，薬物依存症に対してその実際的な経験がない。私も高校生を対象に講演をしますが，私の講演はあまり役に立たないですね。むしろ，その時に断酒会の会員と一緒に行って，体験談を話してもらったんです。そうすると，講演終了後のアンケートの内容はすべて「体験発表がすごく良かった」と。こういう活用の仕方をもっともっと考えていかない

といけないと思います。そうすることで，自助集団のメンバーそのものも活性化していきます。このようにどんどん出かけて行って，他にも「飲酒と健康を考える会」の中で，ケアマネジャーやヘルパーを対象にした小規模なグループワークを行い，その中に1〜2人の断酒会メンバーが入って，いろいろな体験を聞いてもらう。教育的な講演より，はるかに体験談のほうが有効ですね。

解説　大阪方式は2次予防，3次予防が中心で，1次予防の視点が欠けていた。先生は1次予防として教育現場をあげている。国の基本計画でも未成年者の飲酒をゼロにすることが重点目標になっている。脳や生殖器への悪影響だけでなく，若い年齢で飲酒するとアルコール依存症になりやすいことがわかってきているからである。教育現場での問題点として先生は，養護教員がアルコール依存症についての実践がないことをあげている。また，自助グループの会員が体験談を語ることで児童の心に響き，大きな成果をあげることを強調している。

断酒会会員と専門医が教育現場へ出かけ講演することは散発的にはあるが，まだまだ広がっていない。これからは，国の施策として教育指導要綱の中に盛り込むようなことができると理想的である。教育時期は大学生では遅すぎ，小学校高学年で始めることが望まれる。その理由は，保護者が小学校高学年から飲酒を勧めることが多いからである。

先生は1次予防にも力を入れていた。それは依存症になる人を一人でも少なくすることが最も大切で効果的であるからで，臨床現場で感じているアルコール依存症者・家族の悲惨さを，当事者の言葉で，飲酒開始前の若者に伝えることを大切にしてきた。依存症を予防するためにはどうすればよいのかが，先生の大きなテーマであった。愛隣地区における研究の目的の一つも，「なぜアルコール依存症になるのか」を追求するものである。

未成年者の飲酒はゼロではないが，2017（平成29）年には，中学3年男子3.8%，中学3年女子2.7%，高校3年男子10.7%，高校3年女子8.1%と，着実に減少している。しかし，女性に関しては，生活習慣病のリスクを高める量を飲酒している者の割合は若い世代で有意に増加しており，1次予防対策の今後の大きな課題である。

　もう一つ，問題点です。変
死・異状死の人の解剖をする医
務監察事務所というのが大阪に
あります。十数年前，そこの法
医の先生から「先生のクリニッ
クの名前がよく出てくるんで
す」と言われました。それだけ
変死が多いということです。そ
れで「タイアップして，先生の

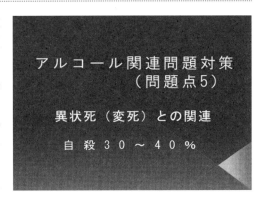

クリニックの変死した患者をみせていただいて徹底してやってみませんか？」
と言われ，40〜50 人の変死した患者で，死亡解剖が整っている人たちを調べ
てみました。そこで私は愕然とした。変死のうち自殺が 4 割ありました。今
まで自分では病死がほとんどと思っていたものですから，これはショックでし
た。そんなに自殺がいるなんて気がつかなかったです。しかも，酒をやめてい
て自殺したというケースもあり，これは考え直さなくてはいけないと思いまし
た。

　しかし，考えてみると，今，非常に自殺，自殺…と日本中が自殺の予防・研
究ということになっていますけれども，単身者がほとんどであって変死の 6
割は病死です。もっともっと広い範囲にアルコール依存症の病死があるという
ことを警告していかないと，一般医療との連携もなかなか難しいのではないか
と思います。もっと「死にますよ」ということを言っていき，一般科医療で診
ている患者の中にもその背景にアルコール依存症がある，アルコール乱用があ
る，アルコール有害使用があるということをということを伝えていくことが必
要です。そういうことが一般医療のアルコール問題に対する啓発になるのでは
ないかと思います。自殺というのは非常に大事な問題で，社会問題としてク
ローズアップされていますが，それ以上に亡くなる人がたくさんおられるとい
うことを知っておく必要があるのではないかと考えます。

解説　先生はアルコール依存症者の自殺率に注目している。

　　　変死・異状死の人の解剖をする医務監察事務所の法医学の医師から，先生のクリニックでの変死が多いとの話があり，法医学の医師と共同調査したところ，病死と思われていた人の中に自死した人が多くいるとわかった。先生はショックを受け，アルコール依存症の異状死調査を企画した。その調査は，先生のご存命の間には間に合わなかった。その後，大阪市の協力を得て行われ，2010（平成22）年度に，大阪市におけるアルコール依存症の自殺実態報告書としてまとめられている。

　先生が企画したものを継続して調査したものである。アルコール依存症者の自殺予防対策策定を目的として，大阪府域のアルコール症専門医療機関14か所に受診した大阪市在住のアルコール依存症患者のうち，自殺に至った事例の病状や病歴などの受診状況や生活背景等について調査し，その分析に基づき，大阪市におけるアルコール依存症患者の自殺の実態を明らかにすべく検討を行った。各診療所では，入通院歴のある大阪市に在住のアルコール依存症患者のうち，2006（平成18）年1月1日から2010（平成22）年7月31日までの4年7か月間の間に自殺した者及び当該医療機関では死因が自殺と確認できなかった異状死患者のうち，大阪市において死亡小票で自殺と確認できた者合計24名（自死群）と，初診が2006年11月1日以前の患者のうち，2010年11月1日現在生存している大阪市内の患者68名（コントロール群）を比較した。カルテによるレトロスペクティブな調査である。

　結果は，両群でその割合に有意の差が見られた属性は，①最終受診時の気分障害の合併，②飲酒状況，③断酒会等の自助グループへの参加状況，④受診状況，⑤最終受診時のベンゾジアゼピン系向精神薬の服用の有無，の5項目であった。「気分障害の合併」については，自死群では15名（62.5%），コントロール群では20名（29.4%）であった。「飲酒状況」では，自死群では断酒できていない者が14名（58.3%），コントロール群では12名（17.6%）であった。「自助グループへの参加状況」では，自死群では参加していない者が16名（66.7%），コントロール群では27名（39.7%）であった。「受診状況」については，自死群で通院中，通院中断がそれぞれ19名（79.2%），4名（16.7%），コントロール群で通院中，通院中断がそれぞれ65名（95.6%），1名（1.5%）であった。「最終受診時のベンゾジアゼピン系向精神薬の服用の有無」について

は「あり」の者が，自死群で 17 名(70.8%)，コントロール群で 24 名(35.3%)であった。自助グループに参加し，断酒している者の自殺率が有意に低かった。

　平野建二の提案で「最終受診時のベンゾジアゼピン系向精神薬の服用の有無」を項目に入れたところ，服用している人に自殺した人が有意に高かった。これ以降，ベンゾジアゼピン系と自殺との関係，そしてその依存が課題となっている。先生がご存命ならもう少し良い調査ができたと思うが，大阪の医療機関がこぞって参加したのは，先生のおかげだと思う。

　もう最後ですが，飲酒運転受刑者の教育の確立についてです。樋口先生をはじめとして答申が出てちゃんと取り組まれてきています。ただ，わたしは一つの経験がございます。ある患者さんが，アメリカで飲酒運転で事故を起こして日本に帰ってきて，突然私のところに来て「先生，専門の教育を受けさせてほしい」と言ってきました。彼は簡易裁判から，罰金と同時に「10 回専門の教育を受けること，それから 10 回自助集団に参加すること，それらをきちんと裁判所に送りなさい」と言われたそうです。これは州によって違うかもしれません。

　私がその時に感じたのは，非常に実際的であるということです。実際，彼は 10 回自助集団に出て，「先生，大変な問題があるんですね。いろいろ勉強させてもらって，私は最初アルコール依存症じゃないと思った。しかし，これはすごく勉強になった。こういう世界があって，こういう人たちがおられるということを初めて知りました」と言っていました。これはすごく大切なことだと考えます。やはり，こういうことが実際的な教育だと思いました。今後，受刑者だけに限らず，考えていくべきことではないかなと考えております。

解説　先生はアメリカで飲酒運転をした人が DUI プログラムの対象になり，日本での専門治療と自助グループが義務付けられた人を見て，日本の対応の遅さを感じた経験をもっている。DUI プログラムとは全米 50 州に

ある，運転者の血中アルコール濃度が 0.08％を越えると飲酒運転（DUI：Driving Under the Influence）摘発対象となり，飲酒運転をした人が治療か刑事罰かを選択する制度である。飲酒運転は犯罪と捉えるだけでなく，治療を要する人が大勢いるとの捉え方が必要である。強制的な治療でも，自発的な治療と変わらない効果があり，日本でも三重県などで，条例による受診義務を定めている。

飲酒運転，自殺，家庭内暴力，虐待などアルコール関連問題に関して，アルコール健康障害対策基本法はその対応に力を入れているが，先生が経験したアメリカの対応と比べるとまだまだである。飲酒運転対策の問題点として，飲酒運転をするとその人は免許停止・取り消しなどで運転ができなくなり，受診や自助グループ参加に支障をきたす，また，受診して治療を受けても刑が軽くなるなどのメリットがない，治療を受けずに収監されてしまうなどがある。飲酒運転がダメだとわかっていても運転してしまう人の中には，病気と診断されないアルコール依存症者が大勢いる。また，受刑中の教育だけでなく，出所後の継続した支援の視点が必要である。

いよいよ時間がございません。まず，アルコール専門施設が少なすぎるため，そこに患者が殺到します。私のクリニックもそうです。そうなるとバーンアウトが起こり，悪循環になります。これは医学生に対する専門教育が必要性だと考えます。

しかし，日本の北から南から考えてみた時に，齋藤利和先生とかが教授としてやっておられるところは，もちろん医学教育としてやれるわけですが，アルコールの専門医がどれだけ大学で，いわゆる臨床をやっているかというと非常に難しい。私共のところは幸いにして，大阪市立大学との近い関係にありますので，そこから毎年何人かの医者を，1年交代で送り込んで来てもらっています。1年でもせめてアルコール治療の実際を知ってくれれば，多少の役には立つかなと思っています。しかし，もちろん専門医に育つわけではないですから，これからますます問題があるなと考えます。

解説　先生はアルコール依存症に対応できる医師の養成に力を入れてきた。毎年数名の医師を大学から派遣してもらい，1 年間臨床経験をする中でアルコール依存症治療を身につけてもらうようにするものである。約 40～50 名の医師が小杉クリニックで働いた。しかし，アルコール依存症専門医になった人は数少ない。まったくの初心者にアルコール依存症治療を教えることは大変手間のかかることである。それを民間のクリニックで行ってきたのは，臨床現場での人材育成・教育が大切だからである。

　今，アルコール依存症専門医の養成が，アルコール健康障害対策基本法のもと，久里浜医療センターなどで行われている。また，医師の教育だけでなく医学生の教育も大切である。アルコール依存症はコモンディジーズ（一般的なよくある病気）で特別な病気でない。今，数少ない専門医が診ている体制だと医師のバーンアウトをきたしてしまう。先生はそれを警告している。

　アルコール依存症治療は，多職種チームで行い，地域の支援者との共同作業が必要だ。医師だけでなく，多くの職種・支援者への依存症教育が必要である。

　最後になりますが，アルコール世界戦略。

　WHO が何十年も前から，日本のアルコール対策はきわめて低いと警告を発してきました。それが，今回，あたりまえのことといえばあたりまえのことですが，アルコール関連問題対策，アルコール有害使用に関する提言として「アルコール有害使用低減に関する世界戦略草案」として，3 年後に報告を義務付けられました。そこで猪野先生たちが提言されている「アルコール関連問題対策基本法」，これは非常に大事な法律だと思います。

　法的な裏付けをもつことは大切です。また，同時にやはり「個」を大事にしていかないといけません。私は 45 年の間，あくまでも対象者を考えてアルコール医療をやったおかげで，アルコール問題というのは，やはり社会病理の

一つであり，社会病理として考えていかないといけないと思いました。アルコール・薬物の問題というのはその都度，ターゲットが変わってきます。私は単なる地域の臨床医です。が，対象者を見定めるには，やはり徹底して地道にやらざるを得ないと考えています。

　今考えてみますと，ある時期，私は大阪方式が正しいと考えていました。ところが，今回のテーマを与えられてみて考えたのは，大阪方式というのは，大阪のアクセスの良さや，たまたま今道先生や和氣先生や有能な先生方，行政の方が一緒に集まってやってきたことがすごく大きく影響していたのだと思います。同じ関西であっても，大阪と奈良，あるいはまた和歌山，兵庫では随分違います。そう考えますと，大阪方式はなかなか普遍化するのは難しい。理念そのものは正しいのではないかと考えますが，それをやはりそのまま普遍化するのは非常に難しい。そのように考えながら，今回のテーマについて何を話すか悩んだ結果，古いことの中に今後の戦略があるかもしれないと考え，皆様に何かを汲み取っていただけたら，何らかお役に立てていただければと思います。もう我々の出番ではない時代にかかってきています。まったく新しいことは申し上げませんでした。「古い時代のあらたな戦略，古い時代のあらたな連携」であったと考えていますが，少しだけまとめさせていただきました。ご清聴ありがとうございました。

　終わります。

解説　先生の提示された問題点は，今も大きな課題である。アルコール健康障害対策基本法が施行され，少しは前進したと思うが，先生なら「患者さんが中心の実効性のある法律でないと意味がなく，まだまだ課題はある」と天国でつぶやいているだろう。先生が提示された，できていない課題に皆様と取り組みたい。そのために，先生の45年間の臨床・研究・教育を皆様と共有することが必要と考える。先生の最終講演はまさに，「あらたな連携，あらたな視点」である。

幸地大会長より

　小杉先生，どうもありがとうございました。アルコール医療の歴史から今の問題点もしっかりと鋭い刀で切っていただけたかなと思います。感動をいたしました。時間もぴったりと終えていただくことができました。

皆様，小杉先生に盛大なる暖かい拍手をお送りください。

一同，拍手。

（第 11 章解説　辻本士郎）

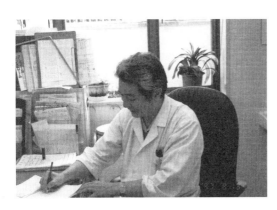

診察時の小杉先生（1997 年頃）

（医）弘心会25周年記念

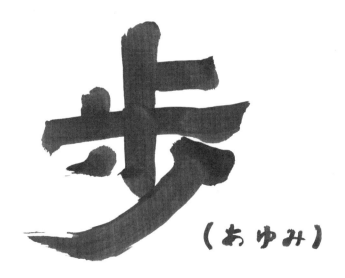

（あゆみ）

2006年7月1日
理事長
小杉 好弘

第 2 部

アルコール依存症治療を切り拓いた
小杉先生の診療・援助・研究

第1章

Skid Row（スラム地区）のアルコール依存症研究と臨床

　小杉好弘先生（以下，先生と略）は忙しい臨床と同時に，愛隣地区のアルコール依存症について多くの研究や調査をし，論文をまとめている。その内容は今も輝いている。論文をすべて記載するのが望ましいが，ここでは紙面の都合で代表的なものを選択して全文，または要旨のみを紹介し，初めての人でも理解しやすいように補足解説をつけた。総論的論文を紹介した後，年代別に見ていきたい。まずは，愛隣地区での調査や愛隣地区のアルコール依存症者の治療などから紹介したい。ここに，先生の原点があると思う。

　先生の論文の中に，今では不適切と思われる表現もあるが，原文に従い，そのまま記載した。

第1節　愛隣地区でのアルコール依存症―実態と対策―

　愛隣地区のアルコール依存症者の実態と対策については，1982（昭和 57）年の論文にわかりやすくまとめられているので，これから紹介し，その後どのような調査がなされたのかを年代順に追ってみたい。

―――――― 論　文 ――――――

「Skid Row（スラム地区）のアルコール症―実態と対策―」（抜粋）

小杉好弘
臨床精神医学　第 11 巻 第 3 号　p323-328　1982 年

〈はじめに〉

　山谷地区や愛隣地区（通称釜ヶ崎）を抱える東京や大阪などの大都市では，

Skid Row のアルコール症者（住居不定単身アルコール症者）はその数のおびただしさや治療の難しさなどから，精神衛生対策上はもとより様々な点で深刻な社会問題となりつつある。ちなみに，大阪では昭和 40 年代のはじめ頃から精神病院に入院する全アルコール症者の 1 割から 2 割が愛隣地区の出身者で占められている。したがって，大都市部のアルコール症対策は，これらの人々への援助の体系抜きでは語れない。

〈愛隣地区とはどんな地域なのか〉

　大阪愛隣地区は，東京の山谷地区や横浜の寿地区とともに，わが国の大都市における最底辺肉体労働者の町として代表的なものである。面積は 0.62 平方キロメートルで 2 万前後の労働者が居住している。そのほとんどは成人男子で，単身生活をしながら簡易宿泊所（通称ドヤ）に住み，日雇い生活に従事している。これらの労働者を相手に 200 件近い立ち飲み屋や酒類販売店がひしめき，終夜営業で賑わっている。アルコールの匂いと立ち小便の異臭に包まれたこの町には，いたるところで早朝から道端で酔いつぶれ，寝転がっている人たちの姿がみられる。

〈愛隣地区のアルコール依存症者の実態―罹患率―〉

　この地区の精神障害者の実態の正確な把握は住居が一定しておらず，人の出入りが激しいためにきわめて困難である。年間の精神病院への入院者数から推定すればアルコール症の罹患率はほぼ 10% 前後と考えられる。この地区の人口は大阪市の総人口の 0.7〜0.8% に過ぎないことから，比率からすれば，他地区に比べて罹患率は数十倍と考えられる。

〈Skid Row アルコール症者の特徴〉

　一般地区のアルコール症者との比較では，次のような特徴がみられる。
　①平均年齢が 40 歳前後で老年が少ない，②未婚が多い（60% 前後），③教育程度が低い，④犯罪歴のある者が多い（50% 前後），⑤特殊技能を持った者が少なく，本職が土工や工員であったものが多い，⑥覚せい剤や麻薬等の薬物依存の既往者が多い，⑦精神病院への頻回入院者が多い，⑧病型としてアルコール性精神病が多く，とりわけアルコール幻覚症の型をとる者が多い，⑨地域外発病型（一般地区で発病して流入するいわゆるドロップアウト型）と，地

域内発病型およびその中間型が混在している（ほぼ３：４：２の比率），⑩矢田部ギルフォード性格テストでＢ類型およびＥ類型に属する者が多く，過敏で劣等感が強く，協調性に乏しい。

　以上にみられるように，一般のアルコール症者に比べて，社会生活を営むための資源に乏しく，一般社会に適応する能力を欠く者が多い。

〈アルコール症にかかる以前の生活障害に着目する必要性〉

　その背景や病態の特徴にみられるように，アルコール症にかかる以前の生活障害がすでに深刻であり，住居や労働の問題を含め社会適応のための生活手段の乏しさが断酒への動機づけやその継続を困難にしている。これらはいずれも精神病院への長期間の滞在により改善される性質のものではない。したがって，アルコール症についての知識や知識の伝達や断酒教育と同時に，生活障害の改善のためのプログラムを立てることが必要となる。要するに，アルコール脱慣や精神療法などの狭義の精神医学的治療はなるべく短期間にとどめ，むしろ，援助の中心は社会適応能力の改善を目的とした長期にわたる社会福祉的な面の援助をその中心におくべきだろう。具体的には，精神病院での入院期間はなるべく短期間とし，アルコール脱慣，断酒基礎教育にとどめる。ついて社会福祉施設で，長期間のリハビリテーションを行う。その内容は，①生活指導，②一般教育と断酒実践指導，③職業訓練，④住宅問題の解決などである。対象者の目標としては，簡易宿泊所（ドヤ）住まいをやめアパートへの定住生活をする，日雇いから常雇いに代わる，断酒会に所属し，飲み友達との交際をやめ，自分の腹の内を打ち明けられる身近な断酒の友を持つの三つであり，それを実現することである。それはとりもなおさず，今までの無計画でその日暮らしの生活態度を捨て，計画性のある生活に変化させることであり，その中で断酒の意味，飲酒のもたらす結果との対比を実感として会得することである。物質的にも精神的にも自分の財産を持つことが生活に責任を持つことになり，容易に飲酒によってそれらを捨てされないようにすることである。それが結果として断酒の持続につながることとなる。

〈社会福祉施設アルコール居室を退館した人達のその後〉

　昭和48年12月に自彊館にアルコール症居室が設けられて以来，現在までに訓練を受けた対象者は数百名にのぼり，年年着実に社会復帰者が増えてい

る。ちなみに，昭和 55 年 4 月から昭和 56 年 3 月末日までの 1 年間の退館者の状況をみれば，退館者の総数は 64 名であり，社会復帰者は 21 名，33％を占め，そのうち就職が 18 名で 28％である。一般病院や精神病院への入院や，老齢や身体障害などの理由による施設変更をした者は，合計 13 名で 20％である。また希望退館，無断退館，および中途退館者はそれぞれ，18，7，5 名であり，全退館者の 47％を占めている。なお，昭和 56 年 10 月の時点で 1 年間の退館者 64 名中断酒の継続が判明している者は 14 名である。

〈Skid Row のアルコール症者への取り組みの効果と今後の支援改善へ向けた課題〉
　Skid Row のアルコール症者への社会復帰への試みの中で，自彊館のアルコール症居室が充分満足できるものではないにせよ，明らかにある一定の成果を挙げている事は事実である。そこで，精神病院やその他の施設と比較する意味でその特徴を述べてみると，① Skid Row ばかりの集団であることが，社会から疎外され，孤立し，強い劣等感を抱く人々に対し，アルコール症であることに対する罪悪感を軽減し自認を容易にする。②他の患者に教え，助言し，批判することにより，劣等感を解消し，自信をつける。③地域断酒会との交流により，対等の関係で接触が可能となり，一般社会の人々から彼らの断酒への努力が賞賛され，受容され，また交流を通して生活態度や行動様式を学び，社会復帰への目標の設定が容易となる。反対に，地域断酒会の会員は Skid Row の人々との交流により，自らの態度の甘さを知り，家族崩壊後の自己の未来の姿を想像するなどの多くのものを学ぶのである。決して Skid Row の人々の一方的な後者への依存関係ではなく，双方が交流によるメリットを認め合っている。したがって，施設内で行われる断酒例会には地域断酒会会員が多数参加するのが特徴になっている。④施設が愛隣地区に隣接していることが，退館後の実生活との間に落差がないことも重要である。⑤さらに社会復帰の目標が第一段階として愛隣地区で断酒することにあるため，断酒の継続と同時に Skid Row の人々にとってもっとも困難なことである。一般社会への適応という二つの課題の解決を要しないことも大きな特徴である。
　先に述べたようないくつかの特徴がみられるが，その反面，このような訓練方式に現状で問題がないわけではない。そのいくつかをあげれば，①運営が生活保護法の枠内で行われているため，作業報酬が当然収入認定の対象になるた

め，自立への準備が困難である。②次第に減りつつあるとはいえ，なお約半数の人々が訓練途中で希望退館や命令退館により脱落している。それを防ぐためのよりきめ細やかな指導や分析が必要である。③大がかりな職業訓練や職場の開拓，退館後の共同生活の場や共同労働の場の確保などが望まれる。④精神病院や保健所，福祉機関などとのより緊密な連携により，アルコール症の治療プログラムの理解や社会復帰施設での訓練の意味や目的などの十分な説明が必要である。入院中に試みた施設内の断酒例会に出席させ，自分で判断するための便宜を与えることも大切である。⑤希望入館であり強制力はないため，入館者は，Skid Row のアルコール症者の一部に過ぎない。高齢であることや，身体障害であるために社会復帰が困難な人たちへの処遇をどうするかなどいくつかの点につき，法律の改正の問題を含め，今後改善の必要がある。

〈アルコール症居室を退館し社会復帰した人々の事例紹介〉
【ケースⅠ】51歳　元暴力団組員
　〈生活歴〉同胞5名（全員男子）中の第3子として出生。次兄及び末子は幼児期に亡くしている。父親はテキ屋をしていたが，無口でおとなしく，本人にはやさしかったという。本人が22歳の時に60歳で心臓病で死亡している。母親は全盲であるが，しっかり者の几帳面なたちで，本人には厳しく，現在も健康である。母親が酒を飲むのを見た事はないが，父親は本人が物心ついた頃から酒びたりであったという。兄は42歳で脳溢血で死亡しているが，1〜2合程度のおとなしいよい酒であったし，弟は現在も健在で，飲酒は兄と同じ程度で問題はない。父親の職業柄，経済的に浮き沈みが激しく，本人の記憶では小学校を通じてクラスで一番貧乏であり，成績もほとんどビリであったという。小学校卒業後，ボーイをしながら青年学校に行ったが約1年半で徴用にとられ，旋盤工見習いを約1年半するうちに肺結核にかかったため退職し，父親と一緒に馬力屋をやる。1年余りで防衛召集を受けたが数か月で終戦となり，青年学校も中退する。戦後まもなく組関係に入り，定職を持たず，恐喝，傷害など10犯の犯歴を重ねる。そのため合計約10年間の刑務所生活を送り，そのうち，飲酒の上での仲間とのトラブルや，組の幹部の罪をかぶせられ，服役することの馬鹿らしさに気づき，組を離脱し，昭和38年に来阪する。その後西成愛隣地区で手配師や日雇い労働に従事して約10年間簡易宿泊所（通称ドヤ）住いをする。しかし高血圧や胃潰瘍などの病気のため働けなく

なり，昭和48年12月の末に大阪市立更生相談所を経由して大阪自彊館に入館する。

〈既往歴〉32歳の時に胃潰瘍の手術を受け，40歳頃より慢性胃炎，高血圧，肝炎などにかかり，一般病院に2回入院する。またアルコール症と睡眠剤中毒のために40歳の時に奈良県の精神病院に入院したのを皮切りに，計8回の入退院を繰り返している。

〈婚姻歴〉19歳の時に2歳年長の女性と結婚し，2子をもうけるが，3年後に女性関係のもつれや飲酒上のトラブルがもとで離婚する。その後まもなく5歳年下の女性と再婚するが，やはり飲酒上のトラブルや刑務所生活が原因で離婚する。その後も24歳の時と28歳の時に再婚するが，いずれも飲酒問題や女性関係，あるいは犯罪が原因で短時日で離別にいたっている。子供は初婚時の2名のみである。

〈飲酒歴〉父親が酒びたりの生活を続けており，幼児期にすでに面白半分に日本酒を飲まされたことがある。自ら求めて飲酒したのは，旋盤工していた17歳の時に会社の同僚と日本酒4合近く飲み，酔って苦しんだのが最初だという。その後は焼酎をラムネで割り，1合位を月に数回位の割合で飲酒する。その頃から酔い心地が忘れられなくなったと述べている。戦後は組関係に入っていたため，バーやスナックに顔がきき，毎日ビールや酒をがぶ飲みする。ビールを一晩に1ダース位飲むことはザラであったという。すでに20歳位から家庭内で酒の上でのトラブルがあり，離婚の原因の一端になっている。22歳頃からしばしば朝酒がみられ，数年のちには酒びたりの毎日で頻回飲酒へと移行している。その頃から記憶の脱失が時々みられ，24歳の頃には酒が切れると手指のふるえ，盗汗，悪夢，不眠，焦燥，幻覚が出現し，3回の自殺未遂がみられる。いずれの場合も飲酒時の行動であり，屋上から飛び降りたくなったり，睡眠薬による服毒である。25歳頃から焼酎を毎日1升5合位飲んでいたが，32歳の時に胃潰瘍の手術をしてから，酒量が次第に減り，同時に記憶脱失の回数が増している。40歳の時に飲酒の上で喧嘩をして，胸部を刺され，はじめて精神病院に入院する。それ以来合わせて8回の入院を繰り返したあと自彊館へ入館する。

〈社会復帰までの足どり〉大阪自彊館へ入館当初は元暴力団関係の同室者と交際し，しばしば隠れて睡眠薬と酒を飲む。アルコール症者の専用居室への入室のすすめにもアルコール症を認めることを拒み，応じようとしなかった。あ

る日，酔って他の収容者と傷害未遂事件を起こす。それをきっかけに居室変更を受け入れるが，その後もなお数か月間は隠れ飲みを続けていた。その頃に，たまたま，仲間とともに某病院のミーティングへ出席し，アルコール症の猫の映画をみて，自分は猫にも劣ると感じ，それをきっかけに断酒するきっかけになったと語る。それ以来，驚くほど積極的に施設内外の断酒例会に出席するようになり，また，ペン習字をはじめるなど生活態度が一変する。地域断酒会の会員との接触のはじめは「仕事があり，住居があり，家族があるくせに」などと，強く反発し，激しく対立していたが，話し合う中で相互の立場の違いを認め，理解しあうようになり，時には断酒会会員の家で夜を徹して話し合うなど緊密な交流が生まれる。断酒して1年目に大阪府断酒会主催の酒害相談員の講習を3か月間受ける。また断酒会の全国大会にも出席して，多数の人々から歓迎される。断酒しているお陰で生まれてはじめて自分より偉い人から話をしてくれと頼まれ，また車で駅まで送ってもらった，涙が出るほどうれしかったと話す。在館3年2か月目にアパートを借り，喫茶店のマスターの職を得て自立する。その後も地域断酒会に所属し，断酒を続け，愛隣地区の人々の酒害相談にのっている。最近では，今までの罪滅ぼしに密かに献体の会に入るほどに心境が変化している。

【ケースⅡ】41歳　元トラック運転手

　〈生活歴〉同胞10名(男7，女3)中の第7子として出生する。次兄及び直下の弟を交通事故で亡くしている。父親は魚屋をしていたが，本人が10歳の時に病死している。父親は朝から酒を飲んでいたがおとなしかったと記憶している。母親は本人が32歳の時に病死している。飲酒の上での交通事故死した次兄をのぞき，他の兄弟は普通の飲酒者である。勉強は好きで成績も中程度であったが，小学校の時に父親をなくしているため，経済的に恵まれず進学を断念する。中学卒業後，東京のタオル問屋に集団就職するが2年後に倒産し，郷里に戻り家業の手伝いをする。しかし，兄弟と意見が合わず数か月後に再び東京へ出て，タクシー会社に最初は修理工として勤め，23歳頃より運転手として働く。30歳の時に老人をひき逃げしたため免許を取り上げられ，多額の賠償金を支払う。それをきっかけに職を求めて大阪に出て愛隣地区での生活に入る。そこから土工として全国各地の飯場を転々とする。昭和48年8月，肝障害とアルコール症のために衰弱して働けなくなり，大阪市立更生相談所を

経由して大阪自彊館アルコール居室に入館する。

〈既往歴〉7 歳の頃，工事現場から転落し頭部を 16 針縫う大怪我をしている。24 歳頃に腎炎で半年間入院し，35 歳の時に急性肝炎で半年間入院している。アルコール以外の薬物依存の既往はなく，精神病院への入院歴もない。

〈飲酒歴〉初回飲酒は 19 歳の時，田舎の祭りでドブロクを丼一杯飲み酩酊する。その時の気分はフワッして陽気になり楽しかったと述べている。その後は機会があれば時々日本酒を飲む程度であったが，24 歳の時，長兄とトラブルを起こし，家出をして以来急速に酒量が増える。25 歳頃から土工として飯場に行くようになってから朝酒を飲むようになる。その頃から牛とも馬ともつかない獣に追いかけられたり，亡くなった父親が現れるなど幻覚が出現し，四肢の振戦や盗汗をかき，しばしば記憶の脱失がみられる。29 歳の頃になると酒が切れると幻覚が出るためにそれを恐れて，毎晩枕元に清酒を置き，夜中に目が覚めると飲んでいたという。32 歳頃から振戦が増し字が書けなくなる。しばしば酔って道端で倒れ警察の保護を受ける。35 歳の時に激しい痙攣発作に襲われる。

〈社会復帰の足取り〉12 年間の愛隣地区での生活ののち，肝障害，アルコール症の診断のもとに大阪自彊館アルコール居室に入る。援助を求めた動機は心身ともに衰弱し，このままでは無縁仏になると思ったからという。27 歳頃から飯場でアル中といわれていたから，入館の時からアル中であることを認めていたし，酒を止めなければいけないと思っていた。しかしやめる自信は全くなかったと話す。入館直後から断酒会への出席に熱を入れ，また，3 か月目からアルバイトをはじめ，既に 6 か月目にはいくらかの貯金を残す。酒をやめれば銭が残るという実感が湧き，この頃から酒がやめられる自信みたいなものが持てたと話す。9 か月目には取り消しとなっていた自動車の運転免許証を再取得する。その頃から永らく途絶えていた家族との音信が復活し，10 年ぶりに郷里を訪れる。入館後 1 年 4 か月目からタクシーに乗務するが，アルコール居室の仲間から離れ，自立することに不安を示し，館内から通勤を続ける。1 年 8 か月目にアパートを借り退館する。その後酒害相談員の資格を取る。退館後は地域断酒会に所属するとともに，OB としてアルコール居室で開かれる断酒会にも欠かさず出席する。断酒生活 5 年目に地域断酒会の勧めで見合い結婚をし，その直後に義兄の経営する会社の跡継ぎとして東京へ転居する。今後とも断酒会員として酒害者の更生に役立ちたいと述べている。

解　説

　アルコール依存症者の回復には数年を要する。まして様々な社会生活への適応上の問題があるからこそ愛隣地区で生活をしているアルコール依存症者の援助には大変な苦労があった。「まず 1 人の単身住所不定アル中断酒人を」の目標は達成され，1980（昭和 55 年）年度には 23 名が社会復帰し，わかっているだけで 14 名，22% が 1 年 6 か月から 6 か月の予後として断酒継続している。

　愛隣地区のアルコール依存症者の追跡は難しい。もともと定住を好まず，山谷，寿といったスラム街に仕事を求めて移り住み，しかもスラム街から日本全国の飯場に長期に出張することから困難を極める。

　愛隣地区のアルコール依存症者との出会いから，大阪の家族持ち断酒会員も大きく変化していった。謙虚に愛隣地区アルコール依存症者から多くのことを学び，単身者でも断酒会で回復できるという誇りが大阪府断酒会にはあった。今も大阪府断酒会の中での単身者率は 49% を占めている。

　このように，処遇困難例と考えられていた愛隣地区住所不定単身アルコール依存症者に対しても着実な成果をあげていった。生活障害が深刻であり，孤立を好み，無規律・無秩序な考え方をもっていた人が断酒していくためには，医療の枠を越えた多様な支援が多くの機関でなされる必要がある。こういった支援は愛隣地区以外のアルコール依存症支援においても重要である。このような成果をあげるには多くの試行錯誤の試みがあった。第 2 節以降では，その出発点からの経過を追ってみたい。

　先生は 1970（昭和 45）年頃から愛隣地区の調査に取り組んでいる。そして 1973（昭和 48）年には第 8 回日本アルコール医学会総会で 2 つの演題を共同演者として発表している。

　1 つ目は演題 35 の「単身地区アルコール中毒者について」であり，家族持ち「アルコール中毒者」との比較から愛隣地区の「アルコール中毒者」の特徴を報告している。

　2 つ目の演題は「愛隣地区の単身アルコール中毒者の治療について」である。その内容は，1970（昭和 45）年からの大阪市立弘済院救護第 2 ホームで

の単身地区アルコール中毒者治療の調査である。1972 年度の退所者全員 33 名の予後調査では，短期予後では 21％が安定した社会生活と断酒を達成しており，予後の良い人は 1 年以上在籍している人が有意に多く，義務教育までに両親の欠損状態にあった者が有意に多かったと報告している。

　先生らはその後も精力的に愛隣地区のアルコール依存症者や住民の調査を行っている。1974（昭和 49）年には，上記の演題 35 をさらに分析して，日本アルコール医学会の『アルコール研究』に投稿している。まずはその一部を紹介する。なお，この論文の筆頭著者は先生であるが，亡き今道裕之先生，宮崎宰臣先生，向井寅嘉先生，そして今も健在な和氣隆三先生との共同論文である。

第 2 節　愛隣地区アルコール依存症者と家族持ちアルコール依存症者との比較

──────── 論 文 ────────

「愛隣地区単身アルコール中毒者について
　　─その I　家族持ちアルコール中毒者との比較─」（抜粋）

小杉好弘，今道裕之，和氣隆三，宮崎宰臣，向井寅嘉
アルコール研究　第 9 巻 第 1 号　p87-94　1974 年

　近年，人口の都市への集中化，家族制度の崩壊などにより，都市型アルコール中毒者が増加しつつある。中でも Skid Row Alcoholics あるいは Homeless Alcoholics は家族がないため，治療への圧力がかかりにくいことや，酒との親和性の強い生活環境，または将来への生活設計を持たない生活態度などの点で，家族持ちアルコール中毒者（以下，家族持ちアル中，Clinic Alcoholics）に比較して，治療がより困難である。このようなことから，単身アル中の処遇の問題が，大きくクローズアップされつつある現状は，周知の通りである。

　この単身アル中に関する研究は，アメリカにおいては古くからなされているが，しかしわが国においては未だその報告がみられない。そこでわが国における単身アル中と，家族持ちアル中について，1）それぞれの社会的背景に関して，いかなる差異がみられるのか，2）またアルコール中毒という疾病は，肉体的損傷と同時に，社会生活上の適応障害の両面を持つといわれている。それ

は個人の崩壊と同時にそれを取り巻く家族の崩壊をもたらす疾病である。そこて単身アル中は疾病のプロセスとして，家族持ちアル中の延長線上に位置づけられるものなのかどうか，また一般にアルコール中毒と称されている疾病は，必ずしも単一な疾病単位ではなく，多様性を示しているといわれる。したがって単身アル中は累計的に，家族持ちアル中とは異なったものであるかどうか，以上の如き諸見地より両者の比較を行い，分析を試みた。

〈対象と方法〉

　愛隣地区単身アル中については，昭和48年2月1日現在，更生相談所扱いにより大阪府下の精神病院に入院中の患者107名を無作為に抽出した。対照群としての家族持ちアル中の資料は，昭和45年12月1日より昭和46年2月末日までの3か月間に，大阪府下の3か所の精神病院へ入院した患者132名の調査結果である。両対象とも全例男性である。

〈調査方法〉

　単身アル中については，更生相談所の保護記録より，15項目を選び集計分析した。また家族持ちアル中については，40項目にわたる調査カードの結果により，対応する項目を抜粋して集計した。各項目について単純集計をおこない，カイ二乗法によって有意差検定をおこなった。

〈結果と考察〉

　一般的にアルコール中毒は，肉体的損傷と同時に，家庭生活の障害や，就労能力の低下による職場での不適応など，社会生活上の適応障害をもたらす疾病である。それは個人の崩壊であると同時に，その家族の崩壊へと導かれる。したがってSkid Row Alcoholics，あるいは，Homeless Alcoholicsと呼ばれる単身アル中は，アルコール中毒の結果として，家族分離が起こり，そのためにSkid Rowへの生活が始まったものと考えられがちである。しかし今回の分析では，愛隣地区単身アル中は，家族持ちアル中に比べて，西日本の経済的，文化的後進県の出身者が多く，しかも生育時の状況は，経済的にも文化的にも恵まれない環境であった人が多く，愛隣地区への流入以前の職業についても，日雇いや単純労務作業に従事しており，それ故，この人たちは，むしろ愛隣地区を安易な求職の場として選び，若年で流入して，そのアルコールとの親和性の

強い環境や，人間関係の希薄な状況のもとでの，長期の滞在によって，アルコール中毒を発病する一群と，先に予想した如く，アルコール中毒という疾病のために家族分離が起こり，愛隣生活を余儀なくされる一群とが存在するようである。この後者の群の出身地は，主として大阪やその近隣地域である。流入状態については，このような差異がみられるが，両群ともに，長期にわたって愛隣地域での生活を営んでいる人が多い。このことは，この地域の環境が，本人の求める生活態度に適合しているということは否定できないであろう。この地域では，一般社会におけるような対人関係における，真の意味での情緒的接触はなく，また道徳的規範や，責任に対して束縛を受けず自由である。だから後者の場合にも，単にアルコール中毒の結果として愛隣生活を余儀なくされると結論をくだす事は早計であり，むしろこの地域での生活環境に適合した性格傾向や，生活態度がもともとみられたのではないかとも推論される。特に前者の，愛隣地域でアルコール中毒を発病する群は，すでに，幼少期の環境が好ましいものではなく，彼らを取り巻く社会によって，満足を与えられた体験を持たず，地域社会の一員として，あるいは家庭内の人間関係において，真の意味の情緒的接触をもった経験のない人々のようである。ある意味において，この人達が愛隣地域へ流入するまでの生活環境は，病的な愛隣地域の環境と，あまり隔たったものではなく，従ってこの地域で生活することを，異質なものとして受け取っていないのではないかと思われる。

解　説

　愛隣地区単身アルコール依存者と家族持ちアルコール依存者との比較から様々なことがわかってきた。愛隣地区単身アルコール依存症者は，家族持ちアルコール依存症者と比較して，教育程度が低く，未婚が多く，大阪以外の西日本各地から来ており，精神病院入院回数も多く，入院期間も長いなどの項目に有意差が出ている。そして，単身アルコール依存症者の婚姻歴でみると，未婚者は27歳前後より，また既婚者は38歳前後より愛隣生活が始まったものと推定され，愛隣地区のアルコール依存症者には，地区内でアルコール依存症になる群と，アルコール依存症の結果，一般社会での不適応をきたし愛隣生活に入る者との，二群があるのではないかと推測している。今まではアルコール依存症になった故に愛隣地区に移住してきたと思われていたが，実は約半数はア

ルコール依存症でない時点で愛隣地区に移住している。この未婚群が先生の研究対象となるコアな単身アル中である。

　では、なぜ愛隣地区に若くして移住してきたのかについては、この調査の本職の項目から、未婚群の31％が、もともと日雇いに従事しており、単身アルコール依存症の未婚者はもともと愛隣生活と変わらない職業従事者が多く、愛隣地区へ求職のために流入してきた人たちが多いのではないかと推定している。九州の廃坑などから仕事を求めて若くして結婚経験もなく単身で愛隣地区に入り込んだ背景として、愛隣地区は、愛隣地区移住前の地域と同様に、一般社会におけるような対人関係が希薄で、真の意味での情緒的接触はなく、また道徳的規範や、責任に対して束縛を受けず、自由であるゆえに移住した可能性がある。この地域での生活環境に適合した性格傾向や、生活態度が愛隣地区に入る前からみられた可能性が高い。

　では、若くして入り込んだ単身労働者の中でアルコール依存症になる人とならない人の違いはどこにあるのだろうか。愛隣地域でアルコール依存症を発病する群は、すでに、幼少期の環境が好ましいものではなく、義務教育までに両親と離別した人も多い。彼らを取り巻く成育歴や環境によって、満足を与えられた体験をもたず、地域社会の一員として、あるいは家庭内の人間関係において、真の意味の情緒的接触をもった経験のない人々のようであり、愛隣地区を安易な求職の場として選び、若年で流入して、そのアルコールとの親和性の強い環境や、人間関係の希薄な状況のもとでの長期の滞在によって、アルコール依存症を発病することを推測している。

　先生はその後、アルコール依存症になる人の成育歴や飲酒時の心理的理由、人と関われない生きづらさなどに注目をして研究を進めている。今回は紹介しないが、先生は1975（昭和50）年に「アルコール中毒者の同胞順位に及ぼす両親欠損の影響」という論文を『アルコール研究』第10巻第3号に寄稿している。

第3節　アルコール依存症者の予後と家族との関係について —とくに配偶者との関係—

　次に、愛隣地区の研究とは異なるが、アルコール依存症者の予後と家族との関係の論文を紹介したい。本人だけの問題でなく、アルコール依存症は「家族

を巻き込んだ病気」であることがよくわかる論文である。

　この論文は臨床場面で，わずかな家族の態度の変化が患者さんの状態に好結果をもたらす例を先生がしばしば経験することから，アルコール依存症の治療にあたって，家族内の人間関係の改善をはかることは予後に関連する重要な治療の領域と考え，調査されたものである。予後不良群の特徴は，年上の配偶者，教育程度の低さ，離婚を考えるほどの家族関係の悪化，性生活の不満足さ，子どもが未成年であること，飲酒問題発症から時間が経過していないこと，病気への理解の不足，妻自身の責任感のなさなどである。

　先生は，アルコール依存症者の予後には，家族，環境，成育歴，対人関係など様々な要因が関係していると考え，患者さんの断酒への動機づけを高めるためにはどうしたらよいかを，様々な面から研究していた。

　これは，家族のコミュニケーショントレーニングなど CRAFT が重要視されている現在の先駆けを行う研究である。『あなたが変わる家族が変わる』（猪野亜朗著，アスクヒューマンケア）が出版された 1992（平成 4）年より前のものである。紙面の都合で要約のみ記載したが，ぜひ全文を読んでほしい。

———————————————— 論 文 ————————————————

「アルコール中毒者の予後と家族との関係
—とくに配偶者との関係について—」（要約）

小杉好弘，田中美苑

精神医学　第 17 巻 第 10 号　p1047-1053　1975 年

〈要約〉

　1973（昭和 48）年 1 月より同年 12 月末日までの 1 年間に浜寺病院を退院したアルコール中毒者約 120 名の予後と，その配偶者の社会的背景や患者に対する態度や意識などとの相関を調べた。予後の判定には調査時点で 6 か月間以上の断酒継続の見られたものを A 群，飲酒の見られたものを B 群とした。それらの結果を要約すれば次のようになる。

　(1) B 群では夫と同年配ないし妻は夫より年長の場合が多い。

　(2) 教育程度は A 群よりも B 群の妻が低い。

　(3) 入院時点で離婚を考えているものが B 群の妻に多い。

⑷ 性生活の点で満足しているものが A 群の妻に多い。

⑸ 子供があり，成人に達している場合が A 群に多い。

⑹ 飲酒の問題が持ち上がってから 3 年未満の短期間の場合が B 群に多い。

⑺ 飲酒上の問題点では，A 群の妻は患者が働かないことを第一に上げ，B 群の妻は，社会的信用の失墜，働かない，暴力の 3 者をほぼ同率で問題視しており，両者間に差が見られる。

⑻ 夫の飲酒問題を病気としてみなしていないものが B 群の妻に多い。

⑼ 夫の飲酒問題に責任を感じているものが A 群の妻に多い。

第 4 節　愛隣地区単身労務者の飲酒実態調査について

　この調査は，アルコール依存症者ではなく，愛隣地区の住民と一般地区の住民の飲酒実態を比較した調査である。調査対象は，愛隣地区住民 212 人と一般住民 114 名である。愛隣地区住民は生活保護施設在所中の人で何らかの身体疾患をもっているために，一般地域住民は一般病院内科・外科への通院中の人とした。1976（昭和 51）年 12 月に 15 日間をかけて，質問紙法を用いて，個別面接して聞き取った。この調査には筆者も参加している。調査には膨大な時間と労力を要した。しかし最も大変なことは調査協力者を得ることである。先生はその人脈から大勢の協力者を得た。

　調査項目は，飲酒頻度，1 日当たりの飲酒量，適量への考え，飲酒に対しての自己評価，飲酒飲料の種類，飲酒理由，アルコール中毒のイメージなどである。

　調査結果は予想された通り，飲酒量だけでなく，毎日頻回飲酒者が愛隣地区では一般人より多く，約 20％を占めている。日雇いを始めてから朝酒を始めた人が 30％みられ，それ以前から朝酒をしていた人は 12％である。しかし不飲酒者でみると，愛隣地区住民は 60 代になると 40 代より有意に多く 30％にも達している。飲まない人が愛隣の高齢者では一般住民より多いという実態は，愛隣生活をする高齢住民の生活が厳しいことを物語っている。また，適量での質問では，飲酒量が多いのに自分は酒に弱いと答える人が愛隣生活群では多いが，これは愛隣地区の飲酒文化が特殊であり，自分の飲酒は多量飲酒であっても周囲の大量飲酒者を見ているとその人たちと比べて弱いと考える飲酒

への価値観の違いがあるからである。愛隣地区の飲酒の価値観は一般社会と異なることを示している。

——————— 論　文 ———————

「愛隣地区単身労務者の飲酒実態調査—一般人との比較—」
（要約・抜粋）

小杉好弘，辻本士郎，益本佳枝，田中美苑
アルコール研究　第13巻 第1号　p73-82　1978年

〈要約〉

　あいりん生活を経験した生活保護施設在住の単身労働者と，一般人の飲酒状況についての比較を行った。毎日頻回飲酒量721mL以上の大量飲酒者の比率は，前者（愛隣群）が後者（一般群）よりも多い。飲酒理由では愛隣群に心理的なものが多く，一般群では生理的なものが多い。また大量飲酒者が愛隣群に多いにもかかわらず，自己評価では酒に「弱い」と考える人が多いことは，この地域の飲酒の基準の相違を示唆している。また日雇い労働への従事や愛隣生活の開始などの生活形態の変化と飲酒回数，量，朝酒との関係では，増加とともに不変，あるいは減少がほぼ同程度である。同時に，酒の必要性についても不必要とみなす人と必要と考える人の頻度がほぼ等しいという結果を得た。

　しかし，予想とは違った結果も出ている。考察で先生は次のように述べている。

　最後に，日雇い生活の開始による飲酒状況の変化や，愛隣生活ての飲酒の必要性についての質問で得た結果は，我々の予想をうらぎり，飲酒回数やその量がむしろ減少したものが増加したものとほぼ同率で存在し，またその必要性についての見解でも，不要と考える人が必要という人とほぼ同率に存在した。このことは，一見過酷と思われる生活環境の個人の意思状況に与える影響がそれぞれ異なっていることを意味している。むしろ，このような相違が個人のどのような因子と関係しているかを知る事は興味ある課題である。

> **解　説**

　愛隣地区住民の中でアルコール依存症に進行する人と，酒の必要性を認めず飲まない人の違いについては先生の大きなテーマであった。それは，アルコール依存症の進行因子を同定することで予防や治療に役立つからである。

　この論文の要旨は，1977（昭和 52）年に我が国で行われた国際学会 The International Medical Symposium on Alcohol and Drug Dependence において「Attitudes of homeless men toward their drinking in Airin area」というタイトルで発表された。その後 1979（昭和 54）年には ICAA（International Conference of Personality assessment）アルコール及び薬物依存に関する国際医学シンポジウムにおいて「Personality of Alcoholics」というタイトルで発表している。

　当時，アルコールや薬物の国際医学シンポジウムが日本で開催されることは多くなかったが，先生は同志社大学と共同して学会の成功に寄与している。このシンポジウムについてはほとんど知られていないが，日本でもアルコール・薬物研究の先駆けとなる画期的なものであった。

第 5 節　飲酒理由とアルコール乱用

　飲酒理由では，愛隣地区の単身労働者は心理的理由から飲酒する人が一般人と比べて多いことがわかっており，その後，先生はさらに詳細な飲酒理由とアルコール乱用の調査を行い，研究を深めている。

　飲酒理由を先生は，心理的，生理的，社会的の 3 群に因子分析により分けた。心理的理由に属する項目は「いらいら，不安，緊張を取るため」「朗らかになるためや勇気をつけるため」「さびしいから」であり，不快や否定的感情から逃げるための飲酒である。生理的理由に属する項目は「栄養補給のため」「身体にいいから」「仕事をするため」で，生理的な効果を求めるものである。また，社会的理由に属する項目は「仕事上の付き合いのため」「男らしいため」「儀式のため」「うれしい時」など，社会的な圧力を意味する。

　飲酒頻度を，毎日 1 回以上の飲酒者，毎日 1 回の飲酒者，その他の稀回飲

酒者に分けて，3 群の理由との関係を調べると，朝酒をする毎日 1 回以上の頻回飲酒者は心理的理由から飲酒する人が多いという結果を得た。心理的理由で飲酒する人は，飲酒の目的が精神的賦活的な薬物効果を期待するものと推定している。酔うために飲酒することはアルコール依存症者への近道であり，望ましくない。

　Y-G プロフィールとの関係では，心理的理由で飲酒する人は，生理的理由で飲酒する人よりも，抑うつ性や回帰性の性質が強く神経質の傾向が強く，協調性に乏しく，E 類型の人が多い。これらの結果は，Edwards などの結果と類似している。心理的理由で飲酒する人は，パーソナリティ障害があり，その要因は愛隣地区に来る前の成育歴などと関係していると推測している。

　松本俊彦らは自傷行為をベースに，「自己治療仮説」をわかりやすく紹介している。生きていくのがつらいから，つらさから逃げるために何かに依存するという説である。アルコール依存症の中にも，長年の飲酒から中高年になって発病する旧来のタイプではない，クロニンジャーのタイプ 2 が最近の若者にも増えてきている。若年発症で，他の薬剤依存の既往があり，生活スキルに乏しく，犯罪が多いなどの特徴をもつ人は，愛隣地区の単身労働者アルコール依存症と一致するところが多い。生きづらいから，酒に逃げることにより心の苦しみを少しでも緩和する自傷行為を行う人と，愛隣地区のアルコール依存症者が飲酒することとは類似している。

　愛隣地区の人は，つらい過去から人に関わることが苦手で，孤独を好む。人に関わりたくないので，他人の目を気にしないですむ「自由な」地域と思い愛隣地区に入りこむ。ドヤに宿泊し単純労働につくが，本当はあるべき自分ではない生き方やつらさはごまかしきれず，また，明日は仕事があるかどうかわからない現実や，体調を壊しても誰も助けてくれない（それどころか「しのぎ」という強盗にあう）不安から，酒を朝から飲み自分を消すことによって，自己存在の危機の痛みから逃げている人が多い。偽名を使うことで，過去を忘れ，自分の過去の存在を消すこともよくある。個個人により愛隣地区の住民のそのつらさはそれぞれ異なるが，そのつらさを感じないようにするために酔いを求めているとも考えられる。まったく無口の愛隣地区の住民は一度信頼関係ができると，せきを切ったように何時間でも話し，家族がいないから家族の大切さがわかり，孤独だから人とのつながりを求めることもよくある。しかし，信頼

関係をつくるのは容易なことではない。

　先生は，早くから「自己治療仮説」と同じ考えをもっていた。それが次の論文に表されていると思う。愛隣地区単身労働者のアルコール依存症者の治療には，自分を消すのではなく，自己存在の危機から新しく生まれ変わるために，仲間を信用することが重要と考えていた。

―――――――――――――――――― 論　文 ――――――――――――――――――

「飲酒理由とアルコール乱用(その I)
―愛隣地区単身労務者の調査から―」（要約・抜粋）

小杉好弘, 辻本士郎, 益本佳枝, 田中美苑
精神医学　第21巻 第9号　p963-970　1979年

〈要約〉

　大阪愛隣地区在住経験のある男子単身労働者 182 名の飲酒実態調査を行い，飲酒理由の因子分析の結果を中心に，飲酒頻度，飲酒量，年齢，学歴，Y-G テストなどの諸要因との関係を調べ次の結果を得た。

(1) 飲酒理由の択一，多項選択ともに「いらいら」を理由とする人に毎日頻回飲酒者が多い。

(2) 「習慣」「退屈しのぎ」などの理由の飲酒者に 541 mL 以上の飲酒者が多く，反対に「儀式」「食べ物の味」などの理由の飲酒者には 541 mL 以下のものが多い。

(3) 飲酒理由の因子分析の結果は，心理的に不快，否定的な感情から逃れるための飲酒理由（第 I 因子），生理的効果を求める理由（第 II 因子），および社会的圧力を示す理由（第 III 因子）の 3 因子に分類された。

(4) 第 I 因子に属する対象者は年齢分類の比較の差ではなく，毎日頻回飲酒者が多く，Y-G テストの D, C, N, Co 各尺度の平均得点が第 II に属する人に比べて高いか，もしくはその傾向が見られた。

(5) 第 II 因子の対象者は飲酒頻度や飲酒量の分類の差ではなく，高齢層に多く，Y-G テストの T, A, S 各尺度の平均得点が第 I 因子の対象者に比べて高い値を示した。

⑥　第Ⅲ因子の対象者は高年齢層に多く，Y-G テストの D 類型の頻度が多かった。

解　説

　なぜ同じような環境にいながら，飲酒量が減る人がいるのか，その要因も知りたいところであるが，飲酒量が多いプレアルコホリックがどのような要因からきているのかを調べた調査である。考察の初めに先生はこう述べている。

　はじめに，本研究の対象者について触れておきたい。大阪愛隣地区というスラム地区の在住経験を持つ単身生活者を対象にした理由はいくつかある。そのひとつは毎日頻回飲酒や大量の常習飲酒など，一般地区の飲酒行動の規範から見れば病的とみなされる飲酒行動がこの地区の住民では普遍的に見られる点である。いまひとつは，単身で簡易宿泊所（通称ドヤ）に住み，日雇い労働に従事している点である。前者はアルコール中毒への連続線上のプレアルコホリックのモデルとみなしうるし，後者は比較的均一化された環境条件のもとでは生理的や心理的な飲酒理由の個体差が一般地区住民を対象とするよりもより顕著になると想定されたからである。その他，こういった地区住民の同様調査は未だ内外ともに報告を見ないもことも大きな理由である。

解　説

　また，先生は 1978（昭和 53）年の「愛隣地区単身労務者の飲酒実態調査——一般人との比較—」で，飲酒理由について次のような考察をしている（本章第4節参照）。

　飲酒理由の調査では第 1 および重複選択ともに，心理的に不快，否定的，逃避的な理由の飲酒頻度が，A 群（以下愛隣群）に高く，「酒がおいしいから」とか「食物の味を良くするために」などの生理的なカテゴリーに属する理由や，「結婚式や葬式やお祭りの時」などの社会的カテゴリーに属するものは C

群（以下一般住民群）にその頻度が高く出た。この結果は，飲酒理由が年齢や社会階層と関係するとされていることから，愛隣群のごとく，家族から離れ，ドヤ住まいをしながら，底辺の重労働に従事し，将来への保証のない不安定で劣悪な生活環境がこのような逃避的，否定的な飲酒理由が多い事と関係していると考えられる。同時に，著者らのこれまでの調査にも見られたごとく，この地域の従来の元来の不安の強い，情緒的に不安定な性格傾向が環境要因とあいまって，このような結果をもたらしているものとも考えられる，実際にはこういった最低辺社会階層者の飲酒は，娯楽，暖あるいは性的不満の解消など，極めて多面的な効用を持つものとみられている。

▌解　説

　愛隣地区で「一人の断酒人」を生み出そうという自彊館あすなろ会の成果が生まれてきた。それには自彊館の理事長のもと熱心なスタッフが関わり，個別ケースの検討を頻回に行った。その記録は 1988（昭和 63）年に出版された自彊館 75 周年記念誌の職員の実践レポート「みちはか」別冊アルコール対策班「あすなろ」の記録に詳細に残されている。

　愛隣地区内の中間施設の取り組みは 1973（昭和 48）年 12 月よりはじまり翌年にはこのグループを「あすなろ会」と名付けて寮内断酒会に取り組んだ。最初は施設内飲酒が頻発したが，手の付けられない猛者の M・T さんが本物の断酒人となり，あすなろのメンバーを引っ張っていった。そして 1975（昭和 50）年には念願の社会復帰寮生第 1 号が誕生したのである。

第 6 節　アルコール依存症の共同住宅治療

　愛隣地区住所不定単身労働のアルコール依存症者の治療は，成果をあげてきた。アルコール依存症者は医療や生活障害だけにとどまらず，社会的不適応をきたす対人関係の障害である。人生の生きづらさは，その人が成育歴からなぜ人を信じなくなったかが問題となる。

　ここで紹介するのは，自彊館愛隣アルコール症者の居室で訓練生がどのような変化をきたしていったかがよくわかる論文である。断酒に取り組む一体感を

もったアルコール居室の雰囲気，わかりやすい目標設定，地域断酒会員との密接な交流などが相乗作用をもたらし，在館期間が長くなれば意識の改革を生み出している。館内外での人間関係が仲間として断酒の動機づけになるか，それとも人を信じないで退館するかは，プログラムだけでなく指導員や支援者の情熱にもかかっている。「釜ヶ崎アル中」は断酒できないという多くの医療者の定説を覆したのは，「釜ヶ崎アル中」の回復を信じ，根気強くかかわった先生と先生に指導された人々である。筆者も 1976（昭和 51）年から多くの「釜ヶ崎アル中」に関わり，多くのことを学んだ一人である。それに感謝したい。

――――――――――― 論　文 ―――――――――――

「アルコール症の共同住宅治療」

小杉好弘

社会精神医学　第 5 巻第 2 号　p121-126　1982 年

単身アルコール症者への回復支援の先進的な取組み

　愛隣地区をかかえる大阪では，精神病院へ入院する全アルコール症者の 1 割から 2 割はこの地区の出身者で占められている。したがってこれらの住所不定の単身アルコール症の人々の一貫した治療システムの確立はきわめて切実な問題である。そこで昭和 45 年頃から愛隣地区外に存在する大阪市立弘済院更生ホーム（社会復帰施設）においてこれら対象者への社会復帰訓練の試みが始まり，次いで昭和 48 年度から愛隣地区内に存在する大阪自彊館（社会福祉法人）にアルコール居室が設置され，同様の試みがなされてきた。両施設で行われている単身アルコール症者への取組みは我が国における先駆的な試みであり，今後の同様対象者への対策のあり方の 1 つを示すものと考えられる。そこて本論文においては主として，大阪自彊館のアルコール居室の開設以来の方式の変遷を述べるとともに，訓練中の人々を対象としたアンケート調査の結果を検討し，現状の問題点や今後の課題等についても若干触れてみる。

I.　大阪自彊館アルコール居室設置のいきさつ

　昭和 45 年頃から始まった大阪市立弘済院更生ホームでの 6 か月間の施設

内訓練，断酒教育をへて通勤訓練を行い通算１年間以上の在所ののち，アパートや寮を確保して退所するという方式による数年間の治療結果は，入所者の20％前後の人々が断酒を前提とした社会復帰が可能であることを示した。しかし，長期予後をみれば，一般社会への適応を前提としたこういった方式にはおのずから限界があり，いくつかの課題の解決を迫られることになった。それらを列挙すれば，（1）入所後，訓練途中で無断あるいは希望退所する者が多く，また，無事に訓練を終えて社会復帰した人々も長期的に見れば一般社会での適応に失敗し，いずれも愛隣地区に再び舞い戻ってしまう比率が高い。その原因のほとんどは人間関係のもつれによる。（2）入所に対して強制力はなく，あくまでも希望者に限られるため，説明不足やPR不足とあいまって精神病院を退院する全対象者の数％の人々が入所するにすぎない。大多数の人々は退院と同時に愛隣地区に戻り再発を繰り返すという現状がある。（3）保証人をもたず特殊技能をもたない人が多いため，労働問題や住宅問題のきめ細やかな対策が必要である。（4）精神病院に入院中にこれら対象者への断酒指導や教育が充分なものでないため，病識のない患者が多く，入所直後の脱落者の比率が高い。（5）ふたたび愛隣地区に戻るうらに，彼らのもつこの地区の環境に親和性の強い性格傾向と，愛隣地区には彼らの要求に応えてくれるものがあるという事実。（6）断酒の継続という課題と，一般社会への適応という二重の課題の解決を要求されることは彼らにとって重荷である。こういったいくつかの問題点をあげれば，住居のない単身アルコール症者への対策が１つの拠点のみで成功するはずがなく，もっと一環したシステムが要求されてくる。そのためにはまず愛隣地区の中に治療の窓口や社会復帰訓練の場をもつことが必要になってくる。そこで昭和47年10月から愛隣地区内にある西成保健所の分室においてアルコール症専門医とPSWがチームを組み土曜，日曜を除く毎日午後に精神衛生相談業務を開始した。断酒を目的とした治療方針をたて，患者の説得にあたった。この時点で私たちが直面した問題は，かならずしも精神病院への入院治療の急を要しないアルコール症者の治療や教育をどこで行うかである。またこれらの対象者は単身生活のうえ住所不定であるため，家族や知人から病歴を聞き出せないことから，必ずしも診断が容易ではない。そのために一時保護による経過観察の場が必要である。弘済院の場合にあげた問題点以外にもこういったいくつかの問題を処理するための施設を作ることが強く要求された。そこで生まれたのが大阪自彊館のアルコール症者のための専用居室である。昭和

48 年 12 月 1 日からさきに述べた対象者や精神病院からの退院者を受け入れ，試験的な訓練が始まった。以来，訓練内容は少しずつ変化しながらも今日に至るまで続けられている。そこで現在行われている訓練内容と施設の概略について以下に述べてみる。

Ⅱ．施設の概略と訓練プログラム

　社会福祉法人である大阪自彊館は愛隣地区内にあり，生活保護法にもとづき，救護，更生，宿泊などの施設及び診療所を併設している。定員はおよそ 800 名であり，更生施設内の数室をアルコール症者専用居室にあてている。現在その定員は 50 名である。施設の周囲には酒屋や立ち飲み屋が多数存在している。在所者に金銭所持や外出などについての制約はない。アルコール居室の入所対象者は，原則として愛隣地区の単身アルコール症者のうち治療及び指導を必要とする者である。本人の希望による入所が原則である。

　現在行われている社会復帰訓練内容の概略は表のとおりである。インテーク面接をへて入所から退所までの訓練期間を 2 年間とし，それを表のごとく 4 期に分けている。入所時のインテーク面接は断酒の動機，入所の目的，本人の期待等々ととくに入念に時間をかけて行い，施設の適用の可能性についての厳しい選択を行っている。入所からの 2 ヶ月間は第 1 期であり，アルコール症について基礎教育および合併身体疾患の治療を中心とする訓練期間である。施設内で行われるグループミーティングへの参加はもとより，精神病院でのミーティングや断酒会，A.A. 会への参加が義務づけられている。連日，昼も夜も断酒のための集団療法の場へ出席するとともに，時間を守る事や他者との関係の改善を学ぶ期間でもある。第 2 期は受身的な第 1 期の断酒期間から能動的な断酒の実践への転換であり，体調訓練と称するアルバイトに館外へ出かけ，そこで得た収入を貯金することが義務づけられている。この期間は運転免許やその他の技能取得を目標としている期間でもある。

　体の調子を整え，断酒の基礎が固まればそれに続く 14 ヶ月間は，仕事の選択や酒害相談員の資格取得の講習会への参加，仕事と断酒の両立，家族との交流の復活，そのほか定住への準備など社会復帰の見通しと断酒の確立を目ざした期間となる。

　最後の 2 ヶ月間は就職先の決定，住居の決定，地域の断酒会への入会など退館後の生活の準備調整期間である。さらに社会復帰後は OB として館内の断酒

例会に参加し，また地域断酒会や A.A. 会に所属する。

　職員は 6 名のアルコール居室専任指導員が配置され，生活指導や相談に当たっている。

　次に昭和 54 年 3 月 10，11 の両日にアルコール居室に在室していた 36 名全員を対象に著者らが実施した，断酒に関する意識調査の結果を述べることにより訓練内容の効果を考えてみたい。

表　あすなろ総合指導計画

第 1 期	第 2 期	第 3 期	第 4 期
断酒の基礎 教育期間 2ヶ月	あすなろ訓練期間　労働意欲促進期間 6ヶ月	目　標　設　定 実　践　期　間 14ヶ月	就職準備 決定期間 2ヶ月
初期処遇判定	中期処遇判定	後期処遇判定	終期処遇判定
イ．面接と記録 ロ．合併症の治療 ハ．同室者によるマンツーマン指導 ニ．館外断酒例会参加の指導 ホ．館内作業 　（内職，パート，清掃） ヘ．病識の自覚 ト．各療護会の参加	イ．担当者全員による処遇検討会 ロ．月 1 回以上の面接 ハ．合理的な仕事の選択 ニ．断酒例会参加と後輩の指導 ホ．治療優先の館内・外作業 ヘ．断友との交流 ト．館内断酒会の運動 チ．貯金の奨励 リ．レクリエーション，心理療法等での合併症と後遺症の治療 ヌ．「話のわかる人間像」の養成	イ．3 か月に 1 回担当者による処遇検討会 ロ．月 1 回以上の定例面接 ハ．仕事の選択〜自分に合う仕事 ニ．断酒例会参加と仕事との両立 ホ．月 1 回の受診による合併症と後遺症の治療 ヘ．館外断酒会員との交流〜とくに OB との交流 ト．貯金の奨励 チ．家族との交流，連絡の調整 リ．レクリエーション等による仲間意識の養成 ヌ．酒害相談員資格取得への呼びかけ ル．社会人としてのマナーの勉強	イ．身体の調整 ロ．就職先の決定 ハ．収入の安定 ニ．住居の決定 ホ．家族との調整 ヘ．断酒会支部への入会 ト．家施機関との調整

大阪自彊館アルコール依存者特別指導班

Ⅲ．訓練者の意識調査

　調査方法はアンケート用紙を用いての個別的な聞き取りにより行った。結果の主なものを項目別に挙げる。

1. アルコール症についての病識

　アルコール症についての知識および自認とその内容を問うたものである。入館時に33％の人々は自分をアルコール中毒（通俗的な言葉として質問にはアルコール症よりもこの言葉を用いた）とは考えていなかったと答えている。また，たとえアルコール中毒であることを自認していても，その理由が人から言われたからなど病識のあいまいなものが20％みられ，それらを合計すれば約半数の人々は入館当時自らの病気を認めていない。しかし，調査時点では自分の飲酒が家族に迷惑を及ぼした，会社に迷惑をかけたなど飲酒に伴う行動障害を認める者が42％にのぼり，33％の者がひとたび飲み出せばコントロールを失ってしまうと飲酒抑制不能を認めている。振戦や幻覚などのアルコール離脱症状や肝障害などの合併身体疾患を問題とする者は25％にすぎない。認識のあり方に差は見られないが，いずれも自己の飲酒に問題ありと考えている。

2. 断酒の決意および可能性について

　入館当初は56％の人々が酒はやめられない，またやめるつもりはなかったと答えている。しかし，調査時点では環境が変われば自信がないと答えた1名を除き，酒は止められると答えている。このように心境が変化した理由として，①地域断酒会に参加してみて多くの断酒している人たちの姿に接したことや自彊館OBの人たちの話を聞いたこと，②集団生活の中で仲間がみんなやめているから，③働きに出て飲まないでいられることから自信がついた等が主なものである。

　酒をやめる気持ちや自信がわいてきた時期は入館後1ヶ月から2ヶ月くらいのものが最も多く，なかには6ヶ月くらいたってはじめて自信がついたという者もいる。

　断酒によってもたらされた変化についての評価は在館期間により差がみられる。2ヶ月未満の人々は吐きけがとれた，食事がうまいなどの肉体的な苦痛からの解放をあげる率が高く，その後1年未満では将来のことを考えるようになった，判断力がついたなど計画性や精神的な変化がもたらされたことを認める者が多い。さらにそれ以上の在館期間の人々では故郷へ帰ってみた，金がたまったなど家族との交流の復活や経済的なゆとりができるなど，計画された生活設計の実践によって得られた成果を評価する頻度が高くなる。

　愛隣地域での断酒の継続については81％の人々は可能であると考えてお

り，14％は難しいと考え，他はわからないと考えている。

3. 集団生活の評価

　アルコール居室での集団生活についての感想は，みんなが失敗者でありどん底生活の経験者ばかりである。みんなが1つの目標に向かって努力している，孤独ではない，みんなが親切である，人間扱いしてもらえる，腹の中を打ち明けて話せるなど対人関係のよさをあげる者が多く，単身アルコール症者同士であることの同質性や共感性を高く評価している。また，飲酒した者を許さない厳しい雰囲気や断酒への競争心が飲酒再発の防止に役立っていると答えている。集団生活でこのような肯定的な評価に対して，人間関係がむずかしい，失敗者がみじめである，派閥があるなど否定的な意見も少数ながらみられる。

　同室者が飲酒した場合の処置については47％の者がケースバイケースとしており，即刻退館させるのが当然という意見ともう一度チャンスを与えるべきであるという意見がそれぞれ25％ずつみられる。飲酒再発者に対しては，ケースバイケースで処置されているのが実情である。

　訓練途中で退館を考えた者は36％を占めている。集団生活でうまの合わない人がいる。気を遣うなどの対人関係のつまずきがその最も多い理由である。そのほか思うように仕事に行けない，酒を飲んでしまったなどの理由があげられている。

4. 相談相手

　腹の中を打ち明けられる相手を持っていると答えた者は64％であり，その相手で最も多いのはアルコール居室の同僚である。また，5人に1人は館外の断酒会の会員をあげ，3人に1人は指導員を相談相手としている。複数の相談相手がいることを認める者も多く見られる。また，当然のことながら在館期間の短い者に腹の中を打ち明けられる相手のいない者が多い。

　社会復帰してからの個人的なつきあいについては，アルコール居室の同室者とのつきあいを72％が望み，希望しない者は11％であり，その他はわからないと答えている。望まない理由は今後愛隣地区で生活するつもりがない，人間関係がむずかしいなどである。そのほか，約半数はOBとのつきあいがあることを認めている。

5. 現在の関心事

　在館期間により関心を持つ事柄に差がみられる。2ヶ月未満では健康に対する関心が最も強く，次いで断酒，金，仕事の順位である。それ以上1年未満では最も強い関心は家族であり，次いで断酒，金となる。さらに1年以上の在館者では社会復帰に強い関心を示し，家族，仕事の順位となる。入館当初の自分の健康への関心から，家族のことを考える余裕ができ，次いで具体的な社会復帰への関心へと推移がみられる。また，将来への目標として家庭を持つことについては72%がそれを望み，22%は関心がない，老齢だから望みはないなどの理由でもちたくない，もてないと考えている。

6. 断酒会について

　地域断酒会に参加することについての感想は，好きであると肯定的に評価する者が70%を占め，嫌いという者が10%を占める。その他はわからない，好きな面と嫌いな面との両面があるとしている。一方，参加することの必要性については89%がそれを認め，不要と考える者はわずかに8%である。また，館内で週1度開かれている断酒例会への外部からの断酒会の参加についての感想は，86%が多数の参加を望んでおり，外部の人々との交流を望む者が多い。

　地域断酒会（大阪府断酒会）と館内で開かれる断酒例会との相違については56%が差を認めている。家族が参加しその協力がみられる，仕事と断酒が両立している，視野が広い，充実しているなど地域断酒会の方が優れているとする理由は様々である。

　また，退館してから愛隣地区に居住する場合，78%の人々はこの地区の断酒会に参加すると答えている。

7. 訓練期間中の飲酒について

　訓練途中で61%の人が酒を飲みたいと思ったことがあり，そのうちのほぼ4人に1人は実際に飲酒したことを認めている。飲酒の時期は3ヶ月めくらいが多く，体調訓練のためにアルバイトに出て金を手にしたとき友達に誘われたなど気持ちのゆるみを理由とする者が多い。飲みたかったが思い止まれた理由として，同僚をうらぎれない，不名誉である，断酒会員の話を思い出した，ひとたび飲めば止まらないからなどさまざまである。

　さらに調査結果について各質問項目の結果と精神病院への入院歴や入院回数，犯罪歴の有無，覚醒剤使用の既往などとの相関を調べた。しかし，いずれの項目についても有意な差は見出しえなかった。

Ⅳ．考　察

　以上にみられた意識調査の結果と，社会復帰して断酒生活を送っている者がほぼ25％という最近の成果からみれば，自彊館で行われている訓練の内容は社会復帰に対してかなり効果的であると言えるであろう。そこで以下に住所不定単身アルコール症者の特徴と訓練効果との関係について少し述べてみたい。単身アルコール症者の特徴は家族持ちの一般アルコール症者とくらべて，①精神病院への頻回入院者が多い，②長期間の入院者もしくは非常に短期間の入院者が多く，両極に分かれる，③犯罪率が高く，ほぼ40％前後である，④覚醒剤その他の薬物依存の既往歴をもつ者が多い，⑤断酒会への定着率が低い，⑥特殊技能をもたず定職がないものが多い，⑦過敏で劣等感が強く，協調性に乏しい，などの点である。単身アルコール症者ではアルコール症にかかる以前の生活障害がすでに深刻であり，住居や労働の問題をふくめ，社会適応の為の生活手段の乏しさが断酒の継続を困難にしている大きな要因である。これらの障害はいずれも，精神病院への長期間の滞在により改善される性質のものではない。したがって，アルコール症についての知識や断酒教育と同時に，生活障害の改善のためのプログラムを作ることが必要となる。その訓練は，仕事を通じて，同僚との協調性を養い，断酒を実行し，定住のためのアパートを確保し，調度品を整える，さらには断酒会に加入するなど多方面にわたるものである。その実現目標はきわめて身近で具体的なものにおき，そのなかで断酒の意味，飲酒のもたらす結果との対比を実感として会得することが大切である。自彊館の訓練の中でかかげている目標は大まかにみれば，①ドヤ（簡易宿泊所）住まいを止めアパート住まいをする。②日雇いから常雇いの労働をする。③飲み友達を捨て，断酒の友を選ぶ。④断酒会に参加する。このように単純かつ明快なものである。要するに，その日暮らしの生活態度を捨て計画性のある生活へと変化させることである。物質的にも精神的にも自分の財産をもつことが自分の生活に対し責任をもつことになり，飲酒によって容易にそれを捨てされないようにすることである。それが断酒の持続へとつながることとなる。
　つぎになぜアルコール居室の生活が意識の変化をもたらすのか推察すれば，

①単身者ばかりの均一な集団であることが，社会から疎外され，孤立し，強い劣等感を抱く人々の罪障感を軽くする。②他の患者に教え，助言し，批判する中で劣等感を解消し，自信を回復させる。③地域断酒会員との交流により，一般社会人から断酒への努力が称賛され，受容されることが，社会からの疎外感や差別感を軽減し，さらに接触を通じてその生活態度や行動様式を学び，未来への目標の設定が可能となる。反対に，地域断酒会員は単身者との交流により，自らの態度の中の甘えを知り，自らの未来の姿を想像するなど多くのものを学びとるのである。決して単身者の一方的な後者への依存関係で訓練が成り立っているのではない。お互いに交流による利点を認め合っている。④訓練の場が愛隣地区内にあるために，退館後の実生活の場との間に生活実感のずれがなく，断酒するということと一般社会への適応という二重の課題の解決を要しないことも自彊館のアルコール居室の大きな特徴である。

　上にあげたごときいくつかの特徴がみられるが，その反面，このような訓練方式にも現場で問題がないわけではない。問題点のいくつかをあげれば，①生活保護法のわく内で運営されているため，自活準備のための作業報酬が収入認定の対象となる。②次第に定着率が増えているとはいえ，なお訓練半ばで約半数の人々が脱落する実情を防ぐためのよりきめ細やかな指導や分析が必要である。③もっと大掛かりな職業訓練や職場の開拓，退館後の共同生活の場の確保，あるいは共同労働の場の確保等などが望まれる。④精神病院で行われるアルコール症に関する教育や施設の内容の説明の強化などさらに緊密な連携が必要である。同じことが保健所や福祉事務所との関係についてもあてはまる。⑤希望入所のため，入所者はなお一部の人々である。⑥高齢者や身体障害者などの処遇が困難である。

　今後これらのいくつかの課題について改善の必要があると考えられる。

第 7 節　愛隣地区アルコール依存症者の長期予後

————————— 論　文 —————————

昭和 60 年度調査研究報告書

> 断酒を中心とした教育や生活指導，社会復帰へ向けての居宅の確保，労働条件の改
> 善など，生活環境の支援の整備がいかに重要であるかが明白にされた単身アルコー
> ル依存症者の長期予後研究報告

単身アルコール依存症者の地域内処遇に関する研究報告（抜粋）

社団法人アルコール健康医学協会　分担研究　1986 年

小杉クリニック　小杉好弘

はじめに

　Skid Row Alcoholics 或いは Homeless Alcoholics と呼ばれる，いわゆる住所不定，単身アルコール依存症の治療の試みに関する報告は，わが国はもとより，諸外国においても殆ど例がない。いわんや，その長期予後に関する研究は，調査対象者の定住性のなさや，同居する家族がない，さらには他人の生活に干渉しないというスラム社会特有のおきてなどにはばまれて，極めて情報の収集が困難なため，まったく報告がみられないのが現状である。

　一般にその処遇が極めて困難であり，予後が悪いと考えられるスラム地区単身アルコール依存症者にたいして，大阪では，すでに昭和 40 年代の半ば頃から，社会福祉施設を利用して，一定の教育及び生活訓練を行い，社会復帰の促進が図られた。その結果，今までに，数多くの社会復帰者が生まれているが，その予後との相関については，なお今後研究にまたねばならない。当報告は，ある施設で，ある期間一定の条件下で，社会復帰訓練を受けた対象者全員の 7 年後の転帰の結果についてのものである。

I.　調査方法

　著者は，1979（昭和 54）年 3 月初旬，社会福祉法人大阪自彊館内のアル

コール居室で，社会復帰訓練を受けていた単身アルコール依存症者36名全員のアンケート調査を行った。調査から満7年を経過した1986（昭和61）年3月現在，36名の対象者について，施設職員，断酒会員，保健所，福祉事務所等を通じて，できる限りの情報を収集した。さらに所在の確認ができた例については，本人との面接により転帰についての確認を行った。

2.　調査対象者の背景

　36名の社会的背景を簡単に記せば，平均年齢は，調査時49.4±8.1歳，30歳代3名，40歳代19名，50歳代8名，60歳代6名（最年少35歳，最高齢60歳）である。学歴は，小学校卒5名，同中退3名，高等小学校もしくは中学校卒18名，同中退1名，新制高等学校卒6名，同中退1名，大学卒1名，同中退1名であり，全体の中退率は17％である。

　婚姻歴では，既婚者22名（61％）であり，そのうち，生別者が19名（86％），死別者が3名（14％）であり，未婚は14名（39％）である。

　精神病院への入院の既往のある者は33名（92％）である。入院歴のある者のうち，1回のみが9名（25％），2回から5回が13名（36％），6回以上の頻回入院者が11名（31％）であり，最高入院回数者は51回であった。

　犯罪歴では，有りが16名（44％），なしが20名（56％）である。そのほか，覚醒剤，麻薬，睡眠剤等の薬物依存の既往歴のある者は8名（22％）である。

3.　社会復帰訓練プログラム（略）

4.　結　果

　1979（昭和54）年3月の調査時点から，2年を経た1981（昭和56）年2月には，36名全員がすでにアルコール居室から退館しており，その転帰と在職期間との関係は表2の通りである。36名中社会復帰者は22名（61％）であり，飲酒退館者は6名（17％）であり，また施設変更者は8名（22％）である。社会復帰者の内17名（77％）は在所期間が12ヵ月以上である。しかし，6ヵ月未満の短期間在館者も3名（14％）みられる。一方，飲酒退館者は，在所期間6ヵ月未満の者が6名中4名みられ，したがって三分の二の者は早期に退館していることになる。同じく施設変更者の場合にも8名のうち

四分の三にあたる 6 名の者は，6 ヵ月未満の在所期間であり，その内 3 名は 3 ヵ月未満の短期間で施設変更となっている。

表 2　退館者の在館期間と転帰

在館期間 ＼ 転帰	社会復帰	転 出	飲酒退館	計
～3 ヵ月	0	3	1	4
～6 ヵ月	3	3	3	9
～12 ヵ月	4	1	0	5
12 ヵ月以上	15	1	2	18
計	22	8	6	36

　今回の調査時点での転帰は，社会復帰者 22 名中，一度の飲酒再発もなく，断酒を継続している者は 6 名（27%）であり，再飲酒後，死亡した者が 2 名（9%）で，飲酒を繰り返し精神病院や一般病院への入退院を重ねたり，社会復帰施設への入所を繰り返している者が 8 名（26%）であり，その内 2 名は，調査時点でアルコール症専門クリニックへ通院中であり，それぞれ 1 年 6 ヵ月と 11 ヵ月の断酒継続中である。

　退館後，一度の飲酒再発もなく，断酒を継続している 6 名についての現在の状況は表 3 に示した通りである。退館後の期間は，最長者が 6 年 8 ヵ月であり，最も短い者で 6 年である。最も高齢の N・S 氏は妻と同居し，居宅での生活保護を受け，断酒会につながっている。他の 5 名は，退館時の職業を現在も続けている。6 名のうち，3 名は愛隣に定住し，他は愛隣地区外の大阪市内に居住する者 1 名と，大阪府下の衛生都市に居住している者が 2 名である。また，I・I 氏は再婚しており，さらに Y・M 氏は初婚で結婚生活を送っている。いずれの人々も，家族と同居したり，音信のなかった家族との交流が復活したりして，家族との関係が顕著に改善している。さらに，自助集団へのつながりでは，M・I 氏以外はすべて断酒会につながっており，中でも Y・M 氏は断酒会の支部長として活躍している。M・I 氏も断酒会には出席していないが，断友との交流はみられる。

表 3　社会復帰後断酒継続者

氏 名	退館時年齢	入館期間	退館後期間	住 所	現在の状況
I・I	58	1 年 7ヵ月	6 年 2ヵ月	愛隣近辺	サンドイッチマン→独立し社長に，再婚，断酒
N・S	66	4 年 2ヵ月	6 年	市内	妻と同居，断酒会につながる
H・I	47	1 年	6 年 4ヵ月	愛隣近辺	廃品回収業自営，断酒会及びOB 会
Y・M	42	3 年 2ヵ月	6 年 8ヵ月	愛隣近辺	解体業，断酒会役員
S・Y	37	1 年 8ヵ月	6 年 7ヵ月	府下	喫茶店マスター，断酒
M・I	45	2 年 7ヵ月	6 年 8ヵ月	府下	工場勤務 6 年，断酒

　社会復帰後，再飲酒をした 16 名の初回の再飲酒時機と経過及び 1986（昭和 61）年 3 月 10 日現在の状況は，表 4 に示した通りである。再飲酒の時期は，退館直後から 6ヵ月以内の短期間の者が 8 名（50％）であり，それ以降 1 年未満の者が 2 名（13％）で，1 年以上の断酒継続後再飲酒したものは 5 名（31％）で，最長断酒者は 3 年である。再飲酒後の経過は，精神病院，一般病院への入退院を繰り返したり，あるいは，施設へ再入所したり予後は不良である。16 名中現在の状況が全く消息不明の者が 5 名（31％）あり，死亡者が 2 名（13％），飲酒の上で殺人をおかして服役中が 1 名あり，T・K 氏は一般病院退院後，再度断酒継続中であり，Y・S 氏，U・C 氏および F・S 氏もアルコール症専門クリニックに通院し，再度断酒継続中である。社会復帰後，再飲酒した 16 名の内，短期の再飲酒者は別として，1 年以上断酒を継続していたものは，いずれも，就労，定住等がみられ，生活が安定していたが，飲酒再発後は，定住性を失い，定職を放棄し，たちまち短期間で精神病院や一般病院への入退院を余儀なくされている。

表4　社会復帰後再飲酒者

氏 名	退館時年齢	入館期間	飲酒時期	経 過	最近及び現在の状況
I・K	49	1年2ヵ月	1年後	一般病院数回入院	内科入院中
I・Y	41	10ヵ月	6ヵ月後		飲酒中
U・C	61	4年9ヵ月	1年9ヵ月後	精神病院4回施設1回	通院中断酒8ヵ月
O・T	40	7ヵ月	1年2ヵ月後	精神病院数回入院	飲酒中
S・S	50	2年	6ヵ月後	施設1回飲酒断酒の繰り返し	不明
T・T	52	1年4ヵ月	10ヵ月後	精神病院数回入院	精神病院入院中
T・A	46	5ヵ月	3ヵ月後	施設へ入所，飲酒退館	不明
N・N	43	2年1ヵ月	5ヵ月後	一般病院.施設の往復	施設入所中
N・T	53	3年4ヵ月	退館後すぐ	精神病院数回入院	不明
F・T	48	6ヵ月	1ヵ月後	飲酒の上での殺人	服役中
F・S	52	10ヵ月	2年2ヵ月後	断酒会脱会後，飲酒，精神2回入院	通院中，断酒2ヵ月
F・J	50	1年4ヵ月	6ヵ月後？	帰郷，飲酒，家出	不明
M・O	50	1年1ヵ月	3年後？	飲酒，胃潰瘍で内科へ入院	死亡
Y・F	43	4ヵ月	3ヵ月半後	精神病院数回入院，刑務所1回	死亡(行倒れ)
Y・S	48	2年9ヵ月	9ヵ月後	精神病院数回入院	精神病院入院中
R・H	48	9ヵ月	不明	飲酒	不明

　つぎに，アルコール依存症以外に，身体合併症や，精神症状の再燃や，高齢のために社会復帰がむずかしいという理由で，施設変更になった8名の経過及び現状について示したのが表5てある。

表5　施設変更者

氏 名	退館時年齢	変更時期	変更理由とその後の経過	最近及び現在の状況
Y・K	66	4ヵ月目	転寮→一般病院	死亡(胃癌)
S・Y	35	1ヵ月目	転寮→両親と再会し同居	通院,仕事,断酒継続中
K・M	59	2ヵ月目	転寮→結核のため入院，飲酒	不明
K・S	44	5ヵ月目	精神病院入院→	不明
K・I	45	5ヵ月目	精神病院入院→施設と病院を往復	施設入所中
H・H	40	3ヵ月目	骨折入院→5ヵ月断酒，再飲酒入院	時々飲酒，時々例会に出席
K・R	50	2年3ヵ月目	転寮→施設と病院を往復	精神病院退院，不明
N・Z	59	8ヵ月目	転寮→施設と病院を往復	精神病院退院，不明

　Y・K氏は在寮中に胃癌が発見され，一般病院へ入院し，結局死亡している。その間，断酒は継続している。S・Y氏は，アルコール依存症と強迫神経症の合併した事例であり，社会復帰訓練のための集団生活になじめず，転寮したが，転寮後まもなく，15年ぶりに両親と再会し，同居して定職につき，定期的に通院しながら，一度の飲酒再発もなく断酒を継続している。また，H・H氏は，社会復帰訓練中に下肢の骨折をおこし，一般病院に入院したために変更施設を行った事例で，病院退院後約5ヵ月間断酒を継続していたが再発する。その後も年1回ずつ数日間の連続飲酒発作がみられるが入院することもなく，自力で再度断酒をして，就労している。しかし，愛隣地区簡易宿泊所住いで，仕事も飯場生活を転々としている状態で，治療者との接触も不定期であり，断酒会へも所属せず，親しい断友もない状態である。

　さらにK・I氏は，覚醒剤依存の既往歴があり，施設入所以来，一度の飲酒再発もみられないが，時々，急性の錯乱状態に陥り，その都度，精神病院への再度の入院を繰り返している。この事例の病的精神状態の再燃は，覚醒剤依存のフラッシュバックと考えられ，現在もなお施設在所中である。

　その他，4名の内3名は，施設から精神病院への入院を繰り返し，他の1名は，訓練途中に肺結核に罹病し，結核療養所へ入所するが，治療中に飲酒再発し，強制退所させられている。現在の状況について4名とも不明である。

　さらに社会復帰訓練途中で，再飲酒したために途中退館させられた6名のその後の経過と最近の状況を示したのが表6である。

表6　飲酒退館者

氏 名	退館時年齢	入館期間	経　過	最近及び現在の状況
T・M	63	2年1ヵ月	精神再入院→飲酒の上で殺人	服役中
Y・T	55	1年3ヵ月	飲酒，救急病院へ入院→再飲酒	死亡（S 55）
M・K	43	6ヵ月	精神再入院→再飲酒	不明
K・K	60	5ヵ月	一般病院入院	不明
A・S	63	4ヵ月	不明	不明
O・H	48	半月	一般病院入院	不明

　この群は他の群に比べて，退館時に60歳以上の高齢者が多いのが特徴である。

　T・M氏は，退館後，愛隣で生活し，飲酒を続けていたが，数ヵ月を経ずして，酩酊の上，飲み友達のケンカ相手を衝動的に刺殺し，現在服役中である。

以前にも酩酊殺人の前科がある事例である。

　またY・T氏は，退館後，飲酒を続け，数回，一般病院への入退院を繰り返したあげく，路上で吐血し急死している。その他の4名については，訓練期間も短期間であり，強制退館後の足取りは不明である。

　自彊館のアルコール依存症者の社会復帰訓練の目標としては，退館時に定職を持ち，日払いの簡易宿泊所（通称ドヤ）ではない，決まった居所に住み，断酒会へ入会し，断酒している親しい友人を持つという具体的なものである。要するに，定職，定住，断酒会出席，そして断友を持つことの4つを目標としており，社会復帰にあたって，この4点を評価している。

　この点について，社会復帰者22名について調べたのが表7と表8である。

表7　断酒継続者の退館時の評価

氏 名	定 職	定 住	断酒会出席	断酒の友
I・I	○	○	○	○
N・S	△	○	○	○
H・I	○	○	○	○
Y・M	○	○	○	○
S・Y	○	○	○	○
M・I	○	○	×	○

表8　社会復帰後再飲酒者の退官寺の評価

氏 名	定 職	定 住	断酒会出席	断酒の友	再飲酒の時期	現在の状況
I・K	○	○	○	○	2年	再断酒
I・Y	×	×	×	○	6ヵ月	
U・C	△	○	○	○	1年9ヵ月	再断酒
O・T	○	○	○	○	1年2ヵ月	
S・S	○	○	×	○	6ヵ月	
T・T	○	○	○	×	10ヵ月	
T・A	○	○	×	×	3ヵ月	
N・N	×	○	×	×	5ヵ月	
N・T	×	○	×	×	退館後すぐ	
F・T	×	×	×	×	1ヵ月	
F・S	○	○	○	○	2年2ヵ月	再断酒
F・J	×	○	×	×	6ヵ月	
M・O	×	○	○	○	3年	死亡
Y・F	×	○	○	×	3ヵ月半	死亡
Y・S	○	○	○	○	9ヵ月	再飲酒
R・H	○	×	×	×	不明	

　社会復帰後，一度の飲酒再発もなく断酒継続している6名の退館時の評価
は，定職については，高齢のN・S氏を除き全員が達成している。定住につい
ては，全員が退館時点で，定まった住居を用意している。断酒会への加入につ
いては，M・I氏以外は，いずれも加入している。さらに断酒の友の存在は全
員が認めている。

　このように，この6名の場合には，訓練目標の達成度が，社会復帰時点で
極めて高いことが示された。

　一方，社会復帰後，再飲酒した者の場合は，その時期の短い者は目標の達成
度が乏しい傾向が顕著であり，たとえ再飲酒した場合でも，長期に断酒してい
た者は，いずれも目標の達成度が，退館時点で高いことがうかがわれる。とく
に，I・K氏，U・C氏，O・T氏　F・S氏，M・O氏など1年以上断酒してい
た事例は，その達成度の点で，断酒継続群と比べて，ほとんど差がみられな
かった。とくに断酒会への出席，断酒の友の存在が重要な関係をもつことが示
されている。短期間で飲酒再発している事例は，定職や定住はともかくとし
て，断酒会への加入のないことや，断酒の友が存在しないことを示している。
さきにあげたI・K氏をはじめとする4名は，その後いずれも再び断酒継続中
である。この4名は，他の飲酒再発事例とくらべて，特徴的なのは，比較的
長期に在館した上で社会復帰している点である。

　次に，社会復帰訓練施設退館者36名全員の7年目の予後を示すと表9の
如くになる。一度の飲酒再発もなく，現在に至るまで，断酒継続しているもの
は，施設変更後両親と同居し，断酒を継続している1名を加えて計7名
（19％）であり，いずれも断酒のみならず，安定した社会生活を送っている。
再断酒継続者は4名（11％）で，現時点での断酒継続者はあわせて11名
（30％）強となる。その反面，殺人による服役者が2名あり，判明しているだ
けでも死亡者が4名みられた。現在，全く手がかりが得られず，行方不明が
18名の50％にのぼり，そのうちには，多くの死亡者も含まれるものと推測
される。

表 9　施設退館者 36 名の予後

・断酒継続者	7 名	19.4%
・再断酒継続者	4 名	11.1%
・施設入所者(飲酒なし)	1 名	2.8%
・刑務所(殺人)	2 名	5.6%
・死亡	4 名	11.1%
・飲酒または入院中		
・不明	18 名	50.0%

まとめ

　Skid Row のアルコール依存症者の治療に関して，一定の形式で，組織的に なされている例は極めて乏しく，アメリカの研究では，ニューヨークのマン ハッタンヴァリー地区で，過去に救急医療を重視した治療活動が行われ，その 短期予後に関する報告がなされているのが唯一のものと言ってもよい。また， イギリスでは，僅かに G.Edwards が London's Skid Row と題して治療に関する 小論文を発表しているのみである。わが国の Skid Row のアルコール依存症に 対する，社会福祉施設での社会復帰訓練の計画的な取組みは，過去 10 数年 来，大阪の二施設で行われているのをはじめ，東京でも同種の試みがなされて いる。しかし，訓練者の長期予後についての報告は，わが国はもとより，諸外 国においても殆ど先例がない。さきに挙げた如く，対象者の定住のなさ，単身 であるがゆえに，身内からの情報の収集が得にくいことや，犯罪その他の反社 会的行動のために，匿名を好むなどの種々の理由により，追跡調査が困難であ ることに由来すると考えられる。

　従来，単身アルコール依存症者の治療予後は極めて悪いとされている。とり わけ，大阪愛隣地区や，東京山谷地区などの Skid Row のアルコール依存症者 の場合は，さらに予後が不良だと考えられてきた。しかし，当調査で得たデー タでは，予想に反して，断酒継続者は，ほぼ 5 名に 1 名の比率であり，再断 酒継続者を加えれば，実に 30％の多くに達した。そして，断酒継続者が生活 の安定を示し，生命の予後について良好であることと対照的に，飲酒による途 中退館者はもとより，社会復帰者の場合にも，飲酒の再発がたちまち再度の入 院や死亡に直結することが示された。さらには重大な犯罪の引金にもなること を示された。このような結果でみる限り，一般のアルコール依存症者と同様， Skid Row のアルコール依存症者にとっても，その予後にたいして，断酒の継

続が，如何に大きなカギを握っているかが明らかになるとともに，その達成の
ために，自助集団への参加や，断酒の友の存在が，大きな役割を果たすことが
示された。

　従来，ともすれば，この報告にみられる住所不定の単身アルコール依存症者
に対しては，その犯罪性や居住空間や労働条件の劣悪さ，さらには，性格の偏
奇などの点から，その治療の可能性は，はなはだ悲観的とみなされてきた。

　アルコール依存症の専門治療者でさえ，この種の対象者に対しては，断酒会
への導入や，断酒指導は困難であり，不可能とさえ考えられてきた。しかし，
本調査結果でみる限り，こういった対象者に対しても，断酒を中心とした教育
や生活指導，社会復帰へ向けての居宅の確保，労働条件の改善など，生活環境
の整備がいかに重要であるかが明白にされた。そういった意味では，現在，大
阪自彊館で行われているアルコール依存症者の，社会復帰のための訓練目標の
妥当性が立証されたといえるだろう。

解　説

　自彊館アルコール居室から退館したアルコール依存症者の長期予後の報告で
ある。愛隣地区の単身労働者は定住しない人が多いため，追跡が困難であるに
もかかわらず，7年間の予後報告がなされた。不明者が半数である。その他の
人においては，自助グループや医療機関での面接や，狭い地域での多くの機関
からの情報を得て予後を調べた。

　結果は，断酒継続や再断酒継続をしている人は約3割で，その人たちは安
定した社会生活を送っている。しかし，早期退館した人や飲酒退館した人の予
後は，死亡や服役などが17％を占めている。約半数の不明者の予後も，途中
までの追跡結果からみてよくないと考えられる。長期に在籍し，定住・定職・
断酒会定着の目標設定達成が，良好な予後と関係している。そして，断酒会や
医療機関，在籍していた自彊館あすなろ会，仲間などにつながり続けることが
大切だと思われる。

　なぜ，このような予後調査を行ったのだろうか。最も難治と思われていた
Skid Rowのアルコール依存症者でも，家庭持ち断酒会会員と交流し，同じ施
設で回復を目指す仲間などに「腹の底から本音を打ち明けられる」過程の中で

価値観の転換をきす。これは「どんな困難なアルコール依存症者でも回復できる」ことの証明でもある。さらにいえば，単身の孤独な愛隣地区のアルコール依存症者の断酒の動機づけは，家族持ちのようなイネイブリングされて禁酒する「甘い」動機づけでなく，生きるか死ぬかの選択の動機づけであり，本当に純粋なものである。先生の「愛隣地区に真の断酒人を一人でもつくろう」とした試みは，大勢の支援者を動かし，成果をあげてきた。これは，アルコール依存症者の支援にかかる人に，「本人の回復を信じ，その人がなんでも相談できる仲間と出会える場をつくり，本人のニーズを考えた一貫した生活場面での支援」の大切さを示している。医療だけでなく，自助グループ，回復者施設，地域の社会資源など，多職種・多機関連携の先駆けを行くものである。

コラム　　　　私の釜ヶ崎生活の体験

　私が釜ヶ崎に関わったのは1973(昭和48)年頃からである。釜ヶ崎の街を歩いていると，「兄ちゃん，ええ仕事あるで。8000円であご付きやで」と誘われ，現金仕事（飯場でない1日の仕事）に行っていた。労働はきつく昼飯は口に入らなかったが，一緒に行った労働者に「食わんと体，持てへんで」と言われ，飯をかきこんだ。仕事が遅い高齢者もいたが皆が無理をしないように配慮し，仕事を多くする人も高齢者や私も同じ日給をもらった。翌日から2日間は寝込むほどの重労働であったが，労働者の助け合いを垣間見た。

　毎年，冬になると寒さから路上で亡くなる方もいた。寒い冬にホームレスの人への越冬援助として，おにぎりを配る支援にも参加した。おにぎりを喜んで受け取っていただけると思うと大まちがいであった。わしらの生活を馬鹿にするのか，乞食やないで，という目で追い返させられた。支援とは何かについて考えさせられた。私はまだ23歳になったばかりの体験であった。その後，簡易宿泊所にも泊まった。1畳余りのスペースにセンベイ布団があった。窓は逃げられないように網で囲まれていた。火事になれば大変だな。こんな環境から逃げ出さないことが不思議に思った。その後アルコール医療に入ったのも何かの縁である。

（第1章解説・コラム　辻本士郎）

第 2 章

ネットワーク治療を切り拓く
─大阪方式─

第 1 節　大阪方式の概要と変遷

　大阪での自助グループ，行政機関，医療などの連携は「大阪方式」と呼ばれ，アルコール健康障害対策推進基本法での連携の先駆けを行うものであるが，文献は少ない。

　まず，「大阪方式」とはどのようなものか，そして，どのように変遷していったかを簡単にまとめた。

① 社会防衛から始まったアルコール対策

　1966（昭和 41）年以前，現在も残っている酩酊者の問題は，市民生活の脅威として司法の問題とされ，社会防衛の観点から患者さんの人権を蹂躙し強制入院することが常態化していた。そのため長期入院を招き，病院の不祥事が絶えなかった。回復する人は皆無であった。

② 断酒会が誕生後の模索の時代：1966 年以降

　大阪に断酒会が成立したのは 1966 年であり A.A. をモデルに病院から生まれた。1970（昭和 45）年に今道裕之先生，和氣隆三先生が小杉先生と合流した。専門病棟での治療がはじまり，断酒会は治療導入から退院後のフォローまで様々な役割を期待された。しかし，断酒会は自助グループであり，その理念から仲間を強制的に入院させることなどは，自助グループの本質を壊すことになりかねない危険性があった。

③ 大阪方式の確立

　1970 年に大阪アルコール問題研究所が矢内純吉先生の尽力で開設された。治療導入は行政が，疾病教育は医療が，飲酒再発の予防は断酒会が担うという役割分担が，1972（昭和 47）年からはじまった酒害相談講習会で強調された。

この講習会は回復者の増加に役立った。また，生活地域での長期にわたる断酒への援助という観点から，地域に社会的資源をつくり，有機的なネットワークをつくる様々な試みがなされた。酒害教室，家族会，地域の酒害対策懇談会などが保健所で開催された。

④　大阪方式の衰退

専門病棟・病院が様々なプログラムをつくった，アルコール対策が進むかと思えたが，地域が困らなくなったことなどから，行政がつくり上げた社会資源が衰退してネットワークがなくなっていった。同時に，A.A. も活発に活動し，回復者施設など新しい取り組みがなされた。

⑤　新しい時代の要請にこたえる

患者層の変化，紹介経路の多様化，重複障がいをもつ人やクロスアデクションの人の増加，他のアディクション（病的賭博など）の増加など時代の変化があり，そのニーズにこたえなければならない。また，飲酒運転，アルコールと自殺，処方薬依存，虐待や暴力とアルコールなど，関連問題に対して社会の要請がある。

⑥　新大阪方式とは

三位一体から多くの職種・領域・機関がどのステージにおいても関わるべきである。また，専門病院は医療の限界を知り，より多くの機関にゆだねるべきである。そのためには再度，地域での社会的資源を再生し，もう一度有機的なネットワークをつくるべきである。

第 2 節　大阪方式の原点

大阪方式の設立には，小杉先生のほか，和氣先生，今道先生など大勢の人たちが関与している。大阪方式の理念について伝えていきたい。

1980（昭和 55）年に「断酒会と精神科医」とのタイトルで座談会が開かれ，『臨床精神医学』第 9 巻第 7 号に報告されている。出席者は，小杉好弘先生（以下，先生と略）のほか，大原健士郎，齋藤義寛，服部進也，榎本稔，横山敏登，田中孝雄などである。その中で，先生は次のように述べている。

　大阪という地域での断酒会ですけれども，昭和40年代迄はAAはありましたが断酒会そのものはなかったんですね。私個人の事から申しますと，ある精神病院でアルコール中毒者と出会いまして，そこでその人と2人でいわゆるアルコール症という病気の治療を考えたのです。その人との出会いが転機となりましていわゆる，病院内治療というものの限界といいますか，他の対策はないかと考えましてAA会に出席したわけです。そこでAA会のいろいろなことを知るにつれてある意味でアフターケアというものの必要なことを感じました。そこでこの数人が集まって病院から断酒会を作るという形をとりました。これが昭和41年です。私が一番懸念したのは病院という立場，それも私立の病院という立場のものが，病院色を非常に濃くすることでは地域に拡がりをもたないのではないかということです。

解　説

　先生は地域志向の立場から，私立病院からはじまり，大学病院で断酒会例会を始めている。大阪は実利を重んじる土地柄からA.A.を研究し，実利を得る立場から大阪にあった断酒会をつくり，多くの病院から退院した人が大学病院の例会に集まるようになった。A.A.のビックブックにもK医師として先生は登場している。先生は医療が抱えこむことなくアフターケアとしての自助グループをすでに見越していた。

大阪のアルコール依存症対策（草創期）　小杉クリニック資料
赤字は今はなくなったところ

年度	医療機関	自助集団	施設	行政機関
昭41 1966	●浜寺病院 ◉大阪市立大学病院外来	・近畿断酒連盟大阪断酒会発足		・精神衛生相談員配置
昭42	●木島病院（～昭45）	●阪和断酒会、大阪断酒会全断連加盟		
昭45	●新阿武山病院（きずな会） ◉鷹野病院専門病棟（あいの会）（～昭52） ●森病院専門病棟（～昭52） ●泉州病院専門病棟（いずみ会） ・大阪アルコール問題研究所開設	・大阪断酒会婦人部例会開催	◉大阪市立弘済院	
昭46			●高峯会	
昭47				◉西成保健所愛隣分室
昭48	◉大阪府立公衆衛生研究所外来（～昭54）	・大阪府助成金、第1回酒害相談員講習会 ・第10回全断連全国（大阪）大会（2,500人が参加）	◉大阪自彊館（あすなろ会）	・府保健所相談員活動
昭49				・市保健所相談員配置 ●豊中保健所酒害者家族教室（豊中・池田・箕面地区）（～平元） ●泉州地区アルコール対策研究会（～昭50）

●都市部　◉北部　●南部

（中　略）

　それから数年後にいくつかの私立病院でアルコール病棟ができました。そこから大阪断酒会というものにアルコール患者さんを送り込んで，フィードバックという形で断酒会をもり立てていこうという事ですね。専門病棟を持った病院が3か所ほどできたんです。その病院がまた病院内断酒会というものを持ちました。あくまで病院の断酒会はもう一つ上の地域の断酒会に対して定着の架け橋にすぎない。この辺ははっきりと整ったと思います。これが大体45年位です。45年だったと思いましたけれど，大阪アルコール問題研究所（われわれ関係者やアルコール病棟をもっている病院とかの集まり）を私的につくりました。それがネットワーク作りとか，情報交換の場とか，色々な意味を兼ねたわけです。それと同時に昭和45年からですけれども，もう一つの柱として大阪では単身問題，スラム型の問題を取り上げました。これを私は福祉型アルコホリックと考えるんですけれども，医療主導型に対して福祉指導型と考えています。生活障害に対して福祉施策でかなり長期のトレーニングをする。そう

いう場を持ちませんと，大阪という場では全く無理なんですね。大体4人に
1人はいわゆる住所不定の単身者です。それからもう一つは，48年だったと
思うんですけれども大阪府から大阪アルコール問題研究所を窓口として公的な
助成金をいただきました。そして大阪アルコール問題研究所が責任を持つとい
う形で断酒会に対する援助を行うことになりました。どういう形で行うかとい
うと，酒害相談員の制度を発足させるという形ですね。酒害相談員を募った。
どういうふうな基準にしたかといいますと，当時断酒会の指導的立場にある人
たちに対して研修を行うという形です。2〜3年以上断酒を続けている人が現
在まで350名に達しています。この人たちに研修を3ヶ月行う。といっても
週1回ですけれども…。研究所に所属している医師あるいはケースワーカー，
それぞれのエキスパートがいろんな分野から社会福祉，医療，アルコール症，
集団療法についてというふうなテーマで研修を行う。これを年々行いまして最
近では非常に拡がりを持ってきました。1年断酒した人は受ける資格がありま
す。これに対して当初例えば大阪府からですね。知事の証書を出すとか，その
ような話もございました。しかし，それはあくまでも断るということで通しま
した。何故かというと，断酒会の自己顕示性を助長するようなものは非常に危
険なものであるということを考え，むしろ研究所と断酒会の名前で終了したと
いう終了証書を渡すが，それは公には通用しないという形をとりました。これ
は一つの特色じゃないかと考えています。

解　説

　大阪アルコール問題研究所が果たした役割は大きなものがある。現場でのい
ろいろな問題を，医師，コメディカル，精神衛生相談員（当時の名称），当事
者，社会学者，施設支援員など多くの人が集まり議論することで自然と大阪で
のネットワークシステムが生み出されてきた。その多くはいかに自助グループ
を育て，活発に運営していくかであった。
　大阪方式は，今道裕之や和氣隆三が学閥を超えて連携し，大阪府の矢内純吉
が行政の立場から協力し，コメディカルなど多職種が医療の枠を越えて多職種
地域連携を行い，行政が治療導入，医療は断酒の動機づけをして断酒会へ繋
ぎ，断酒会はアフターケアや再発予防をするという方式である。あくまでも，

医療は一時期のものであり，当事者の生活地域の中で息の長い断酒への支援を，地域の支援者たちと行っていくという理念が大阪の人々には共有された。

　先生は，病院断酒会の役割や酒害相談員の位置づけにも警告を鳴らしている。現在酒害相談員講習会は酒害相談講習会となり49回目を迎えている。また病院断酒会も地域断酒会との混同を避けるために，同窓会的な「仲間の会」「きづな会」「はまゆう会」などと名称を変更している。

第3節　アルコール依存症の地域医療について

　また先生は，1978（昭和53）年に「アルコール依存症の地域医療について」を日本精神神経科診療所協会誌に寄稿している。その一部を紹介する。

　（中略）大阪におけるアルコール症の地域医療の発展の歴史を簡単にたどってみれば，昭和30年代迄は，各精神病院がアルコール脱慣はもとより，社会防衛的役割，福祉施設的役割，アフターケア等すべてを担わされ，孤軍奮闘し，疲れ果て，本来の機能が忘れられ，管理を強化する為の苦肉の策として分散収容が試みられた。このような対策にもかかわらず，精神病院の不祥事の主役において，しばしばアルコール依存症者が登場し，その対策に手を焼いた記憶は今なお生々しい。もちろん受け皿としての精神病院にも大いに問題があった事は否定できない。昭和40年代前半から，いくつかの精神病院を中心に断酒会の育成が試みられ，次第に地域に広がりを見せ，地域断酒会として独立していった。また，病院の治療努力が進み，いくつかの精神病院でアルコール専門病院病棟が誕生した。断酒会が生まれた当初，そこに参加するアルコール依存症者は，治るべくして治るエリートに過ぎないという一部の精神科医の批判にもかかわらず，断酒会は年々会員数を増し，順調に広がっていった。

　昭和48年度より行政の援助を得て，断酒会の幹部会員への酒害相談員の講習が始まった。毎年40名から50名の新しい相談員が誕生しており，現在も講習会は続けられている。相談員の数が増加するとともに，地域の中で保健所，福祉事務所との連携を目指した活動がはじまり，それにつれてこれらの行

政機関も動き出した。具体的な試みとしては，酒害相談員とのタイアップした酒害者家族教室，酒害教室の開催である。これらは昭和50年前後に相次いではじまり，次第に各保健所に広がりを見せている。そして昭和50年代の前半には，わが国最初のアルコール依存症専門病院が作られ，病院における治療もさらに充実してきた。

　一方，断酒会も "一保健所，一断酒会" の掛け声のもとに，大阪府下全域において各保健所の所在地に1つずつ断酒会組織が作られ，会員数が全国で数千人に達するほどに発展を遂げてきた。病院治療の充実，断酒会の発展，さらに保健所が活動をはじめることにより，三者が相互に緊密な連携を取り，それぞれが役割を分担しようという動きが出てきた。そのために，三者が定期的に酒害対策懇話会を開催する地域もみられるようになった。

解　説

　多くの地域で保健所単位の酒害対策懇話会が開かれ，そこには行政・医療・断酒会のメンバーが参加し，大阪市内では多くの保健所で酒害教室が開かれるようになった。保健所での酒害対策懇談会の開催のために今道裕之，平野建二たちが北部地域で奔走した。先生は南部と都市部の懇話会や大阪市の酒害教室の設立に奔走した。酒害対策懇話会の目的は，地域から酒害をなくすために集まり，この会を通じてそれぞれの役割分担や各機関への要望，困っている問題への対処法などを話し合うことであり，毎月1回各地域の保健所で開かれた。そして，自助グループである断酒会が元気になることがもうひとつの目的であった。困っている家族，単身者，女性に対しても支援が広がり，家族教室，単身者の会，女性酒害者の会（アメシスト）などが開かれた。それぞれの会は工夫を凝らし，「おにぎりを食べる会」として参加への抵抗を少なくすることも試みられた。1989（平成元）年に開かれた第26回全断連全国大会には7,000人の会員が全国から集まり，大阪ドームを埋め尽くした。

大阪のアルコール依存症対策（発展期1）小杉クリニック資料

年度	医療機関	自助集団	施設	行政機関
昭50				●堺市鳳保健所酒害教室（〜昭61）
昭51 1976		・大阪断酒会 一泊研修開始 ●岸和田断酒会 ・大阪府断酒会と改名 ・優芯クラブ（女性ア症者のグループ）	◆喜望の家（むすび会）	●高槻酒害対策懇談会 ●枚方保健所酒害者家族教室（寝屋川・門真・守口・四条畷・枚方）●岸和田保健所酒害者家族教室（岸和田・泉大津）
昭52	●藍陵園病院（昭63年まで専門病院）●浜寺院専門病棟（はまゆう会）	・府断8ブロックに分割 ●泉南断酒会 ・教職員断酒友の会（一の会）		●高槻単身者グループ（〜昭58）●東大阪市枚岡酒害家族教室（〜昭53）●大阪府保健所相談員配置
昭53	●新阿武山病院専門病棟 ・ASWの会	・「社団法人大阪府断酒会」となる ・大阪府断酒会役員研修会		●吹田単身者グループ（〜昭57）
昭54	・関西アルコール医療研究会			
昭55		●大阪市西成断酒会 ・AA関西グループ		●大阪市生野保健所酒害教室（その後各区の保健所で開催。平20年現在、12か所の保健センターにて開催中）●堺市院単身者グループ（〜昭59）●堺市宿院酒害者家族の集い（〜昭61）●茨木単身者グループ（〜昭58）●守口保健所酒害者女性の会 ●大東保健所酒害者教室（〜昭58）

●都市部　　●北部　　●南部

大阪のアルコール依存症対策（発展期 2）小杉クリニック資料

年度	医療機関	自助集団	施設	行政機関
昭56 1981	●新生会病院（専門病院）●小杉クリニック本院（外来専門）	・地域断酒会（各市断酒会独立）・AL−Anon関西グループ	●MAC	●堺市単身者グループ ●吹田市関連機関連絡協議会（〜平元）●藤井寺酒害者教室（〜昭61）●大東保健所初心者教室（〜昭58）●守口保健所酒害対策懇談会
昭58	●淀の水病院専門病棟	●大阪市断家族会（すみれ会）		●茨木市・大東酒害対策懇談会 ●狭山酒害者家族懇談会
	●阪南病院専門病棟（〜平14）	・AA関西セントラル・オフィス(KCO)開設		●大阪市西保健所酒害教室 ●高槻酒害対策懇談会4部門に分割 ●北河内酒害対策共同事業 ●大東保健所酒害者家族の会・本人の会
昭60	●藍野病院専門病棟（女性）（〜昭63）	・アメシストの会		・大阪府酒害対策研究会（病院と行政）●大阪市西淀川・鶴見保健所酒害教室 ●東大阪市酒害者家族教室 ●東大阪市酒害問題懇談会 ●守口保健所酒害者教室・関連機関連絡会議 ●豊中酒害対策懇談会
昭61				●大阪市大正保健所酒害教室
昭62				●高槻保健所酒害者家族教室
昭63	●新阿武山クリニック（外来専門）			●寝屋川市酒害対策懇談会

●都市部　　●北部　　●南部

第 4 節　アルコール関連問題における地域連携

　しかし，平成の時代に入って地域の連携会議が徐々に消滅していく転換期になる。各専門医療機関が充実する時期から遅れて中止になっていく。その要因は様々であるが，大きな理由は，熱心な精神保健福祉相談員の異動，専門医療機関の充実によりアルコール関連問題で行政が困らなくなり他の業務に忙殺されることが大きな理由である。連携会議は熱意だけではもろくも崩れてしまう。また，単身者の会は一部は断酒会からドロップアウトした人をもう一度断酒会にもどそうという会であったが，いつの間にか断酒会批判の人の会となり，消滅した。

　また，アルコール専門病棟や病院，クリニックでも家族会が開かれると，地域の家族会より医療機関の家族会にだけに参加することとなり，衰退したところもみられた。行政機関の相談件数は減少し，電話で紹介するだけとなり連携が希薄となった。連携を考える時には，謙虚さをもち他の力を奪わないこと，一機関や一人で抱え込まないこと，オーバーラップした役割分担，機関間の連携が行政に位置付けられていること，事例などの連携では顔の見える関係づくりの上に当事者中心の連携であることなどが求められる。

　先生が 1985（昭和 60）年にはじめられた東大阪アルコール関連問題会議は，断酒会員が司会をする伝統の下，東大阪市こころの健康推進連絡協議会の下部組織に位置付けられているなどの理由で現在も継続している。これも先生の目指した理念のもと，時代にあった会議のあり方を模索してきたからだと考える。

　転換期 2 で見られるように，今は回復者施設が多くできて多くの回復者を生み出している。その意義などは第 8 章で後述する。時代の変化に伴い大阪方式も転換期から新大阪方式へと変わらなければならない。その際には先生が言われたように，病院色・医療色を薄める必要がある。多くの力の結集が求められる。

　また，大阪方式の神髄は自助グループといかに連携するかである。当事者の回復に役立っているか，自助グループの活動を阻害していないかである。医療

機関の画一的な治療プログラムの普及は，取り組みやすく普及には役立つが，それを使いこなす技量や経験も必要となる。依存症者は各人が異なり，多様性のあるプログラムによる「人と人とのふれあい」が求められ，自助グループにつなぐ連携が必要である。「取り扱い説明書」的な機能だけでは「支援者が満足するだけの支援」にならないかと危惧をしている。私たちは「やめさせることはできない」が，仲間同士のエンパワーによって回復するのである。当事者の視点を大切に，謙虚さを持ち，当事者に学ぶ姿勢が必要である。

　現在の課題を羅列すると，軽症の患者さんを含む新たな患者層やそのニーズへの対応，専門医以外のアルコール依存症への取り組みによるトリートメントギャップの解消，アルコール依存症にとどまらない多くのアディクションへの対応，専門医が自助グループと同じく衰退していく現状の打破，依存症支援者の人材育成，基本法・基本計画・推進計画後の生活地域に根差した市町村施策のあり方，健康障害を基とした依存症の 1 次予防，子どもを含めた依存症の家族支援，世代間連鎖とよばれる負の連鎖の解消などである。大阪方式の理念は継承しつつ，これらの課題を少しでも解決するため，新たな「新大阪方式」の構築が望まれる。そのためには，アルコール依存症の対応は，広い視野で自殺対策や認知症対策などから学ぶ必要がある。当事者自身の希望をかなえるためには，まだまだ社会，医療関係者(特に精神科医)，市民，家族，本人の偏見を取ることが最も大きな課題だと考える。

　大阪方式では 1 次予防に関しての取り組みが十分でなかったが，アルコール健康障害対策基本法のもと，あらたな連携が生まれつつある今，先生から皆様へ，ぶれない理念の「贈り物」を届けたい。以下は，座談会から 27 年後の 2007 (平成 19) 年に発表された論文 (小杉好弘：アルコール関連問題における医療連携，医学のあゆみ，第 222 巻 第 9 号，p737-741，2007 年) からの抜粋である。

大阪のアルコール依存症対策（転換期1）小杉クリニック資料

年度	医療機関	自助集団	施設	行政機関
平元 1989		・第1回大阪アメシストの集い一日研修会 ・第26回全断連全国（大阪）大会（7,000人が参加）		●市内6保健所で酒害教室開催（北・港・西成・阿倍野・旭・東住吉）・アルコール健康相談窓口事業 ●和泉保健所アルコール関連問題連絡会 ●狭山アルコール関連問題連続講座
平2		・ACの会		
平3		・LA（女性の会）・第1回関西断酒学校		
	●小杉記念病院（アルコール専門内科病院）●藤井クリニック（外来専門）	・協議会制を導入、47協議会54断酒会となる ・大阪市断酒会を細分、各区1断酒会となる		
平5	●ひがし布施クリニック（外来専門）			
平7	●新いずみ病院（専門病棟）			●大阪市平野保健所酒害教室
平8				●大阪市東住吉保健所矢田出張所酒害教室
平9			●のぞみ作業所	
平10	●金岡中央病院（専門病棟）			

●都市部　●北部　●南部

大阪のアルコール依存症対策（転換期 2）小杉クリニック資料

年度	医療機関	自助集団	施設	行政機関
平11 1999		・第1回近畿ブロック断酒学校開校	●リカバリハウスいちご矢田開所	
平12				●東住吉飲酒と健康を考える会
平13		・第38回全断連全国（大阪）大会（5,300人が参加）	●のぞみ作業所グループホーム開設（現在2か所）●リカバリハウスいちごグループホーム開設（現在2か所）●酒害者作業所フェニックス開所 ●大阪市立弘済院廃止	
平14		・（社）大阪府断酒会8連合会59断酒会に		
平15			●リカバリハウスいちご長居開所 ● MACグループホーム開設（現在2か所）	
平16		・酒害相談講習会修了者延2,000人突破	●酒害者作業所フェニックス・リング開所	
平18	●泉州病院専門病棟閉鎖 ●川田クリニック（外来専門）			

●都市部　●北部　●南部

　アルコール症はアルコール乱用に起因した慢性の進行性の精神的・身体的・社会的な障害を伴う多面的な病態である。その治療には時間の幅と患者のステージに応じた関係機関の関わりを必要とする。治療の中心は専門医療への導入と定着であり，もうひとつは再発の予防である。多面的な病態の修復のためには精神医療と臓器障害の並行治療を要し，また，同時に生活障害への援助を必要とする。医療機関では医師をはじめスタッフ全員の情報の共有など緊密な連携は欠かせない。また，保健センター，福祉事務所，専門作業所，福祉施設，自助集団などの地域の関係機関が一体となった包括的な支援体制が必要である。それぞれの関係機関が患者のステージに応じて責任をもって対応することが重要である。

（第2章解説　辻本士郎）

第3章

通院アルコール依存症治療を切り拓く
─専門クリニックの誕生と普及─

第1節　アルコール依存症専門外来の誕生

　1981（昭和56）年7月1日，日本で初めて大阪市にアルコール依存症専門外来が開設された。開設当初を小杉好弘先生は，14年後に次のように振り返っている（小杉好弘：アルコール症専門診療所実践記録，アルコール依存とアディクション，第12巻第3号，p167-174，1995年より抜粋し，筆者による解説を加えた（第1節～第5節まで））。

開設当初の診療所の構造ならびにスタッフ

　上の階も下の階もサラ金，隣の部屋もサラ金，向かいの部屋は地上げ屋の不動産屋という古ぼけたビルの2階の一角の全床面積60 m² にも満たない空間が，アルコール専門外来の我が診療所の全てであった。待合室は，せいぜい10人も入れば，たちまち一杯となるような狭さであった。半ば，自嘲気味に，あるいはアルコール戦争の前線基地といういささかの気概を込めて，私たちはこの空間を野戦病院とよんでいた。従業員は受付，ソーシャルワーカー兼用の事務員が1人，看護婦1人，非常勤の心理士1人と私のたったの4名であった。

　そして同じビルの1階のサラ金の隣の奥まった30 m² ほどの1室をミーティングルームとして別に借り受けていた。

　開設に先立って，大阪天王寺の中華料理店朝陽閣で開設祝いが開かれた。そこには，大阪府断酒会をはじめ多くの断酒会の仲間や保健所等の行政の人々も集い，小杉先生の門出を祝ったという。アルコール依存症専門外来の前途を象徴する場であった。先生は開業当初に描いた治療システムについてこう述べている。

開業当時に描いた治療システム

　アルコール依存症の本質は一言で言えば，飲酒に対する抑制の障害である。すなわち節酒を続ける能力の障害であり，治療によりこの能力の回復はほとんど望めない。したがって事前の策として断酒を目的にせざるをえないのである。その点ではおおかたの専門家の見解は，この病気の治療目標は断酒を前提とした社会適応能力の改善にあることで一致している。

　また繰り返される再発の危機を乗り越え，しらふの安定した生活ができる状態まで回復するには，少なくても 3 年間以上の断酒の継続と医療的な関わりが必要とされている。言い換えれば，アルコールに依存しないで社会的に適応することに慣れるには，短い人でもそれぐらいの治療期間が要るということである。しかも，社会生活の中で直面する様々のストレスに対し，しらふでそれを乗り越えねばならないのである。

　アルコール依存症のために長い間損われてきた家族関係の修復，あるいは，再就職，職場復帰にあたっての不安など，アルコールに依存しないで対処しなければならないのである。

　アルコール依存症は，入院により治療が終わる病気ではなく，むしろ退院した時点から実践が始まるのである。したがって，入院の主要な目的はアルコール依存症という病気とどのようにつき合って生きていくかを知り，退院してからそれを実践に移す準備を積むためのものである。

　このように考えると，糖尿病の治療と同様に，アルコール依存症の入院治療は，全体の治療期間からみても，その治療上の必要性からも，それほど重きを

置くべきではなく，むしろ治療導入と再発の予防に治療の重点を置かなければならないことになる。

　私自身は，治療導入から再発の危機に際しての医療技術的介入など，回復に要する長い期間の医療の関わりの大部分は外来通院で行い，入院医療は必要な時の重要なワンポイントリリーフぐらいに考えていた。

　むしろ，この病気は現実の生活の場で回復しなければならないし，また，そうでなければ回復は望めないだろう。

▌解　説

　アルコール依存症の本質は飲酒の抑制障害であり，それ故治療の目的は断酒であることを，明確に述べている。その断酒を前提とした社会的能力の改善が治療目標であり，そのためには治療導入から再発防止まで，長期間の治療期間を必要とすることを述べている。外来治療をアルコール依存症治療の根幹に置く宣言であった。

第2節　アルコール依存症専門外来の理念

　アルコール依存症専門外来の日々の実践の中で，外来治療の形がつくられていった。

　先生はそれを，①段階的治療の試み，②同時平行治療の試み，③一貫治療体制の確立という3つの時期に分けている。

▌段階的治療の試み

　その後の第二期は，スタッフの数も増え，大小の規模の集団療法，家族や女性アルコール依存症者のための治療プログラムが整備され，ようやく，アルコール依存症の専門クリニックとしての治療システムができ上がってきた時期である。しかしこの時期の治療プログラムは，入院治療のシステムと同様，まず離脱症状や合併する身体の病気をある程度治療してから，集団療法や断酒会

などの自助集団への参加を勧めるという，段階的な治療を目標としていた。一般にいう第一期治療と第二期治療の分け方である。この段階的な方式は，入院の場合と異なり，通院による治療の場合には，治療成績があまり芳しいものではなかった。1つには将来への展望を欠き，またアルコール依存症に対する病識に乏しい患者は，肉体的な苦痛が取れれば事足れりとして，次の段階である自己のアルコール問題との対決を回避しようとする。

　通院の場合にも，患者の受診の動機は，低い次元のものである。治療導入にあたって，そのタイミングがよく問題とされるが，離脱症状の苦痛や臓器障害の苦痛は，治療への動機にはなる。しかし，それは単なる肉体的苦痛の回避を希望するものであって，行動修正を希望するものではないのが普通である。治療契約に当たってその点を指摘し，プログラムが組まれていても，患者は現実に身体が楽になれば最初の気持ちは変わってしまい，あらためて，精神療法に乗ってこないでドロップアウトしていくことが多いのである。今一つの問題は，まだまだ，通院での治療は社会的に軽症と受け取られ，周囲から早期の社会復帰を要請されるので，初期治療は約1か月間の短期集中型を取らざるを得なかった点である。その意味では，一般病院で解毒や臓器障害の初期治療を終えて，当院に紹介されてきた患者の治療継続率や治療成効率は，はじめから当クリニックで関わったケースに比べて，極めて低いことからも，通院治療の場合には，段階的方式ではうまくいかないことが窺われる。この点については，自助集団への導入についても同じことが当てはまる。ある程度アルコール依存症の知識をつけてから断酒会へ紹介するという方式は，かえってうまくいかないのである。

　それはクリニックの集団精神療法のプログラムが充実すればするほど，その影響を受けた患者は，断酒会へ参加した当初，教えられる所が少ないと感じるようである。患者に病院のミーティングと断酒会の会合との違いをいろいろ説明しても，なかなかわかってくれないものである。よくいわれるように，ともかく何回も会に出席して初めて，その意味がわかってくるのである。この時期，プログラムの充実ということで，小グループのミーティングを医者，心理士，グループワーカーの三者と数名の初診患者という贅沢な構成で行ってみたことがある。

　そうすると，患者の関心は，医者に集中し，肝臓の数値はどうなっていますか，睡眠が取れないとか，もっぱら身体の問題に向かい，目的とする行動異常

についての洞察が得られないので，医者を外し，心理士を外し，結局，グループワーカーのみにした。そうしたところ，身体的な問題は診察の時に医者に聞けばよく，この場は，自分の酒の上での問題行動のみを話すところであるという意識が徹底し，かえって治療効果が上がったのも忘れられない。いずれにしろ，この時期は試行錯誤の繰り返しの中から，少しずつ，通院治療のシステムができあがっていったが，まだまだ，自助集団との連携が不十分であったことなどから，治療の成果ははかばかしくなかった。

▌同時並行治療の試み

　第三期は，それまでの治療の経験から，通院治療では，短期間の治療を要求されるので，入院治療のように，段階的なプログラムは組めないことがわかった。そこで，アルコールの体内からの排除と，それに伴う離脱症状への対処や，各種合併臓器障害の治療を行いながら，患者が身体が苦しく，辛い思いでいる時期をとらえ，間髪を入れず，直ちに教育のための各種精神療法への参加を義務づけた。さらに受診直後から断酒会への参加を進めるなど，すべての治療を同時に並行して行うように治療方針を変えた。要するに，肉体的な苦痛から逃れたい，あるいは大きな失敗をしでかして，心ならずも受診のやむなきに至ったその機会をとらえて，間髪入れずに短期集中に初期治療を行い，とりあえずアル中としての治療の動機づけを行い，その後の長期にわたる治療に持ち込むのである。したがって，治療の合意が得られれば，患者はその場で直ちに抗酒剤を飲まされ，アルコールと決別させられ，矢継ぎ早にミーティングに参加させられる。少なくとも1か月間は毎日診察を受け，その際，各種ミーティングで断酒会の参加の感想を聞かれ，治療の進捗状況を判定されるのである。極端な場合には，まだ汗をかき，手が震えている状態でミーティングに参加させ，受診したその日から夜は断酒会に出席させるのである。たいていの患者は，通院による治療だから，楽ができると考えていたが，入院するよりもはるかに忙しく厳しいと感想を述べる。

▌一貫治療体制の確立（夜間診療の開始）

　開設以来，あっという間に満3年が過ぎ，通院による治療を希望する人は後を絶たず，事故もなく，ある程度の採算性の目処もついたので，この時点で，より充実した治療を求めて独立した診療所の建設に踏み切ることにした。

そして，移転と同時に，かねてより懸案であった夜間診療を開始した。毎日の受診とはいえ，わずか一か月間の集中治療で予後を良くするためには，どうしてもその後の夜間診療でのフォローを必要とする。したがって，社会復帰に際しては，自助集団への参加，夜間診療への受診と抗酒剤の服用を三本の柱として義務付けた。また，仕事を終えた患者が受診しやすいように，夜間の診察の受付時間は7時までとした。この時期になって，はじめて解毒からアフターケアに至るまで，一環した通院による治療システムが完成したといえる。短期集中治療を補完する意味で，社会復帰後の夜間診療の実施は非常に重要である。その他，クリニックを開設した当時から，目指していたことであるが，医者やケースワーカーの数が増えたので，お互いに時間のやりくりをして積極的に保健所や断酒会に出かけて，それぞれの機関で行われている精神衛生相談や酒害教室，あるいは酒害対策懇談会等に参加することにより，地域のネットワークの強化を図り出した。このような診療体制で治療を行うことにより，患者の予後は，格段と良くなり，自助集団に定着する人々も増えだした。

解　説

　この3つの時期の中で常に意識されていたのは，自助グループ（断酒会，AA）との連携である。患者さんをいかに自助グループへつなげるかを考えながら治療を行っていた。そのことは断酒の3本柱，①治療，②自助グループ，③抗酒剤の服用，として治療の中で患者さんに強調した。医療スタッフは，断酒会や保健所との連携を重要業務と考え，保健所での精神保健相談に協力し，保健所で行われている酒害教室に参加した。また夜には積極的に地域の断酒会に参加し，連携を深めた。

第3節　合併症治療の必要性―分院の設立―

　小杉クリニックは開設以来アルコール依存症専門外来として治療を行ってきたが，実際には統合失調症やうつ病，躁うつ病を合併した人，またすでにアルコール性認知症や認知症を合併した人が来院され治療を行ってきた。これらの人で，アルコール依存症の治療になじめない，また社会復帰まで長い治療期間

を要する人も多く，そのため小杉クリニック分院が開設された。

分院診療開始（専門性の強化）

　しかし，この時点で新しく出てきた問題は，開院して3～4年も経ると，アルコール問題として紹介されてきた患者の中に，分裂病やうつ病が隠されていたり，あるいはアルコール痴呆や老人性の痴呆の人々が混じり，それらの人々が待合室に増えてきたことである。

　アルコール問題ということで，受診してきた人の内，合併精神障害のある人々は意外に多いものである。しかし，当院はアル中専門のクリニックであり，治療のプログラムは集団療法を中心に，すべてそれらの人々の専用に組み立てられており，他の精神障害の合併や痴呆がある場合には，治療の方法も変えざるを得ないのである。これらの患者の治療は，薬物投与を中心とした個別の治療に重点を置いたものになりがちである。そこで，アルコール依存症の治療プログラムになじめないこれらの人たちを他の精神科診療所に紹介することにしたが，飲酒のために服薬が自分で管理できず，再発をして結局入退院を繰り返す羽目になる。そのために，アルコール問題を持った合併精神障害の人々も，当院で診察をせざるをえないようになった。

　しかも，単純なアルコール依存症の人に比べて，これらの人々は社会復帰までに長い治療期間を要するので，次第にその比率が増えるにつれ，待合室での治療的雰囲気にも微妙な影響が出始めてきた。そこで独立した建物に移転してからも，そのまま借り受け，閉鎖していた以前に使っていたビルの診療所を，これらの合併精神病やアルコール性痴呆，あるいは身体障害の人々の専用の治療の場として，クリニックの分院と名付けて再度オープンした。分院の開院により，今まで治療が軌道に乗りにくかった合併精神病の患者も定期的に通院するようになり，再発が減り，また，本院のほうも，アルコール依存症の人のみの治療の場になって，専門性が強化され，それにより治療的雰囲気が著しく向上してきた。入院の場合，病室の雰囲気が患者の予後に大きな影響を与えるが，通院の場合も同じであり，いかに治療的雰囲気を維持するかに常に頭を悩まされるものである。

第4節　デイケアの開始

　アルコール外来治療を確立する時期に続いて，通院を続け断酒を続けている人たちが，いかに社会復帰をするかが小杉クリニックの重要な課題となった。特に若年でアルコール依存症となった20代，30代の人たちは，社会生活の経験が少なく，社会復帰は困難だった。これは薬物依存症の人たちの社会復帰についても同様のことが言えるであろう。小杉クリニックにおいてもデイケアの開始が議論されることとなった。1991（平成3）年からアルコール依存症としては最初のデイケアが始まった。

デイケアの開始（治療期間の幅の増加）

　さらに，深刻な悩みは，単身生活者が多く，生活保護受給者が多い小杉クリニックでは，当然短期集中治療では社会復帰できない人々が数多く見られる。そこで，集中治療期間を6週間に引き延ばすなど，様々な工夫，手直しを行ってきたが，それぐらいの期間では，とうてい社会復帰できない人々が大勢出てきた。一律にある期間で社会復帰させるという考えにそもそも無理があり，その解決策に悩んでいたちょうどその頃，通院デイケア制度が認可された。これは非常にありがたかった。準備から2年近い試行錯誤の上，1991年1月からデイケアを開始した。デイケアの結果，治療期間に幅を持たせることができるようになり，ともすれば取り残されがちだった人々に対して組織的な治療が可能になり，治療対象に幅ができるようになった。そのほか，通院医療の最大の弱点とも言える，患者同士の仲間関係の希薄さを改善するのに，デイケアは大きな力を発揮しだした。

第5節　一般治療との連携の試み—小杉記念病院の設立—

　内科医療と専門医療とが，合同でアルコール医療を行おうという考えで，小杉記念病院は1992（平成4）年10月に大阪府柏原市にオープンした。
　小杉先生はその背景を次のように述べている。また，小杉記念病院での内科

治療との連携については，第2部第5章で詳しく述べる。

　クリニックを開設して10年を過ぎる頃から，受診患者の質の変化が見られるようになってきた。それは，患者の老齢化，女性患者の比率の増加や一般医療機関からの紹介患者の増加であり，アルコール性の臓器障害の重度の人々の増加であった。一般にいわれるアルコール依存症の鎮静化，静かなアル中の増加である。こういったアル中患者の大多数は，一般医療機関で臓器障害の治療だけをターゲットに治療を受け，重度の離脱症状の出現や院内飲酒による他の患者とのトラブルなど病棟管理上困った時に，初めて専門医療へと紹介されるのみで，アルコール依存に対する治療はなされぬままに，入退院を繰り返しているのである。

（中略）

　その現状を変えるためには，一般医療の中に専門医療が入っていくことが先決と私は考えた。そこで，実践的に一般医療機関でアルコール依存症の治療の可能性を探ろうとして設立したのが，小杉記念病院の構想である。

第6節　女性のアルコール依存症の治療

　女性の断酒会であるアメシストでは，1日研修会が行われ，全国各地の女性たちが集まり，体験談を語り，熱い共感をかわしている。小杉先生は，女性たち同士の活動が，恥意識や世間の偏見や誤解を吹き飛ばしていくものと期待をかけていた。アメシスト発行冊子の序文で小杉先生は次のように書いている。

■ 死にたい気持ちを救ってくれたお酒

　「もし，この世に酒がなかったら，自分はどんな人生を送っていただろう」というテーマで行われたある日の女性ミーティングの一コマ。いろいろな答えが出たが，意外なことに「もしお酒がなかったら，死にたい気持ちが救われなかっただろう」が結構多かった。また，「お酒が飲めなかったら，薬やギャン

ブルに走っていたかも知れない」と語る人もいた。単純に考えれば，飲酒が原因で離婚を経験したり，入退院を繰り返した人ばかりであり，アルコールがなかったら，もっといい人生を送れただろうという答えが予想されそうに思えるが，それはごく一部の声であった。

　中には，「アルコールを悪くいうのはやめてほしい，酒がかわいそう」と真剣に言う女性もいた。それを聞きながら，私は，やっぱりそうだろうなという感を強くした。アルコール依存症の原因はアルコールにあるというのは，離婚の原因は離婚にあるというのとさほど変わらない答えである。そういわれて，それに納得する人はいないだろう。いずれにしろ，何かに依存しないと生きられなかった人生があったのである。いわば，お酒は命の恩人ともいえるのである。命の恩人でもあったが故に愛しすぎた結果，今はそのお酒に逆襲され，裏切られ，そのままでは生きることができなくなったから，酒を断たざるを得なくなったのである。

女性のライフサイクル上に押し寄せる悩み，苦しみ

　アルコール問題には，その人の生き方が凝縮されており，人生そのものであり，生活の中で飲酒が組みこまれ，システム化されているのである。

　したがって，アルコール依存症からの回復とは，ただ酒をやめればよいというほど単純なものではない。酒との出会いから，自分の人生を今一度振り返り，しらふで生きなおす必要がある。

　男性は生まれた時から男性であり，一直線の人生であるといわれる。それに比べて，女性は，少女から娘，妻，母親，姑，寡婦など一生のライフサイクルも生きる上での悩みや苦しみも男性とは異なっている。女性は男性よりも，親，夫，子ども，恋人など重要な人により人生を分断されやすいといわれている。

アメシストの意義

　いうまでもなく，アルコール依存症という病気の病像は男性も女性も変わりなく，断酒は共通目標である。しかし，その背景にある社会の病理は男女により大きく異なっている。したがって，男女混合の例会の場と同時に，女性ならではの問題の共有，共感ができる女性のアルコール依存症の集いであるアメシストの存在の必要性は極めて重要である。それは女性患者にとって大きな救い

であり，女性のミーティングの開催の意味は深く，大きいのである。このたび，アメシストの方々の体験談が小冊子として発刊されることは飲酒問題で悩み苦しんでいる多くの女性患者にとって福音となる。序文の寄稿を依頼されたことを喜んで引き受けた次第である。

第7節　家族への援助

　小杉クリニックでは，というよりアルコール医療では，家族への援助を大切にしている。小杉クリニックでも毎週，初心者家族教室（6週間の出席），また，家族教室（長期にわたる援助）が行われた。それは，小杉先生の次のようなアルコール依存症家族に対する記述に基づいたものである（小杉好弘：アルコール症の家族治療の経験，臨床精神医学，第10巻第2号，p183-189，1981年より抜粋）。

　アルコール症者の家庭生活は，飲酒問題を中心にして，病者をとりまく家族に大きな心理的影響を及ぼす。病気の進行とともに，家族の病者に対する態度が次第に変容し，家族員相互の役割や地位が変わる。そして家族内の緊張が高まり，たえず統合と崩壊の危機を繰り返す。ある場合には危害や脅迫を恐れるあまり，病者のいうがままになる家族や，反対にすべての面で病者を規制しようとする家族，さらには完全に異物化してしまった病者を排除した形で家庭生活が営まれている家族など，病者をとりまく家族のあり方は，さまざまである。

　しかし，おおむね家族のとっている態度は，病者によってアルコール依存の現状を維持するための防衛に使われたり，病者に心理的な圧迫をもたらし，病気を促進するという悪循環の原因になっていることが多い。したがって，アルコール症の治療にあたって家族内の人間関係，とくに，配偶者との関係の改善をはかることはきわめて大切なことであり，予後にも大きく関係する。

　一方，アルコール症の治療を考える時，断酒が唯一の目標でないことはいうまでもない。しかし飲酒をめぐって問題が派生し，さまざまの障害をもたらしていることもまぎれもない事実である。したがって，アルコール症の回復の前

提となるのは，飲酒の中止，すなわち断酒である。

　まず，初期の治療の目標は，断酒への動機づけであり，病者と家族の双方に，そのための共通の理解を必要とする。病者の認識の浅さや家族員相互の病的な関係が，断酒への動機づけを阻害するものとなる。またたとえ断酒生活が始まっても，回復途上での離脱現象の発現など，飲酒によりおおわれていた問題が，むしろ断酒を契機として表面化してくる場合が多い。

　断酒することが決して問題の解決のすべてではなく，むしろアルコール乱用の引き金となった本当の理由が姿を現し，それらの正常化への試みの失敗，特に家族関係をめぐっての葛藤が飲酒再開への原因となることがよくある。したがって，アルコール症の治療を考える場合，家族に対する長期にわたる援助がどうしても必要となる。

　断酒への動機づけに関しては，飲酒をめぐってくり広げられている病者と家族間の深刻な争いの中で，病者に防衛的に利用されている家族の態度の改善がさしあたっての治療の目標となる。ひとたび動機づけられた断酒の継続については，アルコール乱用に陥った真の原因や，その結果としての家族関係の歪みの正常化への働きかけが，その治療目標となる。

第8節　アルコール専門外来成立の条件─連携の重要性─

　小杉先生は，アルコール専門外来が成り立つための条件として，連携の重要性を次のように述べている（小杉好弘：アルコール症専門診療所実践記録，アルコール依存とアディクション，第12巻第3号，p169-174，1994年より）。

　つぎに，先にも述べたように，断酒会やAAなどの自助集団の地域への発展，ならびに受け皿としての成熟度が高いことである。

　さらに，保健所や精神衛生センター，あるいは福祉事務所等がアルコール依存症に対する理解があり，治療に協力的であることや専門医療機関，一般医療機関との連携が見られることである。また，単身者のための専門福祉施設が存在していることも重要な要素である。それらの社会資源が，おたがいにネットワークを組んでいる点である。

第9節　アルコール作業所の設立

　小杉先生は，愛隣寮，弘済院でのアルコール依存症者の回復施設に深く関わり，単身者の断酒，回復に力を尽くしてきたが，地域の施設だけではなく，回復を目指して，1990年代はじめから保健所，福祉事務所，医療が連携して，作業所づくりのための準備会を行ってきた。それが，1999年東住吉区矢田での，リカバリハウスいちごの誕生につながった。第2部第8章に詳しい。

（第3章解説　植松直道）

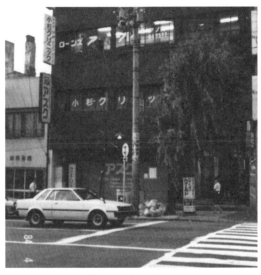

1981年に開設された小杉クリニック

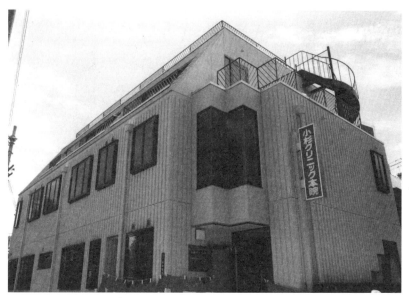

小杉クリニック本院竣工(1984 年)

第4章

アルコール専門外来
─治療の実際─

第1節　アルコール依存症とは

　小杉先生はアルコール依存症をどのような病気とみていたのだろうか。以下に「現代のエスプリ第486巻」(2008年)での記述をみていきたい(小杉好弘：アルコール依存症─専門外来，現代のエスプリ，第486巻，2008年より抜粋，第1節〜第3節まで)。

アルコール依存症とは

　アルコール依存症は精神的な病気であり，多くの物質依存の中の一類型である。病気である反面，わが国の成人人口の多くは常習飲酒者であり，飲酒行為はわれわれの社会では日常的である。その点で，アルコール依存症は，所持したり，売買したりするだけで犯罪とみなされる他の非合法薬物依存とは明らかに異なった一面を持っている。わが国の文化では，飲酒行為そのものは異常とはいえないので，どこまでが正常でどこからが異常とみなされる飲酒なのか線引きは難しい。

　一方，わが国では，盆や正月あるいは結婚式や法事など特別な行事の場合以外，朝や昼から飲酒する習慣はない。だから，晩酌という言葉はあっても朝酌とか昼酌という言葉はないのである。あまり耳にしなくなったとはいえ，晩酌という言葉は今なお生きている。また，酒乱という言葉も酔い方の異常とみなされる。これらは飲酒に対する社会が持っている規範である。社会的な規範からの逸脱が繰り返される場合，異常な飲酒として社会的に排斥されるのである。このような社会の持つ飲酒に対する規範は，外国人はいざ知らず，わが国

に育った，たいていの成人は知識として身に着けている。したがって，誰しもが，どのような飲酒であれば，周囲が許容してくれるかわかっている。わかりつつ，規範が守れない状態をアルコール依存症という。つまり社会が許容する範囲の飲酒ができなくなった状態である。このような状態の背景にあるのは，心と身体のアルコールへの異常なとらわれ，つまり病的依存である。それがこの病気の実態である。

第2節　アルコール依存症の治療（専門外来）とは

次に，アルコール依存症の治療の意味を，以下のように述べられている。

先に述べたようにとらわれの病であるアルコール依存症の治療とは，まずとらわれからの身心の開放である。そして，アルコールにとらわれることによって損なわれた人間関係や職業上の障害の修復である。さらに，心がとらわれた原因についての洞察と改善への努力である。つまり，心の成長である。治療の順序としては，病気の成り立ちとは逆に，最初に，身体からのとらわれからの開放を始めるのである。そして，次に心のとらわれからの開放に取り掛かるのである。心のとらわれから自由を得るには，永い年月をかけて素面で生きる階段を一歩ずつ上がることが必要なのである。

第3節　なぜ専門外来が必要なのか

先にも述べたようにアルコール依存症は精神的，身体的ならびに社会的障害を伴う重複障害である。その治療目標は多くの生活習慣病同様，治癒ではなく回復である。つまり，いったん飲酒に対するコントロール障害をきたした場合，治療により，過度の飲酒に戻すことは不可能である。したがって，治療目標は生活の中で断酒を定着させることである。つまり，アルコール依存症という病気と如何に共存して生きるかを学ぶことである。その意味では，糖尿病の治療とよく似ている。それは，教育を主とした行動修正の治療である。したがって，仮に入院治療を行うにしても，主たる目的は教育のためであり，退院

と同時に実践が始まるのである。しかもそれは一生続くのである。このような見方に立てば，入院期間が 3 か月であろうと一年であろうと生涯続く長い治療のわずかな期間にしか過ぎない。したがって，条件さえ整えば，アルコール依存症の治療システムは，糖尿病同様，専門外来への通院を中心にして組み立てるべきである。入院治療はむしろワンポイントリリーフであって，必要な場合もあれば，必要としない場合もある程度である。東京や大阪のような大都市圏の交通アクセスが良い地域では，しかるべき治療プログラムさえ組めば，大部分のアルコール依存症者は専門外来への通院により治療が可能である。

第 4 節　治療への導入

　小杉先生はアルコール依存症治療について，治療の導入のための介入，治療に時間がかかる，関係機関相互の連携の必要性があることなどを解説している（小杉好弘：アルコール依存症における治療の実際，治療，第 87 巻第 8 号，p2416-2420，2005 年より抜粋，第 4 節～第 6 節まで）。まず，治療の導入についてみてみたい。

　家族のみの相談も多く，たとえ患者自身が受診しても，自らの意志というよりも，家族や福祉事務所，あるいは職場の圧力で，やむなく訪れることがほとんどである。したがって，自己の飲酒問題の存在すら否認する傾向が強く，最初から治療に対しても否定的，懐疑的なことが多く，懲らしめのために精神病院へ入院させられるのではないかという不安，恐れを強く抱いている患者もしばしば見られる。このような状況の中での治療導入では，受容的に，人間としての患者の尊厳に気を配ることがなによりも大切である。診察の際には，治療者自ら扉を開け，患者を導きいれ，まず，自らの名前を名のり，そして付添人の診察場面での立ち会いについて，本人の同意を得るぐらいは，少なくとも必要な心づかいである。患者が付添人の立ち会いを拒否する場合は素直にそれに従うべきである。

そして，初診時に伝えるべきメッセージとして，次のように述べている。

　初診時に，最低限，患者に伝えるメッセージは以下の4項目である。①自分が悩み，周囲が悩まされるような飲酒の状態を，問題のない飲酒に変えられないのは，病気であり，治療が必要である，②時間はかかるが，治療をすれば回復は可能である，③まず断酒することが絶対条件である，④同じようなアルコール問題で悩んだ人達が大勢回復し，立派に生活している。

第5節　治療に時間がかかる

　病気の発見から専門治療への導入，リハビリテーションを経て，アルコールに依存しないで生きるすべを身につけ，安定した断酒生活を送れるようになるには，少なくとも3年ないし5年を要する。その間，再発の危機が繰り返されるのである。

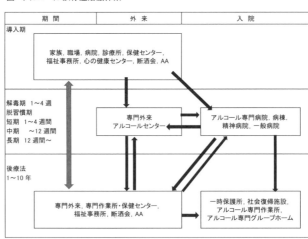

図　アルコール依存症治療体系

第6節　関係機関相互の連携の必要性

　様々な関係機関が，治療についての考え方を共有して，患者のステージに応じて関わる必要がある。専門医療への導入にあたっては，家族や関係者の要請に応じて，救急医療機関や地域の保健センターが大きな役割を担うことになる。専門医療機関は，解毒ならびに精神依存に対する治療を担い，その後は，再発を防ぎ，地域で生活する技術を習得する場である自助集団が受け皿として主たる役目を受け持つのである。この時期には，専門医療や一般医療機関は，一歩退いて，再発の危機に応じて，その専門性で介入するに止める。

（第4章解説　植松直道）

第 5 章

内科でのアルコール依存症治療
―一般医療との連携への布石―

　小杉先生は，1981（昭和56）年にアルコール依存症専門クリニックを大阪市で開業された。そして，その後，約10年にわたる専門外来での経験から，

【患者の高齢化，女性患者の増加，重度の内科疾患患者の存在が顕著になってきた！】

と，アルコール依存症医療の問題点を改めて提起された。また，その頃，救護施設（中間施設）の減少なども生じてきており，それらの改善と新たな試みとして1992（平成4）年，大阪府柏原市に小杉記念病院を開設した。

　特に，一般の医療機関で臓器障害の治療は受けたが根本にあるアルコール依存症の治療を受けないために，入退院を繰り返し重症化した患者の受診が増加していたことから，

【一般病院の医師や看護師のアルコール依存症に対する知識の乏しさと，精神医療の枠の中でしか扱わないことに対する患者の抵抗感がその背景にある。臓器障害に対応しつつ，アルコール依存症にもアプローチできる内科系病院を，診療所の後方施設として創りたい！】

と考えられた。

　これらを踏まえ，小杉記念病院は閉鎖病棟および保護室をもたないアルコール専門内科病院（男女共用）としてスタートを切った。

【精神病院ではなく，一般病院ということで，アルコール依存症の患者の入院治療に対する抵抗感が驚くほど少なくなった。"敷居"が低くなった感じだ！】

　実際，このような診療体制は，否認の病ともいわれるアルコール依存症の患

者やその家族の入院治療に対する抵抗感減少に大きく寄与した。さらに，内科医と精神科医が担当することで，より専門的な内科治療と精神科治療を同時に行うことが可能となった。具体的には，精神科的投薬に加えニコチン酸投与や，消化器疾患に対する加療や内視鏡検査・超音波検査等を早期に施行することができた。

　もちろん，精神症状の急激な増悪や重度の内科疾患が発生した場合には，一旦，従来の精神科病院や救急病院への転医し，後日，再入院となる場合もあった。そして，このような事態が生じることや外来診療中の経験から，小杉先生は他科との連携を非常に重要視されていた。一般病院との入退院のやりとりの経過から，

【アルコール依存症は，臓器疾患だけを治しても仕方がないという意識が，一般病院にも浸透してきた。記念病院を仲介役にして，地域の一般病院のアルコール依存症治療のネットワークをさらに広げていきたい！】

と忙しい診療の合間をぬって精力的に活動された。

　その中で，アルコール専門内科病院である小杉記念病院の大きな課題として，専門診療が可能な精神科医と内科医の確保という問題があった。そこで，小杉先生は精神科・内科を問わず，積極的に多様な講演をこなされ，病診連携を訴えられた。また，精神科だけでなく，大学病院の内科やその他の医局を自ら何度も訪れて，連携やネットワークづくりに尽力された。その当時，大学病院の消化器内科から毎年医局員が小杉記念病院に派遣されていたが，内科医局の同門ではない小杉先生のもとへ医師を派遣するということは非常にまれなことだった。

　そうした上で，小杉先生は派遣されてきた医師たちに対し，講義や世間話などもしながら，アルコール医療への関心や理解を促された。

【酒をやめている人の話を聞きなさい！】

と，患者だけでなく，医師やスタッフに対しても酒害体験談の重要性を説かれていた。

　その結果，様々な経験を得た医師たちによって，各地のアルコール依存症の治療精度が上がることとなった。新たにアルコール専門クリニックが開設されたり，一般科における断酒指導や専門機関への紹介率が向上した。

　アルコール専門内科病院の開設は，実際の治療面だけでなく，たくさんの医師へのアルコール依存症教育という面でも大きな意味・成果があり，大阪のアルコール医療において多大な功績を残されたといえる。

（第5章解説　小谷陣）

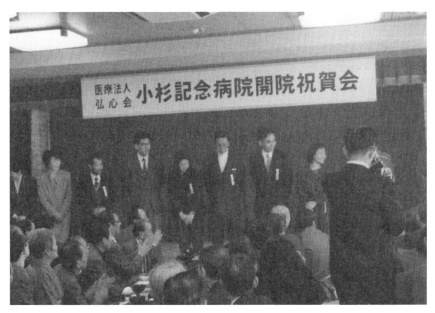

小杉記念病院の開院祝賀会（1992年）

第6章

高齢者への治療

　小杉クリニック開設当初は，30代，40代，50代の男性が受診者の中心であった。年を経るにつれ，高齢者の受診は増加していった。ほとんどは男性である。60歳以上の新患数でみると，1982年6％，1991年13％，2000年18％，2009年には35％と，急速に高齢の受診者の増加が見られた。

　小杉先生は，常に"場"つくりが重要であると言われていた。そして，こうした高齢者の増加にあわせ，"場"つくりをすすめた。一つは，「東住吉飲酒と健康を考える会」，もう一つは「21世紀フォーラム」の開催であった。

第1節　東住吉飲酒と健康を考える会

　先生は，従来から東住吉区保健所での酒害教室に参加し，地域でのアルコール問題に関わっておられた。高齢アルコール問題に取り組むため，1998（平成10）年3月に東住吉飲酒と健康を考える会を始められた。ここには，小杉クリニック，断酒会，AA，リカバリハウスいちご，地域の介護事業所スタッフ，地域包括支援センター，障害者作業所等，多くのメンバーが月1回集い，ケース検討を通じて，アルコール問題を考えた。

　先生は，ここに自助グループのメンバーが参加し，発言することがアルコール問題の理解に最も役に立つと言われていた。この東住吉飲酒と健康を考える会は，その後も様々な団体の参加を得て，現在も200回を超えて継続されている。

第2節　21世紀フォーラム

　小杉クリニック本院では，2000年代に入り年2回，21世紀フォーラムと称し，主に高齢の援助に関わるスタッフ対象の研修会を開いた。毎回100名

を超える参加を得て，アルコール依存症に対する知識を深めた。ここでは，小杉先生の第9回21世紀フォーラム (2009 (平成21) 年10月24日) の講演内容を紹介する。

1) 問題飲酒の発見　〜手がかりはたくさん
- たびたびアルコール臭がある
- 昼間から酔っている
- ものを食べないで飲む
- 酔って電話をする
- 翌日に覚えていない
- 酒を買うことを強要する
- 飲んだり，止めたりする

2) 働きかけのポイント
- 叱責したり，説教したりしない(倫理や道徳にすり替えない)
- 病気であると伝える(人格の問題ではない)
- 揺れ動く気持ちに付き合う(連れ添う)
- 働きかけのタイミングをはかる
- その気になった時は速やかに実行に移す

3) 援助の基本姿勢と患者のこころのあり方〈アルコール依存症者への援助の基本的姿勢〉
- 感情受容的であること(共感)
- 信頼を持つ
- 個別性であること
- 中立であること

〈患者のこころのあり方〉
- 心は揺れ動いている(両価的) ……止めたいが飲みたい
- 現状を良いとは思っていない
- 節酒や断酒の試みを経験している
- 上手く飲めないのが，病気とは思っていない
- 周囲が大げさに騒ぎすぎなのだと思っている

・酒を断つことへの恐怖感を持っている

4）高齢者の特徴とまとめ

〈治療上の問題点〉

　・周囲が年だからと大目に見る

　・先が短いんだから酒ぐらいという

　・身体障害が多く，自助集団への参加が困難

　・配偶者も高齢化しているため，身近に援助者がいない

〈まとめ〉

　・生理的にアルコールへの耐性が低下

　・警察沙汰等の暴力行為は少ない

　・家庭で飲むことが多い

　・短期間で依存症になる例も多い

　・痴呆をはじめ合併脳障害を伴うことが多い

5）なぜアルコール医療にネットワークが必要なのか

　回復はあるが，完治はない病気

〈時間〉

　　断酒継続の安定には，数年(少なくとも 3〜5 年）を要する

〈場所〉

　　患者のステージに応じて治療資源の主役交代が必要

　　一般医療(含救急医療)・専門医療・保健所・福祉事務所・専門福祉施設・自助集団・専門作業所・家族

〈人〉

　　医師・看護師・専門医師・アルコールソーシャルワーカー・保健師・地域支援相談員・当事者の仲間　等

（第 6 章解説　植松直道）

第 7 章

女性への援助

　女性の治療に関するインタビューに応じて，小杉先生は，女性を巡る状況，女性の体質的なこと，乱用のきっかけ，治療の目標などについて語っている（Medical Today より抜粋）。

女性依存症の増加

　女性の社会進出が進み，価値観も多様化して，女性の愛飲者が増えれば，女性のアルコール依存症が増えるのは当然ですよね。実際にどのくらい増えているのか。一例として，私どものクリニックの通院患者をみると 10 年間で倍増です。アメリカではアルコール依存症は職業をもっている女性に多い。でも日本ではまだまだ主婦に多いですね。

女性患者に対する偏見と誤解

　偏見はあると思います。もう一つは，女性のアルコール依存症は治療が難しいという定説。私は早くから大学病院で治療していたのですが，そこへ来る女性たちは少しも治療は難しくないという印象を持っていた。それよりも治療のシステムが男性中心になっていることの方が，ずっと問題だと感じてました。
　まだまだ女性が利用できる施設は，専門のクリニックにしても少ない。システムが変われば女性の治療も決して難しくはないと思います。

女性の体質的なこと

　いわゆる生理的な，アルコールに対する反応の違いがあります。女性ホルモンである卵胞ホルモンのエストラジオールは肝臓のアルコール脱水素酵素の活性をおさえる。だから分解が悪くなる。それで，女性の方が男性より早く少量

で肝障害が起こる。それから女性の体は，脂肪組織が多いということ。脂肪が多いから代謝を遅らせることも肝障害が短期間で起こる原因の一つですね。

また，胎児性アルコール症候群。妊娠適齢期の患者の場合，胎児の発育障害，知的障害，顔貌異常や心臓奇形等の障害が起こります。

更に生理との関係があります。生理前は，卵胞ホルモンのエストラジオールが増える。それが分解酵素の活性を抑えるので代謝が遅れ，女性アルコール依存症の人は生理前になると飲酒欲求が起こり，しかも深酔する。反対に更年期で閉経期の女性は，今度は，代謝を抑えるホルモン値が落ちてくるわけですから，逆に代謝が促進され，たくさん飲めるようになります。

乱用のきっかけ

女性が乱用に陥るきっかけが，男性のように社交的飲酒から徐々に鍛えられてなるというのではない。最初に個人的な体験がある。例えば，主婦としての役割喪失，これはよく言われている空の巣症候群です。あるいは，仕事を持っていた女性が，子育てのために仕事をやめた場合。単に仕事だけじゃなく，それに伴う価値観や社会参加などの意義を喪失する。子育てだけでは満足できずに役割喪失という感情が出てきます。あるいは，嫁姑の問題なども，仕事に出る事によって回避できたのに，衝突が起こりだす。

役割喪失に関連して，夫婦間の葛藤や子育ての問題，これは女性ならではの一つのライフサイクルですね。娘の時代，主婦の時代，そして今度は姑になる時代，また男性とは違った意味合いで，いろいろな立場に立たされる。女性の場合は心の問題が大きく関係している。

女性の症状の特徴

特徴というのは，当然暴力や反社会的な行動は少ないのですが，一つには性行動の異常を伴うことが多いです。例えば，冷感症とか不感症，セックスに対する嫌悪感が割合強い，これはかなり深刻な問題ですね。社会的な影響も受け，古い時代の性風俗やモラル，倫理観の影をひきずってもいますね。そしてこれは，生育歴の中での実は親子の問題なのです。女性性と男性性の性役割の同一性の確立ができているかどうかです。

治療の目的

　女性も閉塞状況の中で，行動言語としての酔いから抜け出して，しらふで自己実現する。まず，アルコール依存症という病気は恥ずかしいものではないと，偏見とたたかう覚悟も必要です。そういうことを自助グループを通して切り開いていく。治療とは何かといえば，いわゆる酔いを生涯捨てる事です。そしてしらふで，人間関係の中で，自分の権利や意志を主張する自分を育てていくこと，わたしは，アルコール依存症はコミュニケーションの障害だろうとみています。お酒の力を借りずにうまくコミュニケーションできるようにすることです。治療は大変な時間と根気が要ります。ですから自助集団の中でやっていかないとやれません。医師ができることじゃないです。われわれはサポートするにすぎない。自助集団なくしてアルコール依存症の回復はない。

✒ コラム　　　　　　　　子どもへの視点

　小杉先生は矢内純吉先生とともに児童虐待防止協会とも連携し，その防止活動にも寄与している。主治医として長い経過を診てきた一人の女性が取材に協力し，アルコール依存症の家庭で育ってきた経験，アルコール依存から抜け出せなくなり子育てができなくなっていった経験，そして回復の過程が描かれた DVD を制作している。アルコール家庭で育つ子どもたち，そして親たちへのできるだけ早い介入と依存症治療が必要である。

（第 7 章解説・コラム　佐古惠利子）

第 8 章
生活障害への福祉援助の導入
—専門作業所の立ち上げ—

第 1 節　専門作業所立ち上げ前

　こうして，男女の別や年齢に関係なく，また，愛隣地区の単身生活者に至るまで回復の可能性が立証された。通院でも治療が可能な時代になった。

　しかし，社会とどうつながりなおしていくことができるのだろうかという問題が顕在化してきた。デイケアにとどまらず，もっと地域の中で暮らしながらできる仕事をして，社会と接するにはどうすればいいのか，生き方や生きる意味がわからないといわれた。依存症を患う人々は多様であり，初期治療を受け自助グループへの定着をもって自己実現していく人たちもいる。一方，幼少期から生きる困難を感じて若年で発症した人や，回復への時間を要する人たちも多い。病気の進行の中で，生活の崩壊過程を経験してきた人たちの生きる力を取り戻すことができる地域生活での援助の仕組みが必要だとわかってきた。小杉先生は，福祉援助の課題にも積極的な発言をし，包括的支援の必要性をいち早く示されている。

　同じアルコール問題をもった患者といっても，小杉クリニックを訪れる大阪市在住の患者の多くは，大阪府下在住者に比べて，飲酒問題以前の状況がすでに劣悪であり，社会的な適応能力が低く，その上にアルコール問題が重なり，さらに状況を悪くしているといえるのである。このような患者の対策は，より長期のリハビリテーションに重点を置くべきで，長期の入院治療はほとんど生活条件の改善をもたらすものではない。むしろ短期入院にとどめ，長期の生活訓練に重点を置いた対策が必要である。

　そのためには，通院デイケアやアルコール作業所への通所，グループホームの入居など，リハビリテーションプログラムを重視した施策が重要である。

　アルコールや薬物問題の発生は，貧困や地域文化など，きわめて社会的，構造的な問題と深く関わっている。先生は，大阪市におけるアルコール問題の課題という観点から専門作業所への必要を論じられた。

大阪市におけるアルコール問題の現状と課題

　1997年度，小杉クリニックへ受診した患者の内，大阪市と大阪府下在住者100名をランダムにピックアップして，アルコール依存症のタイプや社会背景を調べた。

　年齢比較では，大阪市は若い人が多く高齢者が少ないが，大阪府下の患者はその逆であった。単身率・独身率では，大阪市は単身者，独身者が圧倒的に多数を占めている。教育歴・薬物依存既往歴・無職率では，義務教育のみが61％：34％で，薬物依存歴率で29％：13％，無職率で69％：13％という結果で，有意な差がみられた。

　愛隣地区だけでなく，大阪の南部のアルコール問題多発地区での対策の中心は単身者であり独身者であり，また，貧困の問題であり，保健所での対策として成り立つのは家族教室というよりもむしろ当事者へのアプローチであり，それが酒害教室の誕生であった。

　アルコール専門診療所の活動が広がり，デイケアが盛んになるにつれ，若年で若年発症タイプの人達も毎日の通院により，地域での断酒生活が可能となってきた。その結果，先に見た自彊館などの中間施設でのリハビリテーションの必要が次第に減じ，入所者も少なくなってきた。さらに，診療所のデイケアを終えた人達がより自立した生活をめざし，次のステップとして酒害教室へ参加し，対人関係障害の克服と自助集団への理解の強化と断酒仲間づくりに取り組むようになってきた。

（大阪市アルコール・薬物関連問題検討委員会報告書「大阪市におけるアルコール問題の現状と課題」について（各論），p14-20，2002年より）

より一層の社会参加の道を拓くべき

　今まで精神病院への入退院を繰り返し，また変死していった多くの若年発症タイプの人達も酒をやめて地域での生活は可能となってきたが，次の回復のス

テップとして，何かさらなる社会参加への道がないものかと大阪アルコール問題研究会での検討を重ね，大阪市の保健所酒害教室へ参加している患者からの要望などから，アルコール依存症の人達のための作業所（当時の表現で，現在は障害者総合支援法の日中活動事業など）をつくろうという機運が高まった。（小杉好弘：アルコール作業所への取組み，大阪精神保健福祉，第43巻，p20-22，1998年より）

✒ **コラム**　　　　『アルコール依存症治療の専門作業所』

　専門作業所とは，右の視点に立ったアプローチを行う作業所である。そのためには，専門医療機関や，自助グループとの連携を密にして，依存症からの回復をめざす新たな生活をつくり出す場である（右図は小杉先生作成）。

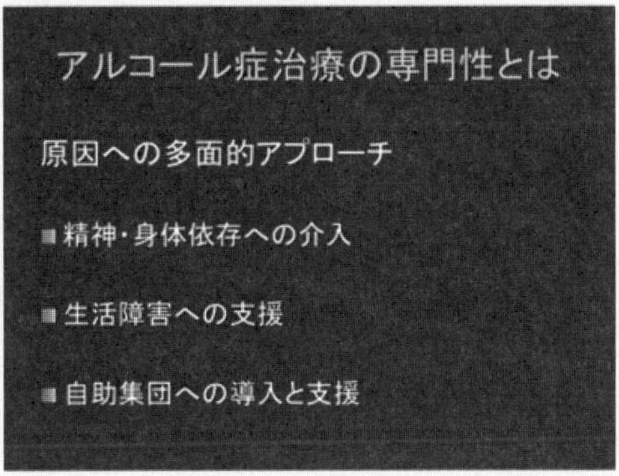

アルコール症治療の専門性とは

原因への多面的アプローチ

■精神・身体依存への介入

■生活障害への支援

■自助集団への導入と支援

第2節　専門作業所（回復施設）への取り組み

　小杉先生自身もアルコール作業所づくりの準備会メンバーであった。大阪市ではアルコール薬物検討委員会がもたれて，次の結論（要約）を得た（大阪市アルコール・薬物関連問題検討委員会報告書，2002年より）。

　「大阪市で，アルコール依存や薬物依存などの回復途上者の地域での生活を考える上では，生活障害だけでなく，依存や嗜癖という疾患特異的な問題を，社会復帰の場であるとともに，容易にこれら依存性薬物を入手することのできる地域社会の中でどう対応するかが大きな課題である。そこで，その社会復帰システムを構築する上で，これら依存症などの疾患特異的な問題に対して，専門医療機関や自助グループとの密接な連携や依存に対するミーティング等の依

存症専門の対応が必要であるといえる。（中略）

　1999（平成11）年の精神保健福祉法第5条により，精神作用物質の依存症者も精神障害者として，福祉施策の対象と位置づけられた。現実として，アルコールや薬物関連精神障害の治療のため入院していた人が退院して地域で生活している。その人達が地域で安心して暮らせるよう支援策を国などの既存のサービスを活用しながら，大阪市の実情に合わせたものを，当面できるところから段階的に，整備，充実していかなければならないと考える。例えば，小規模作業所，グループホーム，在宅支援策の充実を図る必要がある」

　小杉先生は医師の立場から「アルコール作業所への取組み」について書かれている。

──────── 論　文 ────────

アルコール作業所への取組み（抜粋）

小杉好弘
大阪精神保健福祉　第43巻　p20-22　1998年

はじめに

　最近のアルコール研究の成果では，アルコール問題を抱えた患者を二種類にタイプ分けすることができるとされている。Cloningerらの類型化に従えば，タイプⅡは親兄弟に発症があり，遺伝的素因が強く，若年で発症し，多剤薬物依存の合併も多く，飲酒の動機は刺激を強く求めるものであり，教育歴が低く，対人関係障害が強く，単身生活者が多く，社会的適応力が低く，先行精神障害としては反社会的人格障害が強く犯罪歴のある患者も多いとしている。全アルコール患者の25％がこのタイプに属し，予後は不良とされている。他方のタイプⅠは遺伝的背景もなく，中年以降の発症で飲酒目的も報酬依存型で社会的適応能力も高く，家族があり，感情障害型が多く，予後も悪くない患者群であるという（図Ⅰ）。このような類型の観点からこれまでの大阪のアルコール対策をふりかえってみると共に，様々な論議のあるアルコール依存症者のための作業所の必要性について考察を試みた。

図1　アルコール依存症者の分類・特徴

アルコール依存症者の分類（Cloninger らの分類に基づく）

	タイプ I	タイプ II
発症年齢	成人発症	若年発症
飲酒形態	段階的飲酒量増加	最初から大量乱用
病的飲酒動機	緊張緩和	刺激希求
遺伝歴	見られず	親，兄弟発症
先行精神障害	感情障害型	反社会的パーソナリティ障害
	罪悪感強く，心配性	衝動的，自己破壊的
	厳格，完全主義	危険好き，無謀，攻撃的
	内向的	
頻度	75％	25％
予後	良好	不良
他剤乱用	なし	しばしばあり
犯罪歴	なし	しばしばあり

愛隣地区アルコール依存症者の特徴

飲酒歴	初回飲酒年齢が低い
	初期から大量飲酒へ移行
	若年で問題飲酒へ移行
成育歴	親にアルコール問題やギャンブル問題のあることが多い
	欠損家庭，貧困問題，外国人，被差別問題などあり
他剤薬物依存歴	覚せい剤，鎮痛剤，眠剤などの依存の先行，あるいは併用あり
	とくに覚せい剤からアルコールへの移行が多い
犯罪歴	多い（50％以上），暴力団との関係も濃厚
先行精神障害	反社会的パーソナリティ障害や強度の神経症，統合失調症など他の精神障害の合併も多い
教育歴	低い
婚姻歴	60％以上が未婚
職歴	単純肉体労務が多い，専門技能をもっていない

I.　大阪でのアルコール対策

　（省略）　愛隣地区の単身アルコール依存症者の人々にとっては精神病院への入院のみでは，その回復はほとんど役に立たなかった。そのために私達は強い無力感という苛立ちを抱いていた。（省略）これらの人々への支援は断酒をしながらの生活障害への改善が中心であり，医療的アプローチはほとんど役に立たなかった。その後，より地域に密着した形での対策が重要と考え，西成保健所

愛隣分室での精神衛生相談としての窓口診察を開始し，それと共に，自彊館理事長のご理解を得て管内にアルコール居室を設けていただいた。それにより，愛隣地域でのリハビリテーションが可能となり，単身アルコール依存症対策はより進展したのである。大阪断酒会のメンバーの積極的な支援もあり，自彊館内から断酒会へ参加する人々も増え，断酒継続者が多くなるにつれ，地域での生活を望む回復者も現われ，その人々の拠点として喜望の家が誕生し，愛隣地区の単身アルコール依存症の人々への支援の和が広がっていった。そこではじめて愛隣地区の単身者から家族持ちまで，すべてのアルコール患者へのアプローチが可能となり，それにより医療関係者への説得力も増してきたのである。

2.　タイプⅡ　アルコール対策のその後

　先に述べてきたように，大阪のアルコール対策は初期には単身アルコール依存症対策であり，それはとりもなおさず今でいうタイプⅡ対策であった。その後も愛隣の患者に強い影響を受けていた私の考え方は，アルコール対策の中心は，医療のアプローチが占める部分よりもむしろ生活障害を改善する方向に力点があり，特に単身者の問題は入院医療は必要最小限にとどめ，その後の支援に力点を置くべきであると考えていた。そこででてきたのが，通院医療であり，もっと手軽に生活している場での医療的な援助を行うという考え方であった。対象とした患者の中心は，大都市型の単身のアルコール依存症であり，生活障害の強い人々であった。（省略）

　アルコール専門診療所の活動が広がり，デイケアが盛んになるにつれ，タイプⅡの人々も毎日通院により，地域での断酒生活が可能となってきた。その結果，弘済院などのハーフウェイハウスでのリハビリテーションの必要性が次第に減じ，入所者も少なくなってきた。さらに，デイケアを終えた人々がより自立した生活をめざし，次のステップとして大阪市の保健所で行われている酒害教室へ参加し，対人関係障害の克服と自助集団への理解の強化と断酒仲間づくりに取り組むようになってきた。

3.　より一層の社会参加

　専門診療所の出現により，今まで，精神病院への入退院を繰り返し，また変死していった多くのタイプⅡの人々も酒をやめて地域での生活は可能となってきたが，次の回復のステップとして，何かさらなる社会参加への道がないもの

かと大阪アルコール問題研究会で数年来検討を重ね，また，大阪市の保健所の酒害教室へ参加している患者からの要望などから，アルコール依存症の人々のための作業所を作ろうという機運が高まってきた。

　この数年来，アダルトチャイルドという言葉がアルコール医療の世界でよくきかれるようになってきた。アルコール依存症の患者の多くに親にアルコール問題のある人があり，これらの人々は遺伝的背景の点ではタイプⅡであり，確かに治療困難例が多いのも事実である。昨今のアルコール医療の状況は，回復率の良いタイプⅠを中心に治療システムが論じられ，治療期間の定式化など画一的なアルコール対策が専門家から提案されたりするという驚くべき事態もみられる。アルコールの類型化という目で見た時，少なくとも，二つのタイプは生活障害の度合い，回復への持てる資源も異なり，したがって，それぞれ治療目標も到達度もおのずと異なっており，そのことをアルコール対策にかかわる関係者が今一度自覚しなおす必要があるのではないだろうか。作業所の必要性の論議にしても，どのような対象者にどのような場が必要なのかを論議しないで，アルコール依存症者は酒をやめれば，働けるからその必要性はないという論がアルコール依存症の専門家を任じている人々から出るのも驚きである。

　大阪市のアルコール問題の中心部分は大阪府下の他の地域のそれとは質的に異なっており，その対策もおのずと異なったものであるべきと長年，主張してきたが大阪市もようやくその問題を取り上げようとされつつあることは喜ばしいことである（表1）。

　また，最近盛んに健常者と障害者という言葉が使われるようになったが，私はアルコール依存症の人々にもアルコール障害者という言葉を使うべきであると考えている。

　それは，一度，アルコール依存症を発病した人は，生涯，適当に飲酒することは不可能であり，飲酒に関して終生，酒をやめ続ける以外，社会生活ができないという意味で，ことアルコールに関しては障害者なのである。大多数が飲酒に関して健常者である中に生きていく上での生きづらさは想像以上に困難なものであり，自他共にそのことを自覚し続けるためにはアルコール障害者という言葉をもっと使うべきであり，同時にその度合いの強い人は，障害者手帳を申請し，社会的にもアルコール依存症が病気であることをもっとアピールすべきであると考えている。

表 1　小杉クリニック受診者の在住別社会的背景の比較

	大阪市	大阪府
平均年齢	46.48 ± 13.1	49.5 ± 12.8
単身率	36.0	10.0
無職率	64.0	22.0
生活保護率	34.0	4.0
平均学歴	10.6	11.7
女性比率	24.0	30.0

解　説

　1987（昭和 62）年には公衆衛生審議会において「アルコール関連問題に関す
る意見」が出され，社会復帰対策の確立の上で「アルコール依存回復者施設」
の検討があげられている。10 年後，ようやく始動したのであった。

コラム　大阪市アルコール薬物検討委員会において社会復帰への課題とともに挙がった 6 つの課題

① 　アルコール依存症患者の多様化

　以前は，アルコー
ル中毒という言葉で
表される病気のイ
メージは男性の中年
の肉体労働者であっ
た。しかし，女性患
者の急激な増加や男
性患者の老齢化，あ
るいは俗に「静かな
アルコール中毒」と
呼ばれる臓器障害が

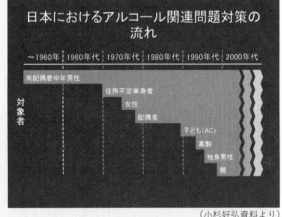

（小杉好弘資料より）

著しいが，暴言，暴力などの行動障害が目立たない，おとなしいタイプの
患者が増えている。一言でいえば，患者の多様化である。これは，専門医

療の教育プログラムと関係する。従来のように，ある程度，患者集団が均一化されていた時代の集団を中心とした，教育プログラムの治療的効果が薄れてきたのである。むしろ，より個別性，多様性を重視した精神療法のシステムの構築を余儀なくされつつある。

② 　脳障害を伴うアルコール依存症者の処遇

　現在，専門治療機関が直面している一番の問題は，重篤な脳障害を伴ったアルコール依存症者の処遇である。しかも，これらの対象者には，高齢者医療の対象にならない，比較的若年の人々が多くみられている点である。

③ 　一般医療機関におけるアルコール問題への介入

　アルコール関連疾患の広がりについての白書によれば，一般医療機関に入院している全患者の内の16～20％は何らかのアルコール関連問題の疾患によるという。医療の中でアルコール問題は大きな問題を占めているにもかかわらず，アルコール問題への介入のないままに，身体的な治療のみを受け続けているのが実情である。

④ 　保健センターを中心にした予防教育

　これに力を入れるべきであり，関係者の知識の獲得，教育が重要な課題である。

⑤ 　患者の質の変化に伴う自助集団のあり方の再検討

　従来の男性中心に組み立てられた例会の開催時間では女性の参加はしにくく，また，男性中心の会の運営にも抵抗があり，断酒会への参加率は男性に比べてかなり低い。静かなアルコール依存症の増加は，警察沙汰や家族への暴力などの体験がない人々にとっては，自助集団の体験談が否認の強化につながりかねず，そのことも定着率の低下にも関係していると思われる。

⑥ 　市民向けの飲酒に対する啓発

　大阪に限らずアルコール関連問題対策として欠落していることは，市民啓発の問題である。飲酒について，日本の社会全体がきわめて寛容である。未成年者の飲酒を取り締まる法律があるにもかかわらず，顧みられることもほとんどなく，放置されているのが現状である。親も教師も，基本的なアルコールに対する知識が欠落していて子どもへの指導ができない現状である。今後もっと組織的な取組みとすべきてある。アルコール関連の

疾患は生活習慣病の一つであり，予防教育がきわめて重要な課題である。そのためには，医学教育はもとより，保健センターの職員，福祉職の人々，教育関係者などの様々な分野の人々が，アルコール問題への基本的な共通認識をもつことが必要と思われる。

（大阪市アルコール・薬物関連問題検討委員会報告書「大阪におけるアルコール問題の現状」（総論 I ）を要約）

（第 8 章解説・コラム　佐古惠利子）

第3部

小杉好弘先生の思い出

（執筆者　五十音順に掲載）

知恵と勇気に溢れる小杉先生

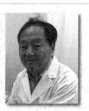

泊ファミリークリニック副院長
猪野　亜朗

　私は 1967（昭和 42）年，大学闘争の渦中に大学を卒業し，1970（昭和 45）年に三重県津市にある三重県立高茶屋病院（現・三重県立こころの医療センター）という単科の精神科病院に就職しました。

　「一番困っている患者を治すのが医者の使命」と心意気だけは大きくもった若手医師でした。

　その意気を感じたのか，先輩から「酩酊して殺人を犯し措置入院になった患者さん」の受け持ちを任されました。

　トンデモナク難しいアルコール依存症の患者さんをもたされたのです。

　毎週木曜日がその患者さんの診察日で，登院拒否の心境で朝の目覚めが悪かった記憶があります。

　とにかく抗酒剤くらいしか治療方法がない時代で，「断酒会をつくろう」と，医師主導で三重断酒新生会を立ち上げました。その時，大阪の断酒会員 3人が応援にきてくれたのですが，それが大阪との初めての出会いで，小杉好弘先生との出会いにつながっていきました。

　小杉先生，今道先生，広兼先生，和氣先生（シニア）が大阪で頑張っているということは，アルコール医療の困難にくじけそうになる私の気持ちを支える大きな力になっていました。

　いくつかの思い出があります。

　第一に，私がアルコール関連の学会に参加するたびに，小杉先生はスライドを使って研究発表されていました。しかも，「青地の背景に白抜きの文字」が書かれていて，内容はもちろん素晴しかったのですが，「きれいやなあ」と，内容以前に美的センスに溢れるスライドを惚れ惚れ見ていたのを記憶しています。

　昔は今のようにスライドをパワーポイントで簡単につくれなかった時代で，小杉先生の発表が一番印象に残りました。こんなスライドは小杉先生以外には

ありませんでした。

　第二は，西成地区のど真ん中に「アルコール外来」を立ち上げたという
ニュースが飛び込んできた時です。

　当時，西成地区では東京の山谷地区とともに，暴動が何度も発生していま
した。その背景に飲酒問題があったのは当然です。精神科病院に入院中のアル
コール依存症の患者さんも集団で脱走したり，スタッフに暴力をふるったこと
が，メディアで報道されていました。

　そんな飲酒絡みで暴動が多発する地区に「アルコール外来」開設というその
勇気に，驚きとともに畏敬の念をもった記憶が今も消えません。外来開設から
随分経ってから，小杉クリニックに見学に行きました。ドヤ街のど真ん中を想
像していたのですが，駅前通りから少し入った場所でイメージと違っていて，
待合室に入りきれない患者さんが玄関前に何人も座っていたのには驚きまし
た。

　第三は，大阪では「三位一体方式」という，医療と行政と断酒会が連携して
アルコール医療を展開するという方式が有名でした。これが日本の連携医療の
原型だと思います。

　小杉先生らが中心になって，内科医との連携の研究会が開かれていて，三重
県の方式の話をしてくれと言われて，話に行きました。立派な会場での研究会
だったので，これも驚きました。

　第四は，学会での休憩時間に小杉先生が私に，「神戸でアルコール性肝硬変
の患者さんがアルコール依存症のことを医師に見落とされて死んでしまい，遺
族が裁判に訴えたという記事が新聞に出ていたが，こんな裁判がいくつも行わ
れたら世の中が変わるだろうに」と真顔で言われた時にも驚きました。

　最後に，アルコール健康障害対策基本法（最初はアルコール関連問題対策基
本法と命名していました）制定前のことです。当時，アルコール対策は機能せ
ず，皆さん，うっ屈した気持ちをもっていました。

　2010（平成22）年7月の学会に向けて，日本アルコール関連問題学会の学
会方針にしてもらおうと，東海北陸支部の支部長の奥田宏先生の了解を得て，
ついで関西支部の支部長の辻本士郎先生に賛同してもらい，学会理事会に共同
提案してもらうことになりました。

　理事会が始まる前に，提案するために会場前の椅子に座って待っていると，
小杉先生も理事会の始まる前にこられて，一緒に椅子に座って雑談しました。

その時に基本法の話になり，協力要請をしっかり受け止めてくれました。そして，無事に理事会決定になりました。

　それに引き続く小杉先生の総会講演で，基本法について何度も触れてくれたのを聞きながら，「これは力になってくれているなあ」と感激した記憶があります。

　でも，そんな元気な姿の記憶が鮮明だったのに，その後まもなく亡くなられて，唖然としたことを記憶しています。

　いろんな力をもらったことに心から感謝しています。

小杉好弘先生と「あすなろ会」

社会福祉法人みなと寮救護施設千里寮施設長
木島　初正

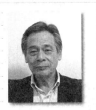

　少壮の小杉好弘先生が，当時の社会福祉法人大阪自彊館の故吉村靫生理事長を説得し，救護施設白雲寮の中で，アルコール依存症特別対策班「あすなろ会」を設立することが即断即決されたのは，1973 (昭和 48) 年も暮れようとしている頃と聞き及んでいます。

　当時，ただでさえ回復が困難と思われたアルコール依存症の治療を，飲酒環境の絶妙な (?)「あいりん」の，しかも単身の日雇い労働者を中心として取り組みたい，困難ではあるが一人の回復者を生み出すことで，これが希望となり必ず後から続く人が出てくる，という小杉先生の強い信念の下に，施設利用者の中から名うての「酒飲み」を選りすぐり「あすなろ会」が結成されました。

　「断酒会やなくて酒飲み会やないか」と周りの施設利用者から揶揄され，度重なる飲酒による脱落者を出しながらも，小杉先生の粘り強い指導と，利用者一人ひとりの回復への熱い思いにより，断酒活動が徐々に軌道にのるようになっていきました。

　そのような中で，やっと一人，あすなろ会での活動を通じて断酒を継続し，地域移行を果たす人が現れました。さらに，移行後も断酒しながら廃品回収業で生計を立て，自立した生活を維持できるようになりました。

　このことが話題となり，TV 局が取り上げ，ドキュメンタリー番組として放映されました。この取材の過程で，何十年もの間，音信不通だった故郷の家族との交流が再開し，結果，めでたく帰郷を果たすことができました。

　この一連のドラマにより，にわかに「あすなろ会」の活動が脚光を浴び，第2，第 3 のあすなろ断酒人を目指すものが続くようになります。

　地域の断酒会との交流・連携がすすみ，会員も 50 名を越えるようになり，それまで救護施設白雲寮にあった「あすなろ会」を，今はもうなくなりましたが，太子町交差点横の救護施設愛隣寮へ移転することとなります。

　すでに小杉先生が開業されていましたので，「あすなろ会」のメンバーは自

ずと「小杉クリニック」への通院，ミーティング参加が日課となり，担当職員
も定期的に「小杉クリニック」でのカンファレンスに参加させていただきまし
た。

　当時，辻本・植松の両先生が勤務されており，カンファレンスは主にこのお
二方にやっていただいておりましたが，小杉先生はご多忙な診察の合間を縫っ
て，必ずカンファレンスに顔を出され，いくつかのケースについて，その人の
断酒継続に向けての要点を端的にご指導いただき，貴重な体験となりました。

　私が現場を離れ，とある会議の段取り調整役をやっていると，ゲストとして
こられた小杉先生から言われた「木島君，何でも屋にはなるなよ」との言葉が
忘れられません。

小杉先生に学んだこと

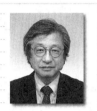

札幌医科大学名誉教授
齋藤　利和

　1974（昭和49）年初秋，大阪は暑かった。小杉好弘先生は私を案内して精力的に愛隣地区を歩かれていた。この地区には酒を飲んで道端で寝ている日雇い労働者も所々に見られ，ドヤといわれる簡易宿泊所が並んでいた。私にとっては初めての体験だった。正直少し怖くもあったが，この地区でのアルコール医療の現状と未来を語る先生の情熱に，そんな感情も吹き飛んだ。その日の午後，先生は私に，アルコール医療を語り合う仲間とのたまり場であったアパートの一室で，アルコール医療や保健行政に携わっている医者仲間のこと，保健所保健師や福祉事務所のソーシャルワーカーたちのことを語った。当時，孤立無援の状態でアルコール依存症の治療に取り組んでいた私は，先生のお話の中に，多くの職種や立場の違う者が連帯し地域のアルコール依存症の医療・保健を担っている姿がありありと浮かび，感動した。その後，先生のもとを何度も訪ね，先生の活動から多くを学ばせていただいた。それは時として，単にアルコール依存症の治療を学ぶ以上のことも多かった。

　その中の一つを紹介したい。ある日，大阪自彊館の「あすなろ断酒会」の例会を見学させていただいた時のことだ。そこで，スタッフからなぜ自彊館がアルコール問題と取り組むようになったかを聞いた。ある日，自彊館の理事長が朝一番にスタッフの前に現れ，突然「自彊館でアルコール問題に取り組む」と宣言したのだそうだ。それまでもアルコール依存症者は入館していたもののその回復にはまったく興味がなく，その時まで話題になったこともなかったそうで，スタッフたちは何事が起こったのかまったく理解ができなかったという。その後，前述した「あすなろ断酒会」の活動も盛んとなり，回復の拠点となっていったが，その秘密は小杉先生が自彊館理事長のもとを訪ね，一晩徹夜でアルコール依存症回復のための地域医療・保健の夢を語り合ったことが，あの理事長の宣言につながったというのだ。この話は小杉先生にも事実であることを確認している。私はこうした小杉先生の保健・福祉行政機関を動かし，それら

行政機関の保健師，ソーシャルワーカーらと共に自助グループとも連携し，それまでは見向きもされなかった愛隣地区のアルコール依存症者に対する深い理解のもと治療を進めていくその方法論の素晴しさに多くを学んだ。しかしそれ以上に，それまではアルコール依存症に関心がなかった福祉施設の理事長を変身させたその人間力にも多くを教えられた。こうした小杉先生から学んだものは，私の活動に大きな影響を与えた。北海道の小樽・後志地区の医療機関のスタッフや行政機関の保健師，ソーシャルワーカーなどとアルコール医療保健を共に学ぶ地域研究会を立ち上げるために，私も単身で保健所長室や福祉事務所長室を訪れた。当時 26 歳であった私が社会的には信頼されないことはわかっていた。市立第 2 病院の院長（精神科医）に研究会の会長になってもらうことを懇願し，「聞き入れていただけるまでここを動かない決意で来ました」とまで言った。この小樽・後志アルコール研究会は地域ネットワークにも発展し，その後 40 年続いた。皆，小杉先生に学んだことであった。

　小杉先生といえば，それまで「まず入院ありき」であったアルコール医療を，通院治療が可能であることを実践で示した大きな業績を忘れることはできない。現在，通院医療が主流で，重い離脱症状，併存精神障害，通院ではコントロールできない渇望，重い身体障害などのある患者のみが入院の適応となっている。しかし，小杉先生が通院治療を始めた 1980（昭和 55）年前後はまだ，長期入院と大量の向精神薬の投与が多くの精神科病院で常態化していた時代である。3 か月間の治療プログラムでさえ多くの抵抗があった時代であった。アルコール依存症者が抱える生活障害に注目し，生活の連続性を絶つことなく，アルコール依存症者の様々な異なるニーズに応じたサポートを，通院医療で地域の行政機関や自助グループと連携して実現しようとした小杉先生の理念は，現在でもアルコール医療・保健の中核を成していると確信している。小杉先生はいうまでもなく，優れた臨床家であった。そのことを書くことは字数制限で果たせない。ただ，先生のアルコール依存症者に対するちょっとした気遣い，初診の患者が診察室を出て行く背中に「待っているよ」と静かに語りかける方法は，長く使わせていただいた。

　さて，私も小杉先生がご逝去された年齢となった。現在，札幌から車で 1 時間半の小さな街で，これまでアルコール医療の実績もない病院で看護師やソーシャルワーカーと共に治療プログラムの創設に取り組んでいる。先生に学んだ多くのことはまだ私の胸を熱く突き動かしている。感謝しながら生きたい。

日本初のアルコール専門外来の立ち上がり

放送大学教授／奈良女子大学名誉教授

清水　新二

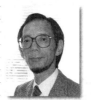

　1980 年代始め，柳美里の芥川賞受賞作品風にいえば，「JR 天王寺駅釜ヶ崎口」近くに日本で初めてのアルコール専門外来クリニックがそっと立ち上がった。それまでのアルコール依存症治療はもっぱら入院治療が常道であった。通院でアルコール依存症が治るはずがない，通院の帰り道必ず一杯ひっかけるのが落ちだ，何を考えているのか，まあお手並み拝見等々の，冷ややかなまなざしの中でのスタートであった。

　事実，開設当初から数年間は，はかばかしくない治療成績だったと小杉好弘先生自身が認めていたほどである。しかしそのうちに，断酒にゆっくりながらも進み，回復に向けて歩み始める患者がぽつぽつと現れ始めた。彼らの個人的決意と努力もさることながら，そのほとんどの場合，断酒会にうまくつながり多かれ少なかれ自発的に通い続けているという特徴に改めて気づかされたのである。クリニック自身の各種工夫に加えて，施設内治療資源のみならず外部の"回復資源"につながることの重要性であり，今でいえば連携活動ということになろう。「連携」用語もなかった当時であるが，これが後に医療・断酒会・行政による大阪の"三位一体方式"と呼ばれるアルコール依存症回復支援活動の基盤の一角である。言うまでもなく，当時の入院治療でも，アルコール治療に力を入れる精神科病院では断酒会参加がプログラム化されていた。ただ私の個人的印象では，患者のほうでは「行かされている」との思いが大きかったように感じられた。小杉クリニックがとった「毎日通院」というスタイルは，たとえば手すりにつかまりながらも昨日よりも今日のほうが，さらに明日にはもっとよりしっかりと駅構内の階段を自分の脚で登れるようになるといったような，具体的な生活感の手応えが，いやが応にも確かだったのだろう。無論，それがつらかったりうまく展開することなく，通院中断やスリップも少なからずあったはずである。ただこうした日常生活のさ中で展開するアルコール治療に接して社会学者としての私が気づかされたのは，治療は彼らの生活の一部を

構成するものであっても生活の全てではないという，ごく当たり前のことであった。彼らは治療を受ける「患者」にとどまらず，父親母親であったり従業員を抱える商店主や社長であったり，教師や議員だったり芸能人であったりと，当然にも「生活者」そのものなのである。そうした自省考察の末，私は当時のアルコール専門学術誌に「生活者としてのアルコール依存症者」という論文を寄稿することもあった。

　私が大阪市立大学に赴任して間もなく，ある研究会でクリニック開設間もない小杉先生と一緒になった。先生に誘われてクリニック草創期からのスタッフメンバーになったわけだが，社会学者の私に声掛けしてくれた理由は定かでない。想像するに，次のようなエピソードが絡んでいるかもしれない。ある時先生が口にした言葉である。「既にこれ以上失う物がないドヤの単身労働者にこそ断酒への純粋に核心的な動機が見られるはず，それを明らかにし断酒動機の真実（純粋理由）を知りたい」といった主旨である。医療・医学の枠を越えた，社会学者以上に社会学的な関心を秘めた精神医学者，社会医学志向を強くもつ精神科医，それが私にとっての小杉先生だった。この出会いが，社会学者が白衣を着て日常のアルコール臨床に加わっているという，当時としてはわが国でも初めての臨床スタイルの小杉クリニックの誕生につながったのである。

　今では市中にアルコール専門外来を見受けることが特別なことでもなくなった。1980 年代開設当時の小杉クリニック。この国で初めての試みであったこともあり，なにかと試行錯誤であったものの，私たちの進むべき方向に迷いはなく，疲れたりしながらも生き生きとした進取の感覚に癒されていた。実にエネルギッシュで柔軟な小杉先生のもと，思い返せばスタッフ皆がエネルギーに溢れ輝いていた時代であった。

小杉先生の残されたもの

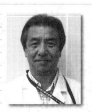

埼玉県立精神医療センター副病院長

成瀬　暢也

　私は小杉好弘先生のお姿を学会などで何度もお見かけはしましたが，一対一で話をさせてもらう機会はありませんでした。そのことが今でも悔やまれます。そんな私が，先生についての思い出を書かせていただけることは光栄ですが，とても恐縮しております。ただ，私にとっても先生はとても大きな存在であり，心の師であると思っています。

　アルコール依存症医療・支援の地域での先生の実践は，わが国の理想形として現在まで引き継がれています。先生は，アルコール依存症患者支援のパイオニアとして，不毛地帯であったこの領域を一人，切り開かれました。その先生に魅せられた多くの方々が，先生と共に尽力され，奇跡のような成果を次々と実現されました。それは，壮大なドラマを見ているようであり，アルコール依存症の支援に身を置く者として心動かされる「歴史」となっています。

　先生は，大阪断酒会を立ち上げられ，愛隣地区のアルコール依存症患者に手を差し伸べられ，当時は無謀とされたアルコール専門クリニックを開設され，「三位一体」の大阪方式の土台を築かれました。何もなかった砂漠に着々と支援の礎をつくられたのです。先生は，絶望しかなかったアルコール依存症患者とその家族に希望の光を灯され，支援者には信念をもって行動することを示され，その両者をつなぐ役割を実践されました。先生はあっぱれな「信念と実践の人」でした。

　私が小杉先生を身近に感じられるようになったのは，関西アルコール関連問題学会の方々を通してでした。当時，2014（平成26）年の第36回日本アルコール関連問題学会の開催を控え，私は一人，全国の各ブロック大会にご挨拶へと出向きました。大阪で開催された関西学会に何の連絡もせず伺ったにもかかわらず，初対面の私を，辻本先生や会員の皆さんは温かく受け入れてくださいました。そこに「居心地のよい居場所と仲間」を感じた私は，関西学会の会員にさせてもらいました。皆さんの「垣根のない人の温かさ」こそ，アルコー

ル依存症の回復支援に最も大切なものであり，それは小杉先生から受け継がれ
てきたものであると感じています。

　関西学会の特徴は，さまざまな職種や当事者の方々が一堂に集まっているこ
とです。それも，分け隔てなく気さくで対等な関係ができています。それは，
関西の外にいる私には，なおさら際立って見えます。依存症の支援には，支援
者同士が互いに信頼関係でつながっていることが大切です。それが大阪・関西
では自然に行われていました。だからこそ，地域に根付いた支援ができている
のでしょう。これらの「文化」は，小杉先生がお仲間とともに築いてこられた
ものであることを知りました。

　関西学会への参加以降，私は折に触れ大阪・関西に何度も足を運びました。
そして，いつしか大阪は私の「ホーム」になりました。「ホーム」にいるだけ
で癒されます。そして，依存症からの回復には何が大切であるかを，身をもっ
て実感しています。

　支援者が互いに信頼関係でつながり互いに癒されていなければ，患者と信頼
関係を築くことはできないでしょう。依存症患者が回復するためには，「安心
できる居場所」と「信頼できる仲間」が不可欠です。どんな患者に対しても分
け隔てなく尊重する支援者の在り方を示された小杉先生，それを受け継いで実
践されている皆さんに心から敬意を表します。

　しかし，まだまだ依存症医療や支援は取り残されています。残念ながら，依
存症は精神科医療において未だ特殊な分野のままです。治療者・支援者が敬遠
する領域であることに変わりはありません。依存症患者が回復を望んだ時に，
当たり前に治療・支援を受けられる日が来ることを，小杉先生は望んでおられ
るはずです。

　小杉先生は後進の育成にも熱心に取り組まれました。その先生の思いが，日
本アルコール関連問題学会の小杉好弘記念賞として若い研究者の励みになって
います。小杉先生の示された信念と実践が広く周知され，多くの若い方々が勇
気と意欲をもって依存症支援に取り組まれ，依存症を巡る現状を改善していか
れることを期待しています。小杉先生の存在が，困難に直面した際に後ろ向き
になりがちな支援者に勇気を与え続けることでしょう。

　本書が出版されることを，「小杉ホーム」の一員として心より嬉しく思いま
す。

小杉好弘先生の思い出

独立行政法人国立病院機構久里浜医療センター院長
樋口　進

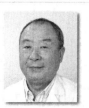

　このたびは，小杉好弘先生の記念誌に寄稿する機会を与えていただき，ありがとうございました。改めて振り返ってみると，小杉先生は先見の明のある偉大な先生です。それまでの入院中心のアルコール医療に風穴をあけて，外来治療の可能性を自ら実践で示した先生です。言うまでもなく，ただ語るのみではなく，実践で示したところに大きな価値があります。

　私は久里浜医療センター（その当時，国立療養所久里浜病院）に 1982（昭和57）年に赴任しました。小杉先生が小杉クリニックを開設された翌年です。赴任後まもなく，当時久里浜の院長であった河野裕明先生が班長の「飲酒パターンと関連問題に関する日米共同研究」に，事務局の一員として参加させていただきました。小杉先生はその班員で，そこで初めてお会いしました。印象は，はっきり物事をいう，やや怖い感じの先生でした。ある時，会議の休憩時間に，小杉先生に向かって，「クリニックで患者さんの診察だけの毎日は大変ではないか」のようなことを言いました。かなり前なので，正確には憶えていません。私自身も久里浜でアルコール依存症の外来・入院治療に携わり始め，その診療が如何に大変か痛感していたので，そのようなことを聞いたのかもしれません。しかし，その物言いが，小杉先生の始められた外来診療を卑下するようなトーンだったのかもしれません。生意気な奴，と思われたのでしょう。それ以後，小杉先生は私に口をきいてくれなくなりました。いや，私が勝手にそのように考え，先生からあえて距離をおいていたのかもしれません。いずれにしても，これは私のアルコール医療の歴史の中で，最も反省すべき言動の一つでした。小杉先生とはしばらくの期間，疎遠になっていました。

　その後，親しく話をさせていただく機会は，小杉先生が日本アルコール関連問題学会の副理事長になられた時に訪れました。私は事務局長だったので，頻回に打ち合わせをする機会に恵まれました。ご存じの通り，この学会は臨床家の集会が発展してできた学会です。この集会の特性を残しておくか，通常の学

会のようなスタイルにすべきかについて，当時会員の中で様々な意見がありました。小杉先生は集会スタイルを支持されるだろうと思っていました。しかし，先生のご意見は，「通常の学会にできるだけ近いものにしていこう」というものでした。学会の機関誌「日本アルコール関連問題学会雑誌」も学会誌スタイルにすべき，学会でもポスターを公募し，特にコメディカルを中心に発表の学術的な質を向上させていくべき，と強く主張されました。その後，小杉先生のこのお考えに沿う形で，日本アルコール関連問題学会が進化してきたのは皆様もご存じの通りです。

　繰り返しになりますが，アルコール医療において小杉先生は大きな遺産を残されました。先駆的な外来治療，総合病院でのアルコール依存症治療，三位一体の大阪モデル，アルコール関連問題学会への大きな貢献，などなど。これらはそれぞれがアルコール医療に対する立派な貢献ですが，それよりさらに大きいのは，これらの活動を通じて人を育てたことでしょう。もちろん，その背景には先生のお人柄があったのだと思います。若手育成を目的にした日本アルコール関連問題学会の「小杉好弘記念賞」の創設，このような没後 10 年の記念誌発行。これらすべては，先生の人材育成が成功した証だと思います。私も先生の軌跡を振り返り，少しでも近づけるように，と改めて思いました。

小杉好弘先生との思い出

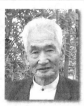

兵庫県阪神断酒会
藤田　幹夫

　私と小杉好弘先生との出会いは，1972（昭和47）年6月頃だったと思います。その頃私は兵庫県のある精神病院を退院して仕事を始めたのですが，幾日かは酒を飲まず頑張ったものの，また飲み始め，だんだんと酒量も増え（私の職業は寿司屋で，酒もビールも店にあるのでいつでも飲める状態であった），退院してまた飲み始め，2か月か3か月ぐらい過ぎた頃には体の調子がおかしくなり，家内も心配して病院へ行くように言ってくれますが，下手に病院へ行けばまた嫌な精神病院へ入れられると思い，どこの病院も行きませんでした。それでも飲酒はやめず飲み続けました。ますます酷くなる姿を見たお客さんが，家内に尼崎市報を持ってきて，「こういう会があるので行けば」と教えてくれたのが断酒会でした。

　当時，大阪断酒会尼崎支部は，毎週火曜日に労働福祉会館で夜7時から9時まで断酒例会を開いていました。家内が例会に行き事情を話すと，「それは大変」と大阪市大病院を紹介してくださったものの，どう本人を説得するか悩んだらしいです。ちょうど店のお客さんで心やすい人がいたので，その人に家内は私が病院に行くように説得をお願いした，とのことを後に聞きました。

　あれほど頑なに病院を嫌っていた私が，明くる日大阪市大病院に行き，呼ばれて診察室に入ると，若い先生がおられ（当時，小杉先生は34歳），診察が始まり，まず最初の質問は「1日に酒をどれぐらい飲みますか」と質問され，「2合か3合ぐらい」と言ったと思います。小杉先生がアルコール依存症の専門の先生とはその時は知らずに，平気で嘘の酒量を言っていました。診療の結果，「あなたはアルコール中毒です」と言われ，いろいろな質問をされたのですが話の途中でしんどくなり，「先生，この病院に入院できたら酒をやめます」と言うと，先生は「やめる気になったか」と言い，看護師さんに「すぐに入院手続きを」と言われました。病棟は旧館2階の精神科。いつも鍵がかかっていて，入る時は看護人が身体検査をするという，私が以前入っていた病院と一緒

でした。

　入院して2日目の夕方から40度からの高熱を出したらしく，本人は何もわからず，後で看護師さんから聞いた話ですが，あまりにも熱が下がらずこのままだとコルサコフ症になる恐れがあり，小杉先生は当直でもないのに帰宅せず病院にいてくれたらしいです。そのおかげで熱も下がり，助けていただいた。

　病院では毎週水曜日に院内例会があり，出席はしていましたが当時私は34歳，日にちが経つにつれ体調もだんだんと良くなり，最初診察を受けた時に先生に，「この病院に入院させてもらったら酒をやめます」と言ったことも忘れ，退院したら今までの飲み方を変え，節酒することを考えるようになっていました。というのも私は当時34歳，この歳で酒を一生やめることはできないと，そう思うようになっていたのです。

　8月末，小杉先生から診察と言われ詰所に行くと，「藤田くん，今日退院ですよ」と言われ，ポカンとしていたら，先生も明日から夏休みに入るからとにかく薬を出しておくからと言われ，診療を終わり，看護師さんが薬と言ってくれたのはシアナマイド。しかも5本，毎日朝にこれを飲むようにと先生から言われましたが，さあ大変，5本もどうしよう，明日からこれを飲めば節酒ができない。考えた結果，病院を出て天王寺駅まで来てトイレを済まし，シアナマイドを洗面所に流して代わりに水を入れ，電車に乗り帰宅。

　明くる日から仕事の前に家内の前でシアナマイド飲んで，9時頃調理場に入り，昼の仕込みをし，昼前になるとお客さんが入り出前も忙しくなる時間帯で，1時過ぎになると客もいなくなり，家内の目を盗み，バレないように飲んでいました。でも家内は，シアナマイドを飲んでいるのにおかしいと思い，小杉先生に電話で相談したらしい。すると先生は今飲んでいるシアナマイドを新しいのとすり替えなさい，と教えてくれたそうです。本人はそうとは知らずいつも通り家内の目の前でシアナマイドを飲み，仕事をしながらいつものように一杯飲むとどうもおかしい。今まで何ともなかったのが，今日は動悸はするし，顔は赤くなるし，おかしいと思ったが後の祭り，それから酒量が増えていき，その年の秋に脱水症状を起こし，救急搬送で近くの病院へ行ったが，家内はこの病院ではダメだと思い大阪断酒会の事務局長の飛田好一氏に電話で相談，それならば浜寺病院に，と紹介され入院することになりました。

　入院して何日かして先生の診察があり，呼ばれていくとまさかの小杉先生であった。市大病院を退院する時，小杉先生には「断酒します」と言っていた手

前，バツの悪いことか。入院中は毎週木曜日に院内例会，午後，先生のアルコール依存症講義があり，その後で入院患者の体験談。当時は今と違い外部からの断酒会の参加の人たちは少なかったです。

　私が浜寺病院を退院したのは 1973（昭和 48）年 3 月の中頃，木曜日でした。今度は断酒会に踏み切ることに専念したつもりが，ある晩，飲むお客さんが帰り，片付けていたらビール瓶にビールが少し残っていた。いつもだったらすぐに捨てるが，その日に限って捨てずにグラスに注いでいた。飲もうか捨てるか迷っていたが，ちょうど家内も子供たちも風呂に行き，いないことだし，これくらい飲んでもわからないのではないかと思い飲んだが，家内はだませても身体はだませなかったです。

　明くる日になると昨日少し飲んでもどうもなかったので，もう少しと思い，酒をグラスに半分入れて飲む，それを繰り返していた。繰り返し飲んでいるとバレる。アル中という代物はそこでバレたら良いのだが，居直る。そうこうするうちに飲んでいる酒を切ろうとするが，どうしてもやめられないので，再度浜寺病院にお願いして入院することになりましたが，入院する時にとにかく酒を切る期間が 10 日ぐらいと言い，当時院長の向井先生に大変叱られたことを思い出します。

　昭和 48 年 4 月 12 日，私の断酒起算日ですが，小杉先生は私のために断酒会へ通う日程をつくってくれたのです。それを見ると，毎週の例会，また，月曜日と金曜日の市大病院診察，木曜日には浜寺病院の例会と，この日程を見て一瞬，仕事をしながら無理と思いましたが，「はい，頑張ります」と言ったのが先生と私との固い約束となりました。

　断酒 10 年目で先生に，もう仕事中心にしてもよろしいかと聞くと，「よく頑張った」と。またおかげさまで社会的にも信用がつき，地域の町会長も長い間させていただき，小杉先生も大変喜んでくれたことを思い出します。また，断酒会で尼崎新生支部を発足する時には来ていただき，大阪市内の各断酒会記念大会にも出てくれていたのを思い出します。断酒会のことなら日曜日も祝日もなく，我々アル中のために参加していただいていたことに感謝します。

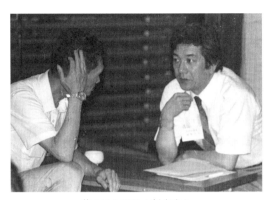

若かりし頃の小杉先生と

京都の公家さん…そして，釜ヶ崎の赤ひげ医者，小杉好弘先生！

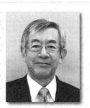

公益財団法人慈圭会慈圭病院理事長
堀井　茂男

　アルコール関連問題学会の前身，日本アルコール医療研究会の第1回大会が1979（昭和54）年に東京（竹橋会館＝現KKRホテル東京，河野裕明先生世話人）で開催，続いて第2回，第3回と大阪は箕面観光ホテルで開催され，夜を徹してアルコール談義に熱中した思い出は，忘れがたい全国のアルコール医療仲間との出会いであった。その時の出会いが小杉好弘先生と初めてお会いした時であった。私の初印象は，「公家さんだ，この人は」。太い眉に男らしい，俳優のような人だなと思い，京都に住んでおられることを聞いて由緒ある人だろうと感じ入ったことを覚えている。恐る恐る自己紹介をすると，その声も澄んだ低音で，先生は丁寧な言葉で打ち解けて話してくださり，愛隣地区（通称釜ヶ崎）での日雇い労働者のその地域に出向いての断酒医療の実際を熱く話されるのを聞き，「これはかなわないな」と恐れ入った感覚を覚えている。

　当時のアルコール医療事情は，関東はアルコール研修を始めた国立療養所久里浜病院（現・独立行政法人国立機構久里浜医療センター）を中心とした久里浜方式，関西は断酒会，行政，病院の協力体制の三位一体アルコール医療で，小杉好弘，今道裕之，和氣隆三先生の御三家が代表的な立役者であった。全国的には，高知県下司病院（下司高麿先生）の断酒会発祥の地として病院医療，島根県（福田武雄先生）の1町村1断酒会運動，北海道（小樽石橋病院齋藤利和先生）の地域に入り込む医療，鹿児島（指宿竹元病院）の内観療法，その他で活発な動きのあった時代であった。私は岡山大学で洲脇寛先生の教えを受け，1975〜77（昭和50〜52）年に久里浜病院に赴任していたので，全国の先生方と知己になる機会が多く，その後のあり方に大きな影響を受け，ありがたい研修時代であった。

　日本アルコール医療研究会は第14回から日本アルコール関連問題学会と名称変更して現在につながるが，小杉先生は当初よりの世話人であり，「アルコール医療研究」（第5回からの記録掲載），「アルコール依存とアディクショ

ン」（第 14 回までの記録掲載，以後「アディクションと家族」として嗜癖行
動学会雑誌となって継続中）の編集顧問をされ，日本アルコール関連問題学会
では副理事長と編集委員会委員長に就任され，運営の中心として活躍されてい
た。当初は名ばかりの印象であった学会を学術面からも育て上げられた功績は
大きいと思われる。そして，第 32 回日本アルコール関連問題学会(2010（平成
22）年 7 月，神戸国際会議場，幸地芳朗大会長）で特別講演をされた後の 8 月
13 日，先生は心筋梗塞で急逝された。当時は大変な驚きで，残念という思い
を通り越して，アルコール医療界の大きな損失，宝物を失った感じで一時頭が
真っ白になった感じであった。

　小杉好弘先生の臨床医としての活躍，大阪市立大学時代から小杉クリニック
開院時代の「西成から一人の断酒者をつくろう」を合言葉に断酒者を生み出し
ていった活躍は，我が国のアルコール外来医療の開拓者であるというだけでな
く，当事者に寄り添い，肌でつきあう，生活を共にする地域医療の原点に基づ
く臨床活動であり，私のイメージは「釜ヶ崎（愛隣地区）の赤ひげ医者」その
ものであった。小杉先生の笑顔を想い描くと，その「京都の貴公子」ダンディ
なイメージとこの「赤ひげ医者」の臨床家…のギャップが小杉先生そのものと
いう思いで一杯になる…のは，私だけではないのではなかろうか。…今も小杉
好弘先生の印象には強いものがあります。この思いを忘れずに，これからもア
ルコール医療に，心の医療に取り組んでいきたいと思います。

小杉先生へ

リカバリハウスいちご
渡邊　洋次郎

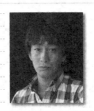

　私は小杉好弘先生に自身の担当医になってもらった経験がないので，思い出はそれほど多くはありませんが，「リカバリハウスいちご」へ通っていた関係で小杉クリニックでの「院内例会」や地域の「飲酒と健康を考える会」などでお会いして，お話を聞く機会はありました。アルコール依存症の治療において，日本で初の通院治療を開始させた医師であることも聞いたことがありました。

　そんな私でしたが，小杉先生は自身のクリニックでの断酒表彰の場面で，酒こそやめていたけどシンナーの止まっていない私に対して，「渡邊さんにとってシンナーは高級アルコールだ」と苦言を言いつつも 3 か月の表彰状を手渡してくれました。「飲酒と健康を考える会」では確か，DUI というアメリカの飲酒運転をした者に対して裁判所が出すプログラムについての勉強会が行われていて，私も参加させていただきました。

　私自身は 20 歳の時に初めてアルコール依存症や薬物依存症と診断されて精神科病院に入院しました。10 代の頃はシンナーで警察に捕まって鑑別所や少年院に入っていました。30 歳から 3 年間刑務所に服役するまでの 10 年間で計 48 回精神科病院の入退院を繰り返しました。今さらですが，酒や薬のあるこの地域の中で，それでも酒や薬を使わないで生きていくことの大切さがわかってきました。酒や薬をやめるだけなら，鍵のかかる牢獄(刑務所や精神科病院)へ閉じ込めてしまえばそれで事足りますよね。そうではなく，地域の中で酒や薬は入手できるけどそれらを必要としない，言い換えればそれに代わるものを一つ一つ手にして生きていく。依存症者というある種のハンディキャップをもちながらもそんな自分自身を受け入れながら生きていけるんだと感じられたり信じられるようになっていくこと。酒や薬をやめる！　にとどまらない，生き直し，「新たに生きる」なんだと思いました。

　小杉先生が自助グループの必要性を具現化されたり，様々な公的機関において定期的に酒害教室をやるようになったのは，まだまだ地域の中に私たちのよ

うな依存症者が行ける場所や会える人のいなかった時代に，その必要性を感
じ，形にされていった実践だったんだと思います。地域の中で酒や薬を使わず
に，今日一日を生きることがどれほど大変なのかを実感されていたからこそ，
依存症者が飲まない使わないで生きるためにそれを支える，毎日通院，酒害教
室，そして何よりも自助グループの仲間とのつながりに至ったんだと思います。

　実際に，私が刑務所を出た時は，毎日，一日に 2 回も 3 回もミーティングに
歩き続けることができました。広大な海の中でポツンと浮かぶ私にとって，自
助グループのミーティングはところどころに浮かぶ浮き輪だったと思います。
それが多ければ多いだけ，安定していればしているだけ，私にとってそれは大
きな助けや支えになりました。だからこそ，それらのなかった時代の依存症者
にとって回復は困難な状況だったんだと思います。また，回復やつながりに必
要な社会資源の少なさと併せて，社会に蔓延する依存症に対してのスティグマ
や偏見。そして知らず知らずのうちに，依存症者自身の中に内在化されたスティ
グマがさらに回復を困難にしていく。そんな困難な状況下でそれでも実践を続
けたのは，小杉先生が依存症者達の回復を信じていたからなんだと思います。

　現在，私が働いている「リカバリハウスいちご」は，小杉先生たちが 22 年
前に大阪の地で始めた，依存症からの回復を目指す依存症回復施設です。私自
身，初めて「いちご」に行ったのはもう 20 年近く前。その後も刑務所を出所
して何年かして「いちご」を利用したので，毎日，「いちご」への通所や自助
グループへ参加しました。外部の委託事業でいろんな職種の仕事にも取り組み
ました。依存症者が依存していたものを手放して生きていくこと自体がとても
大変なことですが，それと変わらないくらい大変なことが，今一度ここに生き
ること。社会の中で他者と共に生きることなんだと思います。だからこそ，お
酒や薬物が止まって間もない頃もお酒や薬物が止まって 12 年経った今も私に
は仲間が必要だし，行ける場所，会える人たちが本当に必要なんだと思います。

　あの頃の小杉先生が見ていた景色は私にはわからないけれど，入院治療から
通院治療を中心とした取り組みは，時が流れた今も変わらず私のリカバリーの根
底にあるものと結びついている気がします。当時の精神科医療やアルコール依
存症治療においては非常識ととられたかも知れない治療方針だけど，それを実
践された根底には，小杉先生の依存症者本人たちの中にある「回復」を信じる
確信があったからなんだと思います。そして今も脈々と受け継がれるそんな取り
組みの中に私も生きられていることに本当に感謝します。ありがとうございます。

第4部

その人・理念・実践・研究

第1章

小杉好弘年表・略歴

○小杉好弘年表

西　暦	年　号	小杉先生	
1937	昭和 12 年 　　1 月 1 日	京都市に生まれる	
1961	昭和 36 年		酩酊保護法
1962	昭和 37 年	和歌山県立医科大　卒業	
1963	昭和 38 年	大阪市立大学医学部神経精神科助手	全日本断酒連盟結成 久里浜病院アルコール専門病棟
1965	昭和 40 年	浜寺病院　F 氏との出会い	
1966	昭和 41 年	大阪断酒会　誕生	
1969	昭和 44 年		和歌山断酒道場
1970	昭和 45 年	大阪断酒会　婦人部例会開催 大阪市立　弘済院 大阪アルコール問題研究所　開設 （〜1998）	新阿武山病院（ぎづな会） 藍野病院（あいの会，〜1977） 森病院（〜1977） 泉州病院（いずみ会）
1971	昭和 46 年	大阪市立弘済院（高峯会）	
1972	昭和 47 年	あいりん地区精神衛生相談　開設 （西成保健所　愛隣分室）	
1973	昭和 48 年	大阪自彊館あすなろグループ創設 大阪断酒会　酒害相談員講習 第 10 回全断連全国大阪大会	大阪府立公衆衛生研究所外 来（〜1979） 大阪府保健所相談活動
1975	昭和 50 年	堺市鳳保健所　酒害教室	大阪市保健所相談員配置
1976	昭和 51 年	大阪市立大学医学部神経精神科講師 大阪府断酒会と改名 喜望の家（むすび会） 優芯クラブ（女性の会）	
1977	昭和 52 年	浜寺病院（はまゆう会）	藍陵園病院 大阪市保健所相談員配置
1978	昭和 53 年		ASW
1979	昭和 54 年	関西アルコール医療研究会	
1980	昭和 55 年	大阪市生野保健所　酒害教室	AA関西グループ Al-Anon

西　暦	年　号	小杉先生	
1981	昭和 56 年 7 月	小杉クリニック　開設	新生会病院 大阪マック
1983	昭和 58 年	大阪市断酒会　家族会すみれ会　発足	
1984	昭和 59 年 　　　8 月	杉の子会(女性の会) 本院完成(夜間診療開始)	AA関西セントラルオフィス
1985	昭和 60 年 　　　11 月	アメシストの会　発足 分院診療開始	
1987	昭和 62 年	医療法人弘心会を設立	
1988	昭和 63 年		新阿武山クリニック
1989	平成元年	第 1 回アメシストの集い 1 日研修会 第 26 回全断連　全国大阪大会	
1991	平成 3 年 1 月	小杉クリニック　デイケア開始 LA (女性の会) 第 1 回関西断酒学校	
1992	平成 4 年 10 月	小杉記念病院 (アルコール専門内科 病院) 開設(50 床)	藤井クリニック
1993	平成 5 年		ひがし布施クリニック
1994	平成 6 年 1 月	阿倍野小杉クリニック開設	
1995	平成 7 年		新いずみ病院(阪和いずみ病院)
1997	平成 9 年		植松クリニック
1998	平成 10 年		金岡中央病院
1999	平成 11 年	リカバリハウスいちご　開設 第 1 回近畿ブロック断酒学校	のぞみ作業所
2000	平成 12 年	東住吉飲酒と健康を考える会	
2001	平成 13 年	第 35 回全断連全国大阪大会	リカバリハウスグループホーム フェニックス
2010	平成 22 年 　　　7 月 16 日	アルコール関連問題学会全国大会 特別講演	WHOアルコール世界戦略
	8 月 13 日	死去	
2012	平成 24 年		小谷クリニック
2013	平成 25 年		アルコール健康障害対策 基本法　成立

○小杉好弘略歴

・医療法人弘心会理事長兼小杉クリニック本院院長
・日本アルコール医学会理事
・日本アルコール関連問題学会副理事長
・厚生省公衆衛生審議会専門委員
・大阪アルコール問題研究所所長
・全断連顧問

第2章

主要な論文（単著・共著），新聞記事掲載一覧

単著

脳アセチルコリンエステラーゼに対する阻害剤の作用

　　大阪市立大学医学雑誌　第 17 巻第 1-2 号別冊　p3-15　1968 年

アルコール中毒と地域社会－大阪愛隣地区の調査から－

　　臨床精神医学　第 4 巻第 3 号別冊　p297-308　1975 年

アルコール依存症の地域医療について

　　日本精神神経科診療所協会誌　p41-46　1978 年

アルコール代謝と行動異常－中枢神経系へのアルコールの影響

　　代謝　第 17 巻臨時増刊号「行動 II」　p411-418　1980 年

アルコール症の家族治療の経験

　　臨床精神医学　第 10 巻第 2 号　1981 年

アルコール関連障害について

　　大阪府保険医雑誌　p45-56　1981 年 10 月号

Skid Row（スラム地区）のアルコール症－実態と対策－

　　臨床精神医学　第 11 巻第 3 号　p323-328　1982 年

アルコール症の共同住宅治療について

　　社会精神医学　第 5 巻 2 号　p121-126　1982 年

アルコール症の専門外来

　　公衆衛生　第 47 巻第 12 号別冊　p797-801　1983 年

飲酒問題－飲酒パターンとその健康への影響に関する調査研究報告書－

　　アルコール健康医学協会　p66-91　1985 年

単身アルコール依存症者の地域内処遇に関する研究報告書　昭和 60 年度調
査研究結果報告書

　　社団法人アルコール健康医学協会　p375-388　1985 年

アルコール離脱症状群

　Medicina　第 23 巻第 3 号　p452-454　1986 年

アルコール依存症　アルコール性障害の病態と治療

　臨床医薬情報 No.25　第 5 巻第 5 号　p584-589　1986 年

地域アルコール保健対策等における専門外来の役割に関する研究（その 1）

　大都市における入院設備をもたないアルコール専門診療所の治療構造とそ

　の効果評定について　p209-225　昭和 61 年度調査研究結果報告書

私の治療方針

　治療学 Biomedicine&Therapeutics　第 18 巻 6 号　p884-885　1987 年

アルコール依存症とは

　アルコール医療研究　第 5 巻 1 号　p57-62　1988 年

外来でのアルコール依存症治療の実際

　臨牀看護　第 14 巻第 2 号　p81-88　1988 年

アルコール依存症治療の新たな展開－専門外来の現況と問題点

　医学のあゆみ　第 154 巻第 13 号　p976-981　1990 年

Skid Row 地区者のアルコール性痴呆

　Dementiadai　第 4 巻第 1 号　p61-74　1990 年

専門クリニックにおける治療－アルコール依存症の治療形態（外来治療）

　精神科 MOOK　No.30　アルコール依存症の治療　p77-84　1994 年

アルコール関連問題の医学教育

　JIM　第 4 巻第 7 号　p590-592　1994 年

アルコール専門診療所実践記録

　アルコール依存とアディクション　第 12 巻 3 号　p167-174　1995 年

アルコール依存症の治療の実際

　今日の治療　1996 年 5 月号　p81-88　1996 年

アルコールによる身体合併症の治療

　精神科治療学　第 11 巻第 7 号　p701-705　1996 年

アルコールと心の病気

　日本医師会雑誌　第 116 巻第 1 号　p77-80　1996 年

アルコール依存症の外来診療

　からだの科学　第 192 巻　p83-86　1997 年

アルコール関連障害とアルコール依存症　専門外来治療－離脱治療，リハビ

リテーション

　日本臨牀　第 55 巻 1997 年特別号　p422-426　1997 年

ALCOHOL AND MENTAL DISORDERS：ALCOHOL DEPENDENCE

　Repronted from the Asian Medical Journal　Vol.40 No.8　p404-409
　1997 年

アルコール作業所への取組み

　大阪精神保健福祉　第 43 巻　p20-22　1998 年

アルコール症①最近の特徴と診断②治療導入を中心に③再発予防を中心に

　これからのメンタルヘルス　（日本精神科病院協会）　p4-9　2002 年

アルコール依存症の通院治療

　最新精神医学　第 8 巻第 5 号　p495　2003 年

アルコール依存症専門診療所の現状と今後の課題

　日本アルコール精神医学雑誌　第 10 巻第 2 号　p41-49　2003 年

アルコール乱用の予防と危機介入

　精神科臨床サービス　第 4 巻 4 号　p455-458　2004 年

アルコール依存症における治療の実際－入院か？外来治療か？－

　治療　第 87 巻第 8 号　p2416-2420　2005 年

アルコール依存症

　総合臨牀　第 55 巻増刊号　p432-436　2006 年

アルコール関連問題における医療連携－アルコール症の専門外来医療－

　医学のあゆみ　第 222 巻第 9 号　p734-742　2007 年

共著

仮面うつ病

　小杉好弘　川北幸男　臨床精神医学　第 2 巻第 1 号別冊　p13-18　1973 年

結節硬化の臨床

　篠原貞夫　小杉好弘他　脳と神経　第 25 巻第 10 号別冊　p1317-1334
　1973 年

愛隣地区単身アルコール中毒患者について　そのⅠ　家族持ちアルコール中毒者との比較

　小杉好弘他　アルコール研究　第 9 巻第 1 号　p87-94　1974 年

愛隣地区単身アルコール中毒患者について　そのⅡ　単身一般病者との比較
　　小杉好弘他　アルコール研究　第 9 巻第 1 号　p95-100　1974 年
アルコール中毒の予後と家族との関係－とくに配偶者との関係について－
　　小杉好弘　田中美苑　精神医学　第 17 巻第 10 号　p1047-1052　1975 年
アルコール中毒者の同胞順位に及ぼす両親欠損の影響
　　小杉好弘　田中美苑　アルコール研究　第 10 巻第 3 号　p70-77　1975 年
愛隣地区単身労務者の飲酒実態調査
　　田中美苑　小杉好弘　アルコール研究　第 13 巻第 1 号　p74-82　1978 年
飲酒理由とアルコール乱用－愛隣地区単身労務者の調査から－
　　小杉好弘他　精神医学　第 21 巻第 9 号　p963-970　1979 年
(座談会) 断酒会と精神科医
　　大原健士郎　小杉好弘他　臨床精神医学　第 9 巻第 7 号別冊　p637-652
　　1980 年
アルコール依存症と地域特性－ skid row －
　　小杉好弘　辻本士郎　社会精神医学　第 8 巻第 2 号　p87-94　1985 年
我が国のアルコール依存症患者の専門治療施設に関する調査－その 1　アルコール専門病棟
　　樋口進　小杉好弘他　精神医学　第 30 巻第 5 号　p547-552　1988 年
我が国のアルコール依存症患者の専門治療施設に関する調査－その 1　アルコール専門病棟およびアルコール専門外来
　　村松太郎　小杉好弘他　精神医学　第 30 巻第 7 号　p791-795　1988 年
小杉クリニックの現況と課題
　　辻本士郎　小杉好弘他　アルコール医療研究　第 6 巻 1 号　p7-14　1989 年
アルコール依存症の自助グループと今後の課題
　　植松直道　小杉好弘他　医療　第 5 巻 11 号　p1630-1647　1989 年
(座談会) アルコール医療の現状とその問題点
　　石井裕正　小杉好弘他　カレントテラピー　第 13 巻 9 号　p1630-1647
　　1995 年
アルコール専門内科における服薬指導
　　小杉記念病院　医薬ジャーナル　第 38 巻第 8 号　p2241-2248　2002 年
アルコール症の異状死についての分析－自殺と非自殺の比較－
　　弘心会　日本アルコール関連問題学会雑誌　第 12 巻　p131-135　2010 年

アルコール依存症と自殺
　　小杉クリニック本院　こころの健康総合センターだより　2010年

新聞・雑誌
　アルコール症専門外来　入院より好成績
　　1987.3.18　北日本新聞
　アルコール症専門外来　入院より好成績
　　1987.3.18　琉球新報
　効果あげる専門外来　アルコール依存症
　　1987.3.18　沖縄タイムス
　治療と断酒を同時進行　アルコール症専門外来　入院より好成績
　　1987.3.19　四國新聞
　治療と断酒を同時進行　アルコール症専門外来　入院より好成績
　　1987.3.20　フクニチH
　アルコール依存症　外来治療で好成績
　　1987.3.22　河北新聞
　アルコール依存症　入院治療より好成績
　　1987.3.24　佐賀新聞
　アルコール症専門外来　通院だけで治療
　　1987.3.25　中部経済新聞
　アルコール依存症　通院だけで治療と断酒
　　1987.3.26　東興日報
　アルコール症外来　治療，教育での併用で効果
　　1987.3.26　山梨日日新聞
　アルコール依存症治療　効果あげる専門外来
　　1987.3.26　徳島新聞(夕刊)
　アルコール症専門外来　入院より好成績
　　1987.3.30　日本海新聞
　アル中治療，通院でOK
　　1987.3.30　福島民友
　アルコール依存症，外来治療が効果抜群
　　1987.3.30　秋田さきがけ

アルコール依存症，専門外来で好成績

　　1987.3.30　中國新聞

アルコール依存症治療，効果上げる専門外来

　　1987.3.30　岩手日報

アルコール依存症　効果あげる専門外来

　　1987.4.4　信濃毎日新聞

アルコール症専門外来　入院よりも好成績

　　1987.4.10　宮崎日日新聞

アルコール医療の新展開

　　1988.1.25　週刊医学会新聞

特集　断酒会　酒を断って生きる人たち

　　1989.5.1　あさひ　ぴーぷる

肝臓病　この病気に強い病院ベスト10

　　1990.8.6　日刊ゲンダイ

ヤングドリンカー②

　　1994.8.18　日本経済新聞(夕刊)

アルコールの誘惑⑤

　　1994.8.19　日本経済新聞(夕刊)

アル症，内科も禁煙指導を

　　1994.9.28　朝日新聞

アルコール依存症患者に日本で初めて通院による専門治療の道を開く

　　1999.2.5　日刊ゲンダイ

アルコール依存症　女性はより深刻に

　　1999.4.4　朝日新聞

再生　アルコール依存症は今　シリーズ②

　　2004.11.8　大阪日日新聞

再生，アルコール依存症は今　シリーズ③

　　2004.11.9　大阪日日新聞

年末年始　適量知って楽しく

　　2005.12.9　毎日新聞

第3章

当事者・自助集団との連携

　「依存症は回復できる病気だ」と私たちは言う。しかし数十年前にはその考えはもてなかった。「アルコール依存症からは回復できない」とみなされていた。当事者をはじめ，医療者，ソーシャルワーカーらの努力によって実現してきたのである。とりわけ断酒会の発展によるものであり，そのきっかけとなった出来事を，小杉好弘先生は自身の体験談として記念大会などでよく話してくれた。そのことから書き記したい。

第1節　どうすれば酒を飲む苦しみから逃れられるのか

あるアルコール中毒者との出会い

　ある日，浜寺病院で，何か特別印象に残る1人の中毒者を受け持つことになった。彼は私がそれまで見慣れていたアル中とは少し異なり，年若く，青白く，神経質そうで，知的な感もある。反面，どこか暗い影を持ち，反骨的な面，虚無的な面もうかがえる。「私は，20歳頃より，入院を繰り返しています。もう，10数年来，病院生活をしてきました。私の青春時代は病院の中で，消え去った。自分ではなんとか，酒との縁を断ちたいんですが，それがやめられません。時々恐怖感に襲われるのです。そうなると飲まずにおれません。なんとか，この苦しみから逃れたいんですが，自分を理解してくれる人は1人もいません」。彼は深刻な顔つきで初対面の私に問いかけてきた。若くて頭も良さそうな彼が，ただ酒のために，既に10数年精神病院で過ごし，無為徒食の生活を送っている。その人生の虚しさに何かやり切れないものを強く感じた。彼は私の顔を見るたびに何か方法はないでしょうかと問いかけてきた。

（大阪断酒会会報「なにわ」創刊号，1968年より）

　この出会いは，先生が精神科医となって数年後のことだった。Fさんと出会うまでの自身のアルコール依存症者へのイメージを，先生は素直に綴っている。

　私が精神科の医者になった頃，アルコール患者は，精神病院の嫌われ者であり，その当時，頻発した精神病院の不祥事件の首謀者はたいていアル中であった。今から思えば不思議なことに，入院させてはいたが，治療の対象となる病気とはみなされていなかったのである。なぜならば，退院したら，その足で酒を飲み，ふたたび病院に舞い戻る患者が後をたたなかったから，治療のやり甲斐のない，どうしようもない人達とみなされていた。その当時，私も同じような目で眺めていた。私が持っていたアルコール依存症についての知識は，世間一般，あるいは患者の持っている知識と何ら変わるものではなかった。あたかもできてあたり前であるかのように，断酒を続けられないのは意志が弱いためと考え，家族や世間が本人を責めるのと同じことを言い，それを患者に要求していたのである。

　　　（私の臨床：たかがアル中，されどアル中，らぽ〜る第3号，1989年より）

　先生は，Fさんとの出会いがなければ，「アルコール依存症の病院内治療の限界をどう乗り越えるのか」を考えることはなかったのかもしれない。

第2節　AAに学ぶ

　病院内では飲まずに過ごせる人が，病院から出ると飲んでしまう。一体どうすればいいのだろうか。このアルコール依存症者の声を心に置きながら，先生は遺伝学の研究のために大阪大学に通っていたところで，矢内純吉に出会っていた。ある時，兵庫県武庫川病院の吉田優医師を紹介してもらい訪れたことがあった。そこで初めてAA方式という，アルコール依存症者の集団精神療法が行われていることを知り，その方法，成果を聞いているうちに，あの酒との悪縁と断ちたいと思っている若い患者のことを思い出し，一度この方法をやってみてはどうかと考えるに至ったという。AAの12ステップから学んだ「12の

階梯」「断酒に関する 12 章」が大阪断酒会資料として残されている。

病院暮らしからの脱却をかけた F 氏の断酒会設立への功績

　パンフレット，その他の資料をもらって帰り，彼に「やってみる気持ちはないか」と誘ってみた。その時の私の心境は，会の力であれ，どういった力でても良い，このままではこれから先も同じような病院で無為徒食の生活を送るてあろうこの患者の心に，たとえひとときでも，情熱をかき立て，未来に希望の灯がともってくれればそれでいいんだといった気持ちであった。ところが予想以上に，彼は AA 会に興味を示し，自らも武庫川病院に出かけたり，手紙で全国各地の断酒会と連絡をとるなど，同志の獲得，会の設立に情熱を傾け，奔走しだした。その数か月後には，浜寺病院で，現在の大阪断酒会の第 1 回会合が開かれ，大阪で酒害者救済のための第一歩が踏み出されることになった。会の設立に対する彼の功績を高く評価せねばならない。

　　　　　　　　　　　　（大阪断酒会会報「なにわ」創刊号，1968 年より）

　小杉先生の支援を得ながら，浜寺病院内に断酒会が生まれたのは，1966（昭和 41）年のことである。当時，中心となって活動していた F 氏が初代会長となった。先生の熱心なリードと F 氏の超人的な情熱によって，今日の大阪府断酒会の基礎が築かれ，こうして一人の回復者が誕生していくこととなった。

　これをきっかけに，やり方次第で，少なくとも，回復する人がいるということがわかっていった。また，この最初に出会った患者が，病院太郎といわれていて，すこぶるいわくつきの猛者であったことが幸いし，この人が酒をやめられるのに他の人ができないはずはないと考えることもできた。

　　　　　　（私の臨床：たかがアル中，されどアル中，らぱ～る第 3 号，1989 年より）

第3節　断酒会発足とその広がり

　大阪断酒会の発足以降，新しくアルコール依存症と診断された患者さんに対してアルコール依存症治療を行っていくとともに，熱心に断酒会につなげていくという連携の形が生まれた。断酒会が地域に広がるとともに，多くの人々の断酒新生への道をつけるよう小杉先生は動かれていった。それに呼応してくれた先生方によって府下にアルコール専門病棟がつくられ，院内例会が始まり，支部と会員数が伸びていくこととなった。病院の断酒会も生まれたが，地域の断酒会に対して定着の架け橋になるものと位置づけられた。

コラム　　　　　　発足当初の動き

　この頃浜寺病院では，毎週金曜日に例会を開いていた。この間前述のF氏は，全日本断酒連盟（全断連）の松村春繁会長にも接触し，各地の断酒活動もいろいろ見聞きし，大阪断酒会のあり方を模索した。小杉先生の支援を得ながら大阪断酒会創立の準備が着々と進められていった。

▶ 1966（昭和41）年10月29日（土）浜寺病院4階にて，断酒会発足と初例会についての打ち合わせ会が行われた。会の名前を「近畿断酒連盟大阪断酒会」と定めた。

▶同年11月5日（土）13時〜16時　浜寺病院本館1階クラブ室
「近畿断酒連盟・大阪断酒会」発足例会，出席者は，小杉先生，院外からは二見泰之助，他4名，院内からは石野健夫他4名，家族石野他3名，を含む計15名であった。以降毎月第1第3土曜日を例会日と定め，浜寺病院で断酒会の活動が始まった。

▶同年11月26日（土）東住吉例会の開設　二見，石野が東住吉区の山内宅を訪問し，検討してきた地区別支部の結成について，まず東住吉支部を設立し，東住吉支部例会を開くことが決まった。

▶ 1967（昭和42）年2月11日　大阪断酒会役員の決定　会長　二見泰之助　規約の承認，大阪断酒会本部の看板を山内宅におき，例会場を次の通りとした。
・第1日曜日・院内例会　浜寺病院　14時〜16時

・第 2 土曜日・東住吉例会　山内宅　19 時〜21 時
・第 3・4 土曜日・本部例会　市大病院外来　19 時〜21 時
（市大での例会は，懇談会形式とし，親しみあるものとして運営）
・二見氏が会長を辞任し石野氏が会長となる。実動会員 7 名，断酒継続者は石野一人となり，存続の危機を迎えた。

▶ 1968（昭和 43）年　全断連への加盟が決定した。前会長二見泰之助氏が交通事故で亡くなる。大阪市に東住吉，北，住吉，城東，阿倍野，西成の 6 支部を設けた。

▶ 1969（昭和 44）年　大阪断酒会の本部を木村芳治宅へ移転した。大阪断酒会の例会，毎週土曜日天王寺の雲水寺　毎週日曜日浜寺病院内，各支部例会。
藍野病院，新阿武山病院で断酒会の例会参加が行われ，院内断酒会が結成された。

▶ 1970（昭和 45）年　阪南支部，浪速支部，東生支部，京阪支部，東住吉支部，北支部，堺支部，神戸支部，茨木支部があらたにできる。大阪断酒会の事務局ができ，飛田好一氏が担当に決定。同年の新入会員は 102 名と増えていった。

（大阪府断酒会 20 年の歩み資料(1986 年) より）

重要な動機づけのための面接と指導

　回復者が大勢登場してきだしたが，しかし，新しく来るほとんどの患者は，自分のアルコール問題に対して，病気としての知識がなく，仮にあったとしても誤ったイメージを抱いている。周りから絶えず，意志が弱いと言い続けられているが故に，意志を強くしようと考え，皆と同じように上手く飲もうと考え，あくなき挑戦を繰り返すのである。したがって，患者は周囲が当然と思っているほど，酒をやめなければならないと考えていない。やめる気持ちのない者が自然に酒が止まるはずもない。また指導も何もなくて断酒ができるはずがない。

（私の臨床：たかがアル中，されどアル中，らぽ〜る第 3 号，1989 年より）

　断酒会と深く関わり続け，節酒ができないことを身をもって体験し苦しんできた人と共に歩む姿をみせた小杉先生であった。
　先生は，断酒会のことを次のごとく述べている。

断酒会について

　しらふで現実に生きる意味や生きられることを身をもって示してくれるのも断酒会であれば，また一杯の酒の恐ろしさを身をもって示してくれるのも断酒会です。断酒会なくして断酒の継続なく，したがって真のアルコール症の治療なしといえるでしょう。

（大阪府断酒会会報「なにわ」特別号，1989年より）

第4節　大阪断酒会結成時の規約書（抜粋）

第1章　総則
（目的）第1条　この規約は，アルコール中毒患者または常習的な飲酒者で酒害に悩むもの（以下酒害者という）が自ら断酒を決意し，実行するため，断酒会を結成し，酒害者相互の緊密な協調によって適正な断酒活動を確保し，もって明朗な家庭及び健全な社会の建設に資することを目的とする。
（名称及び事務所）第2条　この会は大阪断酒会（以下本会という）と称し，本部及び事務局を大阪市西成区山王町2丁目16番地におく。
（事務活動）第3条　本会は第1条の目的を達成するために例会を開くほか，断酒活動を行うものとする。
第2章　会員
（会員の資格）第4条　酒害者は自ら断酒を決意し，かつ，断酒を実行しようとする者であれば，何人によらず入会により会員となることができる。
（入会の手続き）第5条　本会に入会しようとする者は，入会申込書に入会金100円及び所定の会費を添えて本会の事務局か，支部へ直接または会員を通じて申し込むものとする。

（会員の登録）第6条　本会は前条の申し込みを受け付けたときは，事務局に備え付けの会員台帳に登録し，会員証を交付する。

（会員の義務）第7条　会員は本会の定める例会に出席し，自らの断酒に専念するとともに，他の会員の断酒を扶助し，酒害者を1人でも多く救済するよう努めなければならない。

（家族の協力）第8条　会員の配偶者または家族は本会の準会員とし，会員の断酒実行にあらゆる協力を行い，会員とともに例会に出席して，本会の円滑な運営を助けるよう努めるものとする。

（会費）第9条　会員は会費として1か月300円，準会員は1か月200円を負担するものとする。

第3章　例会

（本部及び支部）第10条　本会の事務局を本部とし，その下に一定の地域を単位として支部を設置する。

2　支部の設置に関して必要な事項は別に定める。

（例会）第11条　本会は会員の断酒実行を確保し，会員相互の緊密な連絡と協調をはかるため，毎月定期的に本部及び支部において例会を開くものとする。

（総会）第12条　総会は年1回本会が必要とみとめた時に開くものとし，総会には会員及び準会員が全員出席し，総会を意義あるものにしなければならない。

第4章　役員会

（役員及び役員会）第13条　本会の円滑な運営を期し，会務を処理するため役員会を置く。

2　役員会は次の役員をもって構成する。①会長1名　②副会長2名　③事務局長1名　④常任幹事若干名　⑤幹事若干名　⑥婦人部役員若干名　⑦顧問若干名　⑧会計1名　⑨監査2名

3　役員会の議長は会長をもって充てる。

4　役員の兼任は妨げない。

附則

1. この規約は1966（昭和41）年11月5日より施行する。

第5節　酒害相談員講習会の開始

　酒害相談員講習会は，1973（昭和48）年からスタートした。1年間酒をやめてきた人たちに対して，自己のアルコール問題の整理を手助けし，これからのさらなる継続へ向けての動機を高めること，これからつながってくる人への手助けができていけるように，自助組織としての意義を再確認することを意図したものとして先生たちも協力して始め，現在も続いている取り組みである。

目的と意義

　相談員講習会と名前がついているが，その目的とするところは，専門家の育成ではない。保健所や病院のプロの相談員の肩代わりが目的の講習会ではなく，ある期間，酒をやめ続けてきた人々が，あらためて専門的な講習を受けることにより，手探りでやってこられた断酒を少し系統だて，自己の酒害の整理の手助けをし，更なる断酒継続への強化を目的としている。そして，ボランティア活動としての断酒会の意義や組織のあり方などを再認識してもらうがための講習会である。

　個人個人が自分の断酒を全うすることが，すなわち，断酒活動であり，再発防止活動になる。

果たした役割について

　断酒会にはAAのようなステップや伝統・概念がなかったので，それぞれの断酒会の活動にばらつきがある。この違いを講習会を開催したことで，統一できているのではないかと思う。会長が自分流の方向に進むことを防ぐ大きな役割を果たしてきた。

骨　子

1. 断酒継続1年以上の者，それに近い会員が受講対象で，該当する法律など（精神衛生法（当時），社会福祉法，生活保護法，集団精神療法）の知識を知る。
1. 酒害相談に応じるにあたり必要な知識を得る（精神衛生行政（当時），社会

福祉行政，保健所，専門病院との関係）

1. 病気としてのアルコール症の正しい知識を知る（アルコール依存について，その治療，回復過程）

1. カウンセリングとケースワーク（事例研究，酒害相談の実例，家族関係論）

1. アルコール依存に対する断酒会と保健所との関わり方について

1. ネットワークについて（三位一体）（行政，医療，断酒会の連携）

1. 追講習（断酒継続を果たした相談員の意義をかみしめ，最近の体験を学びあう機会をもつ）

1. 断酒会のあり方（例会のあり方，組織の調和，役員の姿勢，酒害相談にのるとき）

（酒害相談員講習会資料より）

第6節　大阪断酒会会報「なにわ」寄稿資料

　先にみたように，小杉好弘先生は大阪断酒会の設立に深く関わり，長年，共に回復への道を歩んできた。ここでは，大阪断酒会会報「なにわ」への寄稿文や創成期の会員家族の手記などを紹介し，断酒会への思いや期待についてまとめたい（「なにわ」部分は原文のまま収載）。

紹介

　次の寄稿は，大阪断酒会発足3年を迎えようとしている時のものである。会員が増え組織が大きくなってくるにつれて薄くなりがちな会員相互の人間関係を大切にすること，断酒会には多種多様な人々がいて，それぞれに抱えてきた問題や歴史がある。そういうこともわかっておき，個人的な人間関係が大切にされ，柔軟で適切な助言と援助の手が差し伸べられる会となり，希望と満足を与える会になるよう取り組もうと述べられている。

寄稿①　大阪断酒会会報「なにわ」第4号　1969（昭和44）年8月1日発行
アルコール中毒Ⅲ

小杉好弘

　断酒会の標語の一つに「数は力なり」という頼もしい言葉があります。たし

かに数は力です。しかし，それは真の断酒人が増えるのが前提であることは言うまでもありません。

　会に出席しない会費を納めるだけの会員が増えても真の力とは成り得ません。最近，大阪断酒会も，新聞，テレビ等のマスコミを通じ宣伝され，新入会員は次々と増えつつあります。しかし，はたして，断酒を継続する人達が飛躍的に増えつつあるのか，その歩溜りはどうかを考えますと，決して良い成績ではないようです。ここで，今後のより一層の発展のために，その原因について少し考えてみましょう。

　大学紛争が取りざたされている昨今，その原因の一つに識者は現代のマスプロ教育による対話の欠如を指摘しています。断酒会についても小規模の段階では，会員相互の深い個人的な接触，親交により，おのおのが抱えている，疑問，疑念に対し，適切な助言や励ましがなされ，いわゆるきめの細かい人間関係が樹立され，同志的結合は強いものとなります。

　しかし，組織が拡大し，人員が増加するにつれ，会そのものがある程度形成化され，会員相互の充分な意見の交換や，個人的な接触，結びつきが乏しくなってくる。ある程度の儀式化はやむを得ないことであり，また他の意味では必要なことであるが，そこでの話題は必然的に，より普遍的，かつみんなの共感を呼ぶような話題に限らざるを得ない。当然，消化不良，欲求不満の会員もあらわれ，自然と足が遠のく会員も出てくる。それを解消するためには，小グループでの組織を強化し，より身近な話題，生活指導につき，徹底的に討議がなされ，悪性の消化不良や，欲求不満に陥るのを防がなければならない。

　特に指導者は，アルコール中毒者を会に導入する際に，もっとも留意すべきことは，中毒者の性格特徴が一様ではないということである。

　強迫傾向の強い人，自己中心的な人，依存傾向の強い人，引っ込み思案の人など多種多様である。まして個々それぞれの人が置かれている立場，酒に依存し，逃避を形づくったそのきっかけはすべてバラバラである。あるアルコール中毒者は夫婦間の葛藤に悩み，ある人は職場での問題を抱え，さらにさかのぼれば，その人の生育歴での親子関係の乱れに端を発している人もある。

　すべての人は，過去の成育歴，生活歴とのつながりにおいて，今の姿があり，それを抜きにして，現在の姿のみを考えることは不可能である。したがって，自分の主義主張の一方的，権威的な押し付けや形式主義は厳に慎まなければならない。

　柔軟な態度でその人を受けとめ，適切な助言と援助の手を差し伸べ，未来に対する希望と満足を与えるようにすべきである。まず，個人的な人間関係が作られ，ついて会への依存という形態をとるのが望ましい。

　今後当断酒会が真に「数は力なり」を誇示できるような強い組織に生長するために，共に上記の如き問題と取り組んでいきたい。

紹介

　次にあげたものは紙面相談である。入院した夫から「早く退院させろ」と言われている妻が，入院治療の意味について質問し，それに答えているものである。よくある質問であり，悩みである。このことに対して，まずどんな時に入院治療が必要となってくるのかを説明し，身体的な治療，それから精神依存に対する治療の必要性をあげている。さらに，この機会を通して現状を冷静にみつめること，入院中の集団的治療や教育を通じて治療への抵抗をとりのぞくことや，入院中の生活指導を通してアルコールなしの適応の仕方や，その後の継続治療への道づけを行うことをあげている。本人の不安にも触れ，話し合いと一貫した態度をとることがよいと回答した。

寄稿②　大阪断酒会会報「なにわ」第15号　1972（昭和47）年5月1日発行

酒害相談コーナー

〈質問〉現在入院中の主人が，長く入院しても同じことだ，早く退院させろと強要します。入院治療の意味についてご教示ください。

　　　　　　　　　　　　　回答者　大阪市立大学　神経精神科　小杉好弘

〈回答〉精神病院への入院という事態は，息の長い一貫したアルコール中毒の治療からいえば第一歩と考える必要があります。しかし入院治療はその後の持続した治療のための基礎づけとなり，非常に大切な時期でもあります。集約的にどのような意味を持つかを述べてきますと，まず，従来よりの生活環境からの隔離により，自らの力によりアルコールを断てない本人に変わって強制的にアルコールを遠ざけます。その結果として，禁断現象があらわれます。それは，単なる四肢の震えから痙攣発作，さらには振戦せん妄といわれる重篤な生命に直接かかわる状態までさまざまな症状です。むろん，それらに対する救急治療の要があります。特に振戦せん妄は絶対的に入院治療の必要があります。また，急性期の禁断現象とは別に，長年に亘るアルコールの乱用の結果とし

て，たいてい胃腸障害，肝臓障害，神経炎その他の合併症がみられます。これらの障害の修復も大切なものです。

　身体的な治療と並行して，アルコール中毒の本質である心の捉われ，即ち精神依存に対する治療が必要です。いままでの生活環境からの隔離により，アルコールへの耽溺の過程のなかで派生している，職場でのトラブル，家族との感情的な対立，孤立化等々の患者をとりまくさまざまの社会生活上の障害を一時的に遠ざけることになります。患者は家庭にいる場合には，これらのさまざまの障害を理由に飲酒をつづけ，家族はそれに反発し続けたり，あるいは半ばあきらめの気持ちで無関心を装ったりしています。入院治療により飲酒の機会を断つことにより，こういった悪循環を断ち切り，患者や家族が新しい視点から現状を冷静に客観的に理解することが多少とも可能となります。そして自分はアル中ではない，酒はやめようと思えばいつでもやめられる，また逆にアル中はなおらない，仕事の点で酒をやめることはできない等々の言葉にみられる，患者が抱き続けているアルコールを断つことへのかたくなな抵抗，心の壁を打ち破り，取り除く必要があります。この心の壁がいままで外部からの現状を変えようとのいろいろな働きかけに対して抵抗をなし，現状を維持し，それにより現実をみつめることを不可能にしています。これを個人的あるいは集団的治療や教育を通じて打ち破ることが心の治療の第一歩であり，またその後の治療のための必須の条件でもあります。また，病棟内での集団生活での生活指導も大切な治療の一つであります。こういった身体的ならびに心理的治療，教育，生活指導を通じて，患者はアルコールなしで新しい適応の仕方をみつけだすようになります。それに対する条件づけを行い，外出や外泊を通じてその強化をはかります。患者ならびに家族や関係者に対してその後の継続治療のための道づけを行い，入院治療を終えるのが普通です。

　しかし現実の治療では，とくに入院初期において，この質問にみられる如き退院要求が起こります。これは入院により今までの職場を失うおそれや，家族に見離されるのではないかなどの不安，また事故の処理等々が起こってきます。それらが退院要求の口実となります。したがってこれらの問題の適切な処理が大切になります。これらの問題に対して，治療者と，家族や職場の人とが十分に話し合い，それにより，一貫した態度で処理することが必要です。これを患者自らの責任において則したやり方で処理させることにより心の治療が始まる場合もあり，また失敗に帰して治療を中断せざるを得ない場合もよくあり

ます。家族や職場に対していかに放置ではなく受容的に，しかも終始一貫した毅然たる態度をとらせるというところに治療者の悩みがあります。

紹介

　1980年代のはじめ頃は，まだアルコール中毒という言い方が多かった。現在ではようやく依存症という名前が浸透しつつある。次のような単刀直入な問いに対して，紙面相談で小杉先生は，まずブラックアウトが起こってくることをあげ，進行性であり，離脱症状の出現，死に至る病いであると説明した。また，生活全体を脅かし，あらゆる臓器障害をもたらすこと，家族との関係の悪化，それから職を失い，孤立していく病気であると説明している。また本人も家族も認めにくい特徴があることを指摘した。ほかにも，この病気について凝縮した見事な説明をされた文章である。

寄稿③　大阪府断酒会会報「なにわ」第40号　1981（昭和56）年1月1日発行

酒害相談コーナー

〈質問〉アルコール中毒の特徴について答えてください

　　　　回答者　大阪市立大学医学部神経精神科／大阪府断酒会顧問　小杉好弘

〈回答〉慢性の進行性の死に至る病気である。アルコール中毒の主要な兆候である飲酒時の記憶の脱失が起こり始めれば，もはや節度のある飲酒に立ち戻ることは不可能とされています。このような兆候が出てからも飲み続ければ，かならず病気は進行し続けます。その変化はきわめて徐々に起こるために，本人や家族にとってそれを理解することは困難です。しかし，飲酒をすれば着実に進み，ついにはひどい禁断症状がでます。さらに進めば物忘れや時間や場所の観念がなくなるなどの精神的にも荒廃をきたし，ついには社会的にも肉体的にも生命を落とします。ひとたびアルコール中毒という診断が下って飲み続ければふつう，数年で命を亡くします。

　個人の生活全般をおびやかす病気である。アルコール中毒は肝臓や膵臓，心臓，胃腸その他のあらゆる臓器に障害をもたらします。また飲酒している本人が被害者意識を持ったり，妻に嫉妬を燃やしたり，さまざまな型で心の歪みがあらわれ，それがもとで，妻との関係はもとより子どもとの関係にも強い障害をもたらします。また仕事への意欲を失い，作業能力が低下するために，職を失い，しだいに社会的にも孤立し，障害がでてきます。要するに，飲酒を中心

に池に投げ込まれた小石の波紋が広がるように，身体はもとより，家庭生活，職場の生活にも大きな支障をきたす病気です。

　本人も家族も病気と認めるのが困難な病気である。アルコール乱用の結果としておこるけいれん発作や幻覚，妄想などの激しい禁断症状に対しては病気として理解しやすい。しかし，アルコール中毒という病気の本質は，アルコールへの心の捉われであり，節度のある飲酒をつづけることができないことや，それゆえに断酒が必要であることなどを理解することはなかなか容易ではない。大多数の人々は節度ある飲酒をしていることや，嗜好品であるために，アルコール飲料が睡眠薬や麻薬などと同じく，長期の乱用が中毒を引き起こすまぎれもない薬物であり，危険なものであることがあまりに見落としがちである。したがって，飲酒に対してコントロールを失った状態が意志の問題や理性の問題ではなく，ましてや家族への愛情のなさなどとは無関係であり，病気のせいであることを納得することは当の本人はもとより家族にとっても理解することは難しい。

　回復するのに時間のかかる病気である。酒を断ち，禁断症状が去ればたちまち病気が治ったように思う人が多い。しかし，アルコール中毒は何年間にもわたる大量の飲酒の結果起こる病気です。アルコールの乱用の内に永年培われたアルコールへの根強い心の捉われがみられます。こういった何かにつけ，アルコールに頼ろうとする気持ちから自立するために長期間の毎日の訓練を必要とします。また肝臓や胃などの内臓へのアルコールの影響とは別に脳やその他の神経系統へのアルコールの影響は前者にくらべてはるかに長期にわたり障害をのこすものです。たとえばある人のデータでは，永年の飲酒によって乱された睡眠が正常に回復するのに断酒して数年間を要することを示しています。ましてやアルコール中毒という病気のために生じた家族の被害意識や不安，不信などの心の痛手が消え，通常の安定した人間関係に立ち帰るにはさらに長年月を要します。

紹介

　大阪府断酒会が30年を迎えて，小杉先生は，2代目会長を務められた石野健夫さんのことをとりあげ，石野さんの実践され続けた，例会出席という断酒会の基本を貫き，生涯断酒を貫かれたことを記し，人間関係などいろいろあっても断酒会は大切であることを書かれている。

寄稿④　大阪府断酒会会報「なにわ」第55号　1996（平成8）年9月1日発行
大阪府断酒会誕生30年に寄せて

小杉好弘

　大阪府断酒会が誕生して，この度，満30年を迎えられたことを心からお喜び申し上げます。

　最初から顧問として側面から断酒会の発展を振り返ってみますと，大阪府断酒会の生みの親である初代会長の二見さんは，数年を経ず亡くなられました。初代会長亡き後，その当時最長老（といっても50歳でしたが）であった石野健夫氏が急遽2代目会長に選ばれました。その当時大阪府断酒会は，会員はまだ10数人で崩壊寸前でした。宅地造成の飯場での単身赴任で，ご自分の生活そのものが深刻な状況にあった石野さんが敢えて会長を引き受けられたのは大変な決断だっただろうと思われます。そして，断酒会を支えて，現会長の濱野良造氏や昨年亡くなられた飛田好一氏らと共に大阪府断酒会の発展の今日を築かれたわけですが，その石野さんも今年4月初め，30年近い断酒を全うされ，満80歳で亡くなられました。石野さんが一度の失敗もなく生涯断酒を貫かれた裏には，ご本人の誠実な人柄や家族の協力など，さまざまの要素が働いていることでしょうが，会長職を退かれてからも晩年まで欠かされなかった，例会出席という断酒会の基本を忠実に守られたことと，難しい会の人間関係に対し，いろいろあっても断酒会は大切なんだという姿勢を淡々と貫かれたことにあったんではないかと思われます。

　最近，大阪府断酒会の低迷が取りざたされていますが，統計的には新しい人々の定着率よりも，元役員をされていた人々の脱会率が異常に高いのを見るにつけ，今一度，基本にもどることが大切なのではないかと思い，あえて故石野会長のことに触れてみました。

　今後も自助集団としての基本に忠実にますますの発展をされることを祈っています。

　これまで手がつけられないといわれてきたアルコール依存症が回復する病気であることが証明され始めたのは断酒会の発展によるものであり，さらに大阪は単身生活者の参加者の比率が全国一であること，これは喜ばしいことであるのは勿論のことであるが，後押ししたのが酒害相談講習会であり，先進の医療

機関や行政と緊密に協力しあってアルコール問題の対策を進めてきた結果である。しかし一方でなかなか変化しないのが一般精神医療の態度であると先生は指摘している。女性や高齢者の増加による変化があり，自助集団の価値観も多様化している，しかし，自助集団の根本理念である，人に手を貸すことが自分を助けることにあるという原点は時代が変わっても変わらないものである。自助グループとの連携なくしてはアルコール医療は成り立たないのも同じである。これまでの輝かしい歴史を今一度振り返り，大阪方式を堅持しつつ，時代に即したものに発展させていこうと述べられている。

■ 寄稿⑤　大阪府断酒会会報「なにわ」第65号　2006（平成18）年9月3日発行

この40年変わったもの，変わらないもの（大阪のアルコール医療を省みて）

　　　　　　　　　　　　　　医療法人弘心会理事長　　　小杉好弘

　大阪に断酒会が誕生して40年，この間，アルコール医療は大きく変わりました。その昔，アルコール依存症が，アル中といわれた当時，この病気は性格異常と烙印され，精神病院への分散収容や電気ショックなどの姑息な手段で対処する以外，手が付けられないとされていました。しかし，自助集団ができて，はじめて断酒の継続が可能になり，アル中が回復する病気であることが証明されました。大阪で，これを実現したのは，まぎれもなく，断酒会の発展です。現在，大阪府断酒会は全国一の会員数はもとより，単身生活者の参加者の比率が全国一といわれています。このような輝かしい実績を作り出したのは，大阪断酒会の先達の人々が，早くから一保健所一断酒会の普及を合言葉に医療機関や行政と緊密に協力しあってアルコール問題の対策が進められた結果です。実際にそれを後押ししたのが，行政の補助金を得て，医療と断酒会が共同で1973年から実施している酒害相談講習会です。全国に先駆けて始まり，毎年3か月にわたり現在も続けられています。このように大阪方式と呼ばれる医療と行政と自助集団が緊密にネットワークを形づくった結果，男女の別や年齢に関係なく，また愛隣地区の単身生活者に至るまで回復の可能性が立証されました。また，入院する以外に治療の手立てがなかったアルコール依存症も，今では通院でも可能な時代になってきました。

　このようにネットワークが確立され，回復する病気であるにもかかわらず，一握りのアルコール専門医は別として，40年経った今でも変わらないのは一般精神科医の態度です。なぜか精神科医の間ではアルコール依存症は嫌われ者

で敬遠されがちです。これは誠に残念なことです。なぜなのでしょう。

　一般に医療では，患者は治してほしいと訴えて医療機関を訪れます。しかし，アルコール医療では，出会いから，診てほしくない，なるべく関わってほしくない，ほっといてほしい，いろいろなことは聞きたくないという患者が多く，その拒否的な態度に治療者は戸惑いを感じます。横を向き，ほっといてほしいという患者に，自己の飲酒問題に関心をもたせ，病気であることを自覚させるための治療を軌道にのせるのはのっけからエネルギーのいる仕事です。また，首尾よく治療が始まった後も，もう自信があるから抗酒剤はいらない，自分はあそこまでひどくはない，早く仕事に復帰したい，自助集団は意味がない，今度こそは上手に飲んで見せるなどの患者の態度に対し，数えきれないほどの「ノー」という言葉を発しなければならないのがアルコール医療です。相手の言い分を「イエス」と肯定するのはたやすいが，「ノー」と否定するのにはエネルギーがいります。しかも，理屈と信念を持って，「ノー」といえることが，アルコール依存症の治療に携わる関係者にとってもっとも重要な仕事なのです。このようなエネルギーを要する点や，家族，仕事，臓器障害，精神障害と多彩な障害と，それへの多面的な援助を必要とする点が医療関係者に嫌われる原因の一つであるかもしれません。

　ともあれ，昔に比べ，女性患者が増え，高齢男性が増えた反面，暴れたりする患者は随分減りました。その分，患者のほとんどが中年男性と画一化されていた時代とは異なり，対応が多様化し，個別化せざるを得なくなりました。医療と同様，自助集団とて価値観が多様化し，柔軟な対応が求められるようになってきました。しかし，自助集団の根本理念である，人に手を貸すことが自分を助けることにあるという原点は，時代が変わり人が変わっても変わることはありません。また，自助集団との連携なくしてアルコール医療は成り立たないのも同じです。これからも，医療，行政，自助集団の三位一体の大阪方式の基本を堅持し，さらに時代に即したものに発展させる努力を惜しまず，相互の交流を図りたいと考えています。大阪府断酒会が40周年を迎えるにあたり，先駆者たちが築いてこられた輝かしい歴史を今一度振り返り，原点を見据えた活動をされ，更なる発展を遂げられることを祈念してやみません。

　また，参考に，大阪府断酒会会長だった石野健夫さんの体験談と，石野さんの娘さんの手記，山内さんの標語を紹介する。

資料　大阪断酒会会報「なにわ」創刊号　1968（昭和43）年8月1日発行

私の断酒

石野健夫

　先ず小杉好弘先生に感謝致します。

　私の断酒は，1年7月近くなりますが，身近で旨そうに一杯飲まれると，やはりアルコールへの郷愁捨てがたく，雰囲気が眩しく，断酒には卒業なしと痛感させられます。

　酒の飲み始めは30年前ですが，常習飲み助の仲間入りは20年前，勤務地が山形県庄内で，米産地であり，また当時ドブロクの本場でした。土木工事の現場監督をしていましたので，付き合い上飲む機会に恵まれ，その寒中積雪中すすめられるまま，朝昼晩と調子に乗ったのが始まり。以来18年間大失敗しては断酒，節酒，その中深酒と悪循環で家庭はいうに及ばず，職場もうまくいくはずがありません。

　1966（昭和41）年3月，お先真っ暗と妻に口説かれ，遂に市大病院に行き，強度のアル中（当時）と診断されましたが，どうしても自認できず，自力でがんばりましたが，1か月目には元通りとなり，おまけに深酒の周期が短くなり，妻にも言われて再び渋々市大病院の門をくぐり，初めて浜寺病院における小杉先生指導の断酒グループの存在を知り，先生への紹介状をいただきながら，それでも酒への執着断ち切れず，生まれ変わった気持ちで節酒すると妻をごまかし，その中また終日酒なしでは居られぬ2か月が続きました。会社は倒産寸前，家計も火の車，会社と家からの挟み撃ち。いやなんとか苦境を切り抜けるべく頑張る虚勢は張ったものの，結局深酒にしびれて，焦燥，逃避に走るより他ありませんでした。その中，会社は倒産，妻の実家からは，入院，断酒しないと家族を引き取るという申し出があり，友人たちには，遂には見放され，八方ふさがり，背水の陣を敷かねばならぬと意を決し，忘れもしない昭和41年10月12日，妻は勤めていましたので，4軒の酒屋で立ち飲みし，悲壮な気持ちで浜寺病院に単独入院し，酔いが醒め，どえらいところに来たものと後悔しましたが，後の祭り。1週間目に小杉先生に初めて診察を受け，アル中を直すには断酒グループに入るより他なく，目下創立準備中，必ず入会をと勧められました。また同じく入院中のアル中の方よりAAの12の階梯をいただきましたので，10日間，暇に任せ，熟読玩味し，やっと自分がアル中だと自覚し始めました。先ず，自分は完全に酒に敗北したこと，飲み助時代の己の行為は一切ピ

ント外れでもあることをどうやら認めました。それでは院内では何をすべきか
考え，先ず節度ある生活に入るべきだと，手近に早朝の冷水摩擦と柔軟体操，
就寝前，その日の日誌を書く。これを今日まで実行しています。そして過去の
失敗を謙虚に反省，そして酒なしの活気ある人生をいかにスタートすべきかを
考えました。10月下旬，院内の大阪断酒会の例会に初出席し，先輩より自分と
同じような過去から立ち直られた体験談，激励により大いに得るところがあり，
断酒の決意を固くしました。11月12日，1か月の入院生活に別れを告げ，二
度と足踏みする所ではないと心に誓いました。さて，退院はしたものの，完全
失業，早速就職運動，先輩友人には飲み助の悪名響きわたっているので，戸惑
いましたが，勇を鼓して断酒会へ入会していることを説明し，どうにか12月
1日より現在の会社に就職決定。以来勤務の都合で別居しておりますので，酒
の誘惑はありますが，毎週の例会出席により，お陰様にて切り抜けております。

　職業が建設会社の土木技師なので，どうしても酒縁との縁が切れませんが，
杯またはコップをやむなく手にした時は，必ずこの一杯は昔のお前への逆戻り
だと言い聞かせ，また同席の人たちには，断酒会員であることを説明し，納得
してもらっていますが，神ならぬ身故，酒席に侍るといやな気持になりますか
ら，早く切り上げるとか，やむを得ざる折以外は遠慮しております。自宅には
1週間毎，例会の日に帰っておりますが，昔の陰気は吹っ飛んでしまいました。
断酒6ヵ月目よりは体調は快適，また会社からは信用されてきたのか，処遇が
最近入社時とすっかり変わりました。常に自分は酒に完全敗北した事の自認，
イエスマンではどうしても胆の中に一物残るので，必ず納得ずくの意見を述べ
るようにして気持ちの負担をなくしております。思いつめずに解決の糸口をみ
つけるようにしています。そして生活にリズムを持たせるようにしています。

　最後に「断酒には卒業なし」の気構えて，1日1日を謙虚に断酒の日を積
み重ねていく所存であります。

父の酒

石野清子

　私の父がきっぱり断ってから約1年半になります。最初のうちは，とても
父が信じられませんでした。父の帰りが少しでも遅いと，今日こそどこかで飲
んでいるに違いないと家中で心配したものです。

　本当に乱行時代の父を思い出しますと，ぞっと致します。ことに一昨年の9

月10月（浜寺病院に入院する2，3か月前）全く無茶苦茶でした。きっとあの頃の父の神経はアルコールで麻痺しきっていたのだと思います。会社も自分の妻も子どもも，自分のことすらも頭になかったのではないでしょうか。父の体は酒のみで生きている単細胞の下等動物に退化してしまっていたようでした。

あの頃，父が正直な目つきをしていたのは，朝だけだったように思います。私も母も長年の内に養われたカンにより，父の目つきと声の調子で，父の酒量の程がわかりました。いつも私は「ただいま」という父の声に今日こそという望みをかけ，祈るような気持で耳を傾けては裏切られてしまったものです。毎日毎日がこうでした。いつも今日こそ父は私達家族の為に酒を我慢して帰ってくるだろうと馬鹿らしい希望を持ちました。そして，学校にいても，本を読んでいても，絶えず意識の底には父の酔っぱらったにやけ面が沈んでいました。4つ角で信号を待ちながら，突然父の酔っぱらった目つきを思い出すこともありました。私達の不幸の源は全部父なのだと思うと，その瞬間，たまらなく父が憎らしくなったものです。

父は今，立派に，あのアル中状態から立ち直っております。昔の父は，酒の切れている時などいつもむっつりしていて，子どもたちとの間に対話というものがありませんでした。でも今はすっかりほがらかになり，私たちともよくしゃべるいい父です。

やっぱり父は私たち子どものことを考えてくれていたから，きっぱり好きな酒をやめたのだと思います。今でもやはり父は，酒が好きなのではないかと思います。そして毎日，その好きな酒の誘惑と戦っているに違いありません。私はそういう父に，やっぱり頭の下がる思いがいたします。

標語　　　　　　　　　　　　　　　　　　　　　　　山内良雄
　　一，酒害者は断酒してこそ社会人
　　二，会無くて酒害者でなければ断酒無理
　　三，会の意味医師の協力断酒が育つ

第4章

日本で最初につくられたアルコール専門 クリニック・小杉クリニックに関する資料

日本で最初につくられたアルコール専門クリニックである「小杉クリニック」。ここでは，小杉クリニックの治療理念，原則，方法について，小杉好弘先生の著作（小杉好弘：アルコール依存症，メディカルアクセス，第2巻第4号，p22-25，1994年）を元に編集・再構成し，紹介する。

第1節　依存症をめぐる変化

精神科病院の隔離を中心とした治療から，専門外来治療や内科領域での取り組みへ

　一昔前には，アルコール依存症者といえば中年の男性と相場が決まっていたのに比べ，最近では若者から定年後の男性，あるいは，キッチンドリンカーに代表される主婦に至るまで，その広がりは特定の年齢層や性別に留まらなくなっている。また，アルコール依存症者のイメージは，以前は酒乱に代表される粗暴な行動が目立つタイプだったが，近頃は，こういったタイプが減り，アルコール性の身体の障害を主な症状とし，飲んでは眠り，醒めては飲むようなおとなしいタイプが増え続けている。

　このような病態の変化は，必然的に，今までのアルコール依存症の治療のあり方にも変化をもたらしてきた。それは，以前のような精神科病院への隔離を中心とした治療から，専門外来治療や内科領域でのアルコール依存症治療への取り組みの方向へと，次第にその幅と治療の場を多様化させてきている。

小杉クリニックにおける実践

　小杉好弘先生は小杉クリニックにおいて，上記の考えに基づき1981年の開設から2010年に亡くなるまで，試行錯誤を積み重ねて治療にあたってきた。開院当初は，解毒後に精神療法を行う段階治療を試みてきたが，通院治療ではそれではうまくいかなかった。体が楽になればもう来なくなるので，解毒時期

から同時並行で精神療法を行うことになり，それにより治療効果があがった。合併精神障害の人への治療体制，アルコール依存症の人にとってのデイケア，アルコール専門内科病院の設立に取り組んだ経緯を表にまとめる。

表　小杉クリニックの概要と機能の変遷

期　　間	概要等	機能・問題点	スタッフ数
Ⅰ期 (1981年7月〜)	雑居ビルに開院（ミーティングの場あり） 週5日診察 （木曜は休診）	入院紹介を期待して来院	4 (1)
Ⅱ期 (1982年1月〜)	治療プログラムの整備 解毒→精神療法 段階的治療	通院治療の場として知られる 治療効果あがらず	7 (2)
Ⅲ期 (1983年7月〜)	毎日診察（日曜・祝日以外） 解毒・精神療法同時並行治療	地域とのネットワーク強化 治療効果上昇	9 (2)
Ⅳ期 (1984年8月〜)	独立した建物(本院)完成 夜間診療の開始	待合室の雰囲気が変化 一貫治療体制の確立	10 (4)
Ⅴ期 (1985年11月〜)	分院診療開始 専門性の強化	治療的雰囲気が向上	14 (8)
Ⅵ期 (1991年1月〜)	デイケア開始 小規模通院	治療成績向上 ドロップアウトの防止	22 (10)
Ⅶ期 (1992年10月〜)	記念病院設立(50床) アルコール専門内科病院	内科医療と専門医療の連携 治療の幅の広がり	93 (40)
Ⅷ期 (1994年11月〜)	阿倍野小杉クリニック開設 分院の独立	アルコールと他の精神障害の合併患者の本格的治療	101 (42)

（　）内は非常勤

第2節　治療方法

①　治療への導入の実際

　治療を行う上で最も大切なことは，あくまでも自己決定を尊重することである。つまり，自分で治そうという気持ちをどうもたせるか。受診者の多くは，自らの意思というよりも，家族や福祉事務所，あるいは職場の圧力で，やむなく診察を受けに来ている。したがって，飲酒問題の存在すら否定することも多く，当初から治療に対して，拒絶的，懐疑的で，精神科病院への入院を恐れている患者もよく見受けられる。このような状況の中で治療の導入には，受容的に，人間としての患者の尊厳に気を配ることが何よりも大切である。

②　予診（インテーク）　初診の前

　予診をとり，アルコールとの関わりと家庭生活，職場の状況などの移り変わり，初めての飲酒から現在の飲酒に至る変化など，なるべく患者が整理しやすいように，時間の経過をたどって聴き取ることが必要である。アルコール依存症の症状のうち，アルコールに対する耐性の低下（近頃，アルコールが弱くなった，1回に多く飲めなくなったと表現する）や就寝中のひどい寝汗，早期覚醒，悪夢をみるなどの小離脱症状の経験は，患者の否認なしに聴き取りやすい症状である。また，連続飲酒発作の合間の飲酒をやめている期間の存在（山型飲酒サイクルという）なども，自由自在に飲酒のコントロールができるかのように印象づけるために，患者がよく話してくれる症状の一つである。

③　確定診断とその宣告並びに治療契約　初診時

　いろいろな情報の聞き出しと身体的な診察を綿密に行って，最後に確定診断を行うが，患者にはっきりと，あなたはアルコール依存症にかかっている，もはや，適当な飲酒はできない状態にあるので，酒をやめる以外に自由な社会生活を送ることはできないと断言する。そして，あなたの異常な酒の飲み方は，決して，意思や人格のせいではなくて，病気のためであることを強調し，それゆえに治療が必要であることをすすめる。

　この点，アルコール依存症であることを曖昧にして，肝臓が悪いなどといって治療を開始すると，その後の治療の継続は非常に難しくなる。肝臓やその他

の内臓の病気は，適当な飲酒ができなかった結果であり，背景にあるアルコール依存症そのもの，すなわちアルコールへの心と身体の捉われに対する治療が必要であることを強調する。

　診断がつけば，次にはその治療についての細かい説明を行い，治療を受ける意思があるかどうかを尋ね，同意が得られれば治療を開始するが，必ずその場から，ただちに治療を開始することが必要である。

④　解毒並びに急性離脱症状の治療　通常初診時からスタートする

　治療の同意が得られれば，気持ちの変わらないうちに，すぐさま，アルコールを断つための治療を開始することが大切である。診察の場で，医師の手からアルコールを飲めなくする薬である抗酒剤（商品名シアナマイド，ノックビン）を服用させる。逡巡する患者に，断酒の決意を促すためにも，また，心ならずも，うわべだけ治療に同意したことを見分ける意味からみても，その場で服用を促すことは大切なのである。当分，毎日の診察の場で同じように，抗酒剤の服用は続ける。

　次に，アルコールの摂取を中断したために起こる大小様々の離脱症状に対する処置を行う。

　その他，本人や家族に対する一般的な注意は，できるだけ水分をとらせることや，室内を明るくして眠らせる，一番信頼のできる家族が付き添うなどがある。

　不眠，発汗，振戦などの軽いものであれ，幻覚の出現などの離脱症状であれ，これらの急性症状は，断酒を続けることにより，たいていは，数日ないし数週間で消失する。

⑤　病気の自覚のための教育的プログラムへの参加　初期治療は原則6週間毎日通院

　離脱症状や肝臓障害をはじめとする各種内臓の治療と並行して大切なのは，自分がアルコール依存症者であることの受け入れ，自覚すること（これを病識の獲得という）とアルコールなしの生活をしなければならないという事実を認め，それを受け入れさせるようにする（これを断酒の動機づけという）ための様々な集団療法への参加である（図）。集団の規模は大小様々で，内容は教育的要素の強いものから非指示的なもの，初心者中心からベテランとの混在，ビデオやスライドを用いたものまで豊富に取り揃え，4〜6週間を1治療期間として参加させる。

⑥　自助集団への参加が必要　　初期治療開始と同時並行して参加を強力に促す

　先に，アルコール依存症からの回復には断酒を前提として長い年月を要する，また，治療の主眼は再発の防止にあると述べた。アルコール依存症の治療の究極の目標は，しらふでの社会生活を円滑に行うところにあり，そのためには，治療を開始した当初から，断酒会（全日本断酒連盟），AA（アルコホリックス・アノニマス）への参加が必要である。治療の初期には，病院が主役となって回復への道をつけるが，その後の治療の継続の主役は自助集団になり，病院は再発の危機に応じて，手助けするにとどまる。断酒会やAAは全国各地にあり，たいてい，保健所や精神保健福祉センターと連絡を取り合っている。

　アルコール依存症者の回復には，専門の医療機関への受診と自助集団への参加が不可欠なのだ。

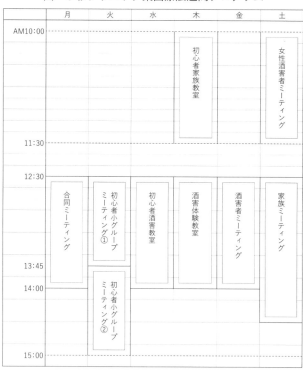

図　小杉クリニック集団療法週間プログラム

	月	火	水	木	金	土
AM10:00 – 11:30				初心者家族教室		女性酒害者ミーティング
12:30 – 13:45	合同ミーティング	初心者小グループミーティング①	初心者酒害教室	酒害体験教室	酒害者ミーティング	家族ミーティング
14:00 – 15:00		初心者小グループミーティング②				

小杉クリニックデイケア週間プログラム（1991年から実施）

	月	火	木	金
9：00〜10：00	（準備）自律訓練	（準備）ストレッチ体操	（準備）リラクゼーション	（準備）ストレッチ体操
10：00〜11：30	太極拳	書道	太極拳（第1，3，4週）料理（第2週）	製作（水墨画教室）
11：30〜12：30	昼食	昼食	昼食	昼食
12：30〜14：00	集団精神療法（ミーティング）	野外活動または創作活動	初心者酒害体験教室	集団精神療法（ミーティング）
14：00〜16：00	読書会		就労ミーテイング	ビデオ鑑賞（第1，2，3週）反省会（第4週）

第3節　アルコール依存症者の治療から社会復帰までの流れ

　初期治療期間を6週間設けている。その後復職して夜診とセルフヘルプグループに参加していく人と，続けて治療をする人とに分かれていく。後者の人はその後週3回のグループミーティングとセルフヘルプグループと保健所酒害教室への参加をすすめる。3か月経過後にアセスメントを行い，専門作業所への利用かデイケアをすすめている。このようにして，治療の継続・自助グループ定着・断酒の継続と社会参加をはかる。

図　小杉クリニックにおける治療から社会復帰への流れ

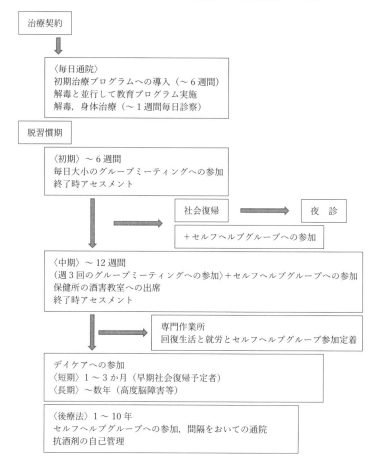

コラム　　　　　　　小杉クリニックの思い出

①初出勤日，釜ヶ崎の街を歩く

　先生が講師をしていた大阪市立大学附属病院の道路をはさんだ向かい側にある雑居ビルに小杉クリニックが誕生した。そのオープン時のソーシャルワーカーの私，「地域を見ておくことが大切だからついてくるように」と，開業直前のその日の準備を一通り終えた時，そのように小杉先生は声をかけてくださり，釜ヶ崎の街を歩いて一周してくれた。速足で行く先生

の後を追いかけるようについていった。酒屋が多く，街には多くの労働者があちちでたむろしている一方で，寝転んでいる人もいた。アルコール問題のもう一つの原点がここにある。産業の変化が新たなアルコール問題を生み出し，都市化によって形成されたスラム街は，貧困と労働と人間関係の疎外状況を露呈してくる。

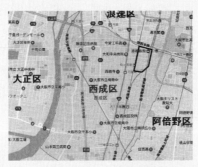

地図　愛隣地区（釜ヶ崎）

②毎朝のカンファレンスは，欠かす日はなし

　小杉クリニックでは，その朝勤務する全スタッフによるモーニングカンファレンスが行われていた。8時30分からの20〜30分間で，①カルテとインテーク記録から前日初診者の，紹介経路，直近の出来事，主訴，問題（現病）歴，飲酒歴と背景史，既往歴，診断と今後の治療方針が主治医から報告，②前日診療の申し送り，③受診が途切れてきた人，初期治療修了者，デイケア，夜診に移行する人の検討，通院のパターンの変更等を共有する。毎日の予約表が診察室の机に置かれ，受診したかどうかがチェックされ，来なかった人がわかる。その用紙をみて，関係機関も含めて連絡の要否を検討する。

　このカンファレンスを続けることは，当たり前といえばそれまでだが，背景や飲酒問題を把握することはスタッフへの教育的な意味をもち，依存症医療の質を高めていく目的もあったと思われる。当該月の初診者・再来初診者全員のケース紹介と気になる人のケース検討を月1回，それぞれの職種の会議が不定期に，その他，大阪自彊館とのケースカンファレンスが月1回もたれていた。

③「わかりやすい言葉で」話すべし

　「難しいことを言っても本人に伝わっていないことが多いから，話す時にはわかりやすく，具体的なことを伝えなさい。話しただけではわからない人もいる。書いて，見てわかってもらえるようにすること」とよく言われていた。そこで生み出されたのが，小杉クリニック治療プログラム手帳だった。これは患者さんの行動療法的な機能も果たした。手帳が押印で埋め尽くされたら，その人の行動努力の証となり，今よくいわれるようになった「ごほうび療法」のはしりとなるものとなった。断酒表彰についてもかなり考えた。表彰やお祝いは自助グループでなされている。そこで受けるべきものだから，最初の6か月間だけの表彰はクリニックでさせていただくと決め，毎月の第3日曜ミーティングには断酒継続1か月，3か月，6か月の方への表彰を行っていた。

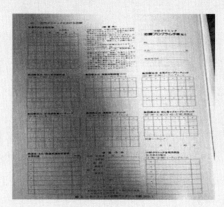

治療プログラム手帳

④インテーク面接の導入を相談した時，
先生は「いいことだ」と即取り入れてくれた

　開院後2年あまり経ち，クリニックにおけるPSW（精神科ソーシャルワーカー）として何をすべきなのかを模索していた頃，初診者への初回面接を行うべきことはいうまでもないが，自信もなくそのことをなかなか切り出せずにいたが，言わなければ始まらず，勇気を出してインテークをとりたい旨を話した。小杉先生は，「それは非常にいいことだから」といって，資料を出して教えてくださった。以降，すべての新患，家族の方のインテーク面接を行うようになり，初診時治療システムとして機能していくこととなった。外来治療でもインテークは欠かせない業務となる。

第４節　小杉先生の講義：初心者酒害教室カリキュラム

　酒害教室は，小杉先生が浜寺病院時代以来，ずっと大切にしてきた取り組みであった。新しいスライドや資料を更新させながら，わかりやすく，患者さんとの対話をはさみながら，講義が毎週１回行われていた人気のプログラムであった。

　ここでは，３か月で１クールとして行ってきた酒害教室のカリキュラムを紹介する。

テーマ１　アルコール依存症の経過

第１期 気晴らし飲酒 悩みに耐える力の衰え アルコール耐性の増加	初回飲酒→精神依存（習慣飲酒）→飲酒量増加
第２期 ブラックアウト（記憶脱失）のはじまり 飲み方の変化（孤独飲酒，隠れ飲み） 酒へのこだわり 貪欲飲酒，罪の意識の芽生え	病的精神依存 異常飲酒行動
第３期 飲酒抑制喪失 山型飲酒サイクル（連続飲酒発作と禁酒） 口実と言いわけ（心理的防衛） 態度の変化 孤立化が進む 身体依存（禁断症状）が著明になる 身体の病気にかかる	身体依存 アルコール離脱症状
第４期 朝酒，持続酩酊 身体的，精神的，社会的破壊の進行 記銘力，集中力の障害 絶え間ない離脱症状の脅威 アルコール耐性の低下 肉体的，精神的衰弱，荒廃，死	精神症状 末期症状

テーマ2　アルコール依存症の診断

1) アルコール依存症について
1　身体の問題(飲酒が原因で起こった病気)
2　心の問題(精神依存，身体依存，興味，関心，離脱症状，アルコール探索行動)
3　社会的問題(仕事と酒の問題，家族の飲酒に対する態度，法律との関係，信用失墜)
4　病的飲酒パターン(量，頻度，抑制喪失，飲酒行動の異常)
2) スクリーニングテストの紹介
1　久里浜式アルコールスクリーニングテストの実施と説明
2　CAGE　簡単なスクリーニングテストの紹介の実施と説明
3　他　適宜
3) 国際診断基準
1　ICD-10
2　DSM-IV

テーマ3　アルコール依存症の種類

1) 異常酩酊
1　病的酩酊
2　複雑酩酊
2) 二つのタイプ
1　暴れるタイプ
2　静かなタイプ(暴れるタイプに移行もする)
3) ジェリネックによるアルコール依存症の諸型
1　αタイプ　神経症タイプ
2　βタイプ　身体の病気が中心になっているタイプ(静かなタイプ)
3　γタイプ　長年の飲酒の結果コントロールできないタイプ(連続飲酒発作)
4　δタイプ　フランス型
5　εタイプ　酒と出会った当初からブレーキが効かないタイプ(渇酒型)

テーマ4　酒と体の病気

肝臓障害

膵臓障害

循環器障害

糖尿病

がん

脳

神経系

筋肉

食道　胃　腸

胎児性アルコール症候群

睾丸機能とインポテンツ

痛風

感染症

高脂血症

骨

事故

〈参考〉　通院アルコール依存症 100 例
の身体合併症(1995)

(%)

肝臓障害	62
胃障害	61
十二指腸障害	12
食道障害	21
頭部 CT 異常	44
脳波異常	17
膵臓障害	19
心電図異常	21
糖尿病	12
高血圧症	14

テーマ5　習慣を変える方法

1)［習慣の病気について］

生活の習慣をどのように変えていくのかが大切なテーマとなっている。

アルコール依存症の過程には，その人と酒との関わりの歴史があり，関わり方に変化がある。

2)［習慣を変えるための方法］

1　習慣性の理論　条件反射の道　報酬と罰

3)［習慣を変えるための 10 原則］

第1原則　断酒理由のリストアップ (社会的，経済的，家庭的，身体的，精神的，他人との違い)

第2原則　例外を許さない

第3原則　決断(願望と意志の区別)

第4原則　腹をすかさない(ジュースなどを多く飲む)

第 5 原則　断酒以外のことは自分を甘やかす（酒だけに焦点をあてていく）

第 6 原則　朝 1〜2 分の計画と寝る前の反省

第 7 原則　今日 1 日酒を飲まなかった，明日も決して飲まないぞ！　決心を固める

第 8 原則　自分の感情の動きに注意

第 9 原則　リストを繰り返してみる（初心を忘れず，日記をつける）

第 10 原則　同志をつくる　連絡を取り合う（誰にもできる，今日からできる）

テーマ6　断酒後の心の変化

第 1 期　　不安定期　我慢の断酒　心が不安定　再発のおそれあり

〔本当の意味でやめる意味がまだわかっていない〕

第 2 期　　断酒専念期　自慢の断酒　心が安定　再発のおそれなし

〔自分から酒をとったら何があるという気持ちがなくなる，自分だってできる，断酒会や AA 通いができている。〕

第 3 期　　マンネリズム期　不満の断酒　心が不安定　再発のおそれあり

〔まわりがちやほやしてくれる。家族も酒をやめてくれることに気を遣ってくれている。それが当たり前だと感じる。断酒会へ行っても同じことばかりと感じて後退していく。人の失敗をみて，2年も3年もやめていた人が断酒会や AA を離れていってはやっぱりだめ。〕

第 4 期　　安定期　悟りの断酒　心が安定　再発のおそれなし

〔アルコール障害者なんだ。自分にとっては，酒は関係がないんだ。酒のない人生をどう組み立てていくのか。酒とともに生きることができない。〕

テーマ7　アルコールの作用

アルコールは食物（嗜好品）であり，薬（脳の麻酔）である。

1）急性作用

急性毒性－急性アルコール中毒（精神的，身体的障害）

1　普通酩酊

2　異常酩酊（複雑酩酊，異常酩酊）

2）慢性作用
　　1　慢性毒性－精神的，身体的障害
　　　　　アルコール関連
　　　　　臓器障害

　　　　　　　　　　　　　　※アルコール性脳症候群　中毒性弱視
　　　　　　　　　　　　　慢性膵炎　アルコール性心筋症
　　　　　　　　　　　　　肝障害　神経炎　アルコール性胃炎
　　　　　　　　　　　　　骨壊死　糖尿病　結核など

　　2　慢性－依存性（習慣性）
　　　　　アルコール精神疾患
　　　　　　　ア）精神依存性（飲酒行動の異常）
　　　　　　　　　　アルコール探索行動　異常飲酒行動
　　　　　　　イ）身体依存性（精神神経症状）
　　　　　　　　　　アルコール離脱症候群

テーマ8　酒と脳・神経
　※スライドによる多数の事例紹介
1）脳に関する知識
2）快感の記憶
　脳内麻薬
3）アルコールの脳への影響
　萎縮　梗塞
4）アルコールと脳の病気
　　1　ウェルニッケ脳炎
　　2　コルサコフ症
　　3　ペラグラ脳症
　　4　アルコール性小脳変性症
　　5　アルコール性多発神経炎
　　6　アルコール性ミオパチー
5）硬膜下血腫

テーマ 9　アルコール依存症の治療

1) 治療への導入期：病気の発見と初期介入

　　1　情報の伝達

　　2　治療への動機づけ

　　3　断酒への動機づけ

2) 解毒〜脱習慣性(1〜12 週間)

　　急性離脱症状，合併身体疾患の治療

3) 脱習慣期(〜1 年半)

　　1　短期　　断酒への動機づけ(防衛機制の打破)

　　2　中〜長期　　静穏期(潜伏期)と衝動期(再飲酒危機)の繰り返し

　　　　〜6 か月　　自助集団(断酒会，AA)への参加と個人的なつながり

　　　　　　　　　　病的家族関係の回復

　　　　〜12 か月　　病的家族均衡

　　　　　　　　　　精神的動揺

　　　　　　　　　　慢性離脱症状の出現

　　　　　　　　　　病識の後退(自信過剰，気のゆるみ)

　　　　　　　　　　治療，自助集団からの脱落

　　　　　　　　　　対人関係の未熟さ

4) 安定期（1 年半〜3 年以上の数年の歳月）

　　家族関係の正常化，自助集団，職場への定着

5) 治療の三本柱

　　1　通院

　　2　抗酒剤

　　3　自助グループ

テーマ 10　酒と肝臓

　　※多数のスライドを使った事例紹介

1) アルコールの分解について

2) アルコールの分解能力に関係するもの

3) 肝臓の働きについて

4) 肝臓病の症状について

5) 肝性脳症

6）大量飲酒者の飲酒期間と肝臓病との関係

7）アルコールによる肝臓病と胃腸・膵臓障害との関係

テーマ11　アルコール依存症の回復過程

1）断酒の条件

   1　もうどうにもならない（現状を変える必要性の自覚）

   2　独りではできない（助けを必要とする自覚）

   3　治したい（申し出された援助の受け入れ）

2）波状的回復

  必ず波がくるが，やめ続けていくとだんだん楽になる

  ここでの治療～潜伏期の治療であることを踏まえるべき

3）再発の防止

   1　通院治療の継続（長期間）

   2　抗酒剤の服用（長期間）

   3　自助グループへの参加

  ※夜間診療　自助グループに行けることが前提　危機介入　治療継続の保障

4）断酒の自覚

   1　アルコール依存症の状態を認める（私はアルコール依存症）

   2　断酒をすることの承認（結局飲めない）

   3　生活態度の変更の承認（再発をしたくなければ，生活の仕方を変えなければならない）

   4　集団の力が必要（仲間とともに）

テーマ12　短編映画の紹介とディスカッション

1）人間と飲酒との関係

  ・自由自在の飲み方ができる。時とか場所を心得て人が酒を飲む

  ・酒の飲み方や態度が変化

  ・人間関係が壊されていく。焦り，生活障害が出てくる

  ・誤った努力，上手に飲もうとするための努力は，往々にして徒労に終わる

2）アルコール依存症と病識

   1　節酒ができないことを認める（適当に飲み続けられない）

   2　酒に対して無条件降伏する（酒に対して無力であることを認める）。病気

だから

3　自分一人の力だけではやめられない

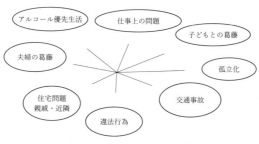

[酒にまつわる生活障害]

✒ コラム　　　　　　　**アルコール依存症の専門治療**

　アルコール依存症は，長年の不適切な飲酒の結果生じる，精神的・身体的な障害を伴う病態である。この病気の特徴は，疾病への否認と家族関係をはじめ，怠業や事故などの職業上の障害と多彩な精神的・身体的疾病の合併である。治療は，病気の発見から専門医療への導入，解毒，脱習慣化，その後のリハビリテーションと一貫した流れが必要である。治療の中心は専門医療への導入と再発予防である。いずれにしろ，長い時間と治療のステージに応じた多様な地域の資源の関与が必要であり，医療のみならず福祉的サービスや自助集団を含む地域における関係機関の相互の緊密な連携が不可欠である。

（小杉好弘：アルコール関連問題における医療連携－アルコール症の
専門外来医療，医学のあゆみ，第222巻第9号，p734-742，2007年より）

第5節　アルコール依存症者への聴取事項

　小杉クリニックで参考にしていたアルコール依存症者への聴取事項について
まとめる。

アルコール依存症者のカード①聴取事項
【主訴】【飲酒歴】

1. あなたはどんな理由で当科を受診しましたか？
2. 現在あなたはどんな援助を希望しますか？
3. 規則的飲酒はいつ頃から始まりましたか？
4. アルコール問題が出てどのくらいになりますか？
5. 飲酒頻度
6. アルコール飲料の種類
7. 飲酒量
8. 最後の飲酒はいつですか？（いつまで飲みましたか？）
9. 連続飲酒発作はいつ頃から起こりましたか？（現在の）
10. 現在の飲酒のエピソードでどんな種類の酒を飲みましたか？
11. 現在飲酒のエピソードで飲酒量はどのくらいですか？
12. あなたの飲酒は以下のような点であなたに問題を投げかけてきまし
　　たか？
　　配偶者と，仕事上，家族と，子どもたちと，友人たちと
13. これまで飲酒のためにケガをしたことはありませんか？（YES　NO）
　　ケンカ　自動車事故　事故　その他
14. これまでにトラ箱の経験は？（YES　NO）
　　飲酒運転，公共の場での酩酊，ケンカ，その他
15. 飲酒のために刑務所やトラ箱に入れられたことがありますか？
　　　　　　　　　　　　　　　　　　　　　　　　　　（YES　NO）
16. 既往歴　　精神科　一般科

アルコール依存症者のカード②聴取事項
【消化器関連症候群】

17. 最近の連続飲酒の間あなたは何を食べましたか？
18. あなたの普通の食事のパターンは？

　　飲酒しない時　　　　　　　　　　　　飲酒する時
19. あなたは最近食欲に変化がありますか？
20. 体重の変化がありますか？
21. 特別食をとりますか？
22. 酒以外にあなたはどんな飲み物をとりますか？
23. 口や喉のいらいらした感じがありませんか？
24. 胃の痛みは？
25. 胸やけやガスに悩んでいませんか？
26. むかつきはありませんか？
27. 嘔吐したり，咳き込んだりしませんか？
28. 吐血したことはありませんか？　あるならばいつ？
29. 胃潰瘍になったことはありませんか？
30. あなたは何回もまた，どんな理由でアスピリンを用いますか？
31. 胃の痛みをとるのにどんな薬を用いますか？
32. 腹の痛みはありませんか？
33. 下痢や便秘はありませんか？
34. 痔は？
35. 腸からの出血は？
36. 便の色の変化に気づきませんか？　黒　　鮮紅色
37. 胃腸に関する既往歴は？
38. 腹痛をとるためにどんな薬を用いましたか？
39. 膵臓の障害はないですか？
40. 皮膚や目の色が黄色くなったことはありませんか？
41. 肝臓の障害はないですか？
42. 糖尿病はありませんか？　あればどんな治療をしましたか？

アルコール依存症者のカード③聴取事項
【神経系関連症状】

43. あなたが欲する効果を得るための酒量の変化に気づきませんか？
44. あなたは禁酒するとどんな反応が起こりますか？
　　　　振戦　発作　幻視　幻聴　その他
45. 発作のためにアレビアチンやその他の薬を用いたことがありますか？
46. 飲んだ時に追想できない時間を経験したことはないですか？
47. 手や足のしびれ，痛み，いじいじした感はありませんか？
48. 四肢の筋肉の痛みを経験したことはありませんか？
49. 平衡を保つのが難しいと感じたことはありませんか？
50. 視力障害の経験はありませんか？
51. 睡眠障害はありませんか？　あればその状況
52. 睡眠時間は？　断酒時　　　　飲酒時
53. 眠った後，安らぎを感じますか？
54. 眠れない時どうしますか？
55. セックス面で最近変化はありませんか？　あれば記載

アルコール依存症者のカード④聴取事項
【心肺機能関連症状】

56. 心臓の変調はありませんか？　あれば記載
57. 四肢の浮腫はありませんか？
58. 息苦しさは？
59. 胸痛は？
60. 心臓病のための治療は？
61. 肺炎は？
62. 肺結核の既往は？
63. 感染症は？
64. 慢性の咳は？
65. 血痰は？
66. その他の肺の異常は？
67. タバコは吸いますか？　あれば本数

アルコール依存症者のカード⑤聴取事項
【心理社会状況】

68. 婚姻生活は？

69. あなたは誰と住んでいますか？

70. この人はアルコール症ですか？　それとも規則的に飲酒しますか？

71. あなたは，誰に親密感をもちますか？

72. あなたの兄弟，親戚，友人は規則的に飲酒しますか？

73. 子どもは何人ですか？

74. 子どもとはどの程度会いますか？

75. 住んでいる場所は？（家　アパート　など）

76. 精神的，情緒的問題をもっていますか？

　　（抑うつ，自殺企図，不安，孤独，その他）

77. あなたは最近カウンセリングのプログラムを受けましたか？

78. 情緒的問題に対し，治療を受けましたか？　あれば記載

79. 宗教的なグループとの交わりがありますか？

80. あなたの仕事は何ですか？

81. 特殊技能はありますか？

82. 治療の期間は，仕事にどのように影響しますか？

83. 無職であれば収入源は何ですか？

84. 趣味や特別な興味は何ですか？

85. 普段，家でどのように過ごしますか？

アルコール依存症者のカード⑥聴取事項
【アルコール以外の薬物】

86. 薬物既往

87. 薬物を得るための手段

88. 特定の薬へのアレルギーは？

アルコール依存症者のカード⑦聴取事項
【アルコール依存症の精神機能】

89.　情緒の変化　刺激の敏感　気分の動揺大　抑うつ性

90.　感情の抑制する力の低下

91.　現実的な考え方ができない－感情的に物事を処理しようとしたり、
　　　高望み

92.　忍耐力の低下

93.　スタミナの減退

94.　逃避的傾向・孤立化

95.　受け身的態度と攻撃的態度の両極端

第 5 章

保健所における相談と「酒害教室」との連携

　大阪では，医療と行政と断酒会が連携してアルコール医療を展開する「三位一体方式」がとられるようになったが，保健所との協働という道をつけたのも，小杉先生の大きな貢献の一つといえる。ここでは，小杉先生も関わり，大阪市保健指導研究会精神保健福祉部が作成した「アルコール依存症者への援助」（1993 年）という冊子の一部を紹介し，保健所における相談と「酒害教室」との連携等のために必要なことを確認いただきたい。

I　はじめに

　大阪市では 1966（昭和 41）年から精神保健相談が開始され，個別的にアルコール相談がなされてきた。しかし，アルコール依存症者への集団としての取り組みが具体化したのは 1979（昭和 54）年生野保健所での酒害教室からである。

　それによって，入退院を繰り返すアルコール依存症者へのアフターケアや，未治療者への治療導入等一定の役割を果たすことができた。その後，西，鶴見，大正，西淀川へと取り組みが広がり，現在 11 保健所で酒害教室を実施している（当時）。

　酒害教室開催により，医療機関や自助組織との連携もよりスムーズになり，また，精神保健相談員や新たに取り組もうとする関係者への研修の場にもなっている。また個別相談する上で酒害教室の中で学んだことも多かった。そこでアルコール依存症者に新たに関わりをもとうとする精神保健相談員や保健師の方々にこの冊子がお役に立ててもらえたら幸いである。

II　保健所における酒害相談

　相談者は本人の場合や家族の場合，迷惑行為を受けた近隣者等と多様であるが，家族の相談が多いのが特徴である。

※相談内容の多いものは,

　　　　入院させてほしいこと

　　　　近所からの苦情があること(迷惑行為)

　　　　家族への暴力の問題があること

　　　　仕事をしないので生活が苦しいこと

　　　　子どもへの影響のこと

　　　　親戚づきあいができないこと　等

※面接を行う時の留意点

　　今回なぜ保健所へ相談に来たのか, 何を期待しているのか把握する。

　　持続しているアルコール問題は何かを把握した上で, 必ず直近の出来

　　事が何かを把握する。

　　　　　警察に保護されたこと

　　　　　迷惑行為をしたこと

　　　　　入院や通院のこと

　　　　　経済的な問題のこと

　　　　　職場での問題のこと　等

　　酒害がどこまで進んでいるか把握する。

　　　　　身体面での変化・・・肝臓, 膵炎, 潰瘍等

　　　　　精神面での変化(もともとの性格)・・・認知障害

　　　　　　異常行動・・・連続飲酒　飲酒欲求

　　　　　　離脱症状

　以上のことが処遇決定する上で参考になるので, 「アルコール相談票」の相談経路, 来談者の同居の有無, 酒歴等も具体的に聞き記録することが必要である。また, アルコール依存症と合併精神疾患(うつ病, 統合失調症)や他の薬物依存(覚せい剤, シンナー, 麻薬など)の存在を見極めることも大切である。

1. 初回相談時の援助

1) 本人が相談に来た場合

①アルコールの臭いをさせてきた場合

[対応の仕方]

※要点

　全く拒否するだけでなく, 主訴をよく聴き, 入院治療の要否の判断はせず,

酒を断って再度来所するように説得する。ただし，状態の観察を行い，緊急時は，一般救急入院もあり得る。

※観察のチェックポイント

　　・精神症状・・・幻覚，妄想，痙攣，意識混濁

　　・身体症状・・・発汗，むかつき，動悸，歩行障害，失禁

　　・脱水症状・・・皮膚の乾燥，下痢の持続

※離脱症状やせん妄に対する指導

　　・一人にならない

　　・照明を明るくする

　　・水分を十分に補給する

②アルコールを断って，本人が相談に来た場合

　　主訴を聴く

　　・精神症状・・・不眠，いらいら，不安，幻覚，妄想

　　・身体症状・・・発汗，動悸，むかつき，手足のふるえなど

［対応の仕方］

・飲酒との関係を自覚させる

・断酒への動機づけ(酒害教室の利用)を行う

・専門医療機関への受診紹介をする

・自助グループ(断酒会，AA)へつなぐ

※家族のいる場合は，家族への働きかけが必要である。

2) 家族だけが相談に来た場合

　　アルコールの問題は何年も前から起きているにもかかわらず，今回，なぜ相談に来る気になったのか，動機，目的を把握し切迫した家族の感情に巻き込まれないように，相談を受けていくことが大切である。

　　アルコール依存症を抱える家族は長年アルコール問題に悩みなんとか飲ませない方法を試みて失敗している。このような家族にアルコール医療を理解させるのはむずかしいことであるが，家族のしんどさを受容しながら病気の理解，アルコール医療について話し，本人を治療にのせていく。

※アルコール依存症についての正しい理解

　　長年にわたり大量に飲酒したために身体も心もアルコールに依存してしまい，自分の力では，飲酒をコントロールできない状態となり飲酒欲求は意志の力では抑えられない。

※アルコール依存症の治療，回復までの理解について
　・一般精神病院（閉鎖）へ入院させることでは解決しない。むしろ精神病院
　　へ入れられたという恨みだけが残り，病気が悪化する
　・アルコール専門病院，または診療所での治療は，自分がどのような病気に
　　かかっているかなどの教育と飲酒により痛んだ身体の治療をする場である
　・病気の回復とは，断酒継続以外にない
　・断酒継続していくために自助グループ（断酒会，AA）への参加が必要であ
　　る
　・仕事などの社会復帰については決して急がず，「しらふ」で生活する訓練
　　が必要である
　・アルコール依存症は家族も巻き込む病気である。本人は飲むことを何より
　　も優先させている。家族も飲みはしないかということが頭を占めてしまっ
　　て，家族も病的な状態になっている。家族がまず，病気を理解するために
　　酒害教室や医療機関の家族教室あるいは断酒会へ参加し学ぶと共にストレ
　　スを発散させていく必要がある
※本人を受診させるために
　・家族全員（子ども含む）が本人はアルコール依存症という病気にかかり，
　　飲んでいることを認識する
　・本人は病気になっていることに気づかず，いろんな理由をつけて飲まざる
　　を得ない「つらい酒」になっていることを家族が理解する
　・飲むか飲まないかは本人に関わらない。酔って話す言葉は，聞き流し，し
　　らふの時の言葉だけを信じる
　・飲んで起こした問題（暴れて家の中が無茶苦茶になった状態や汚れた衣類
　　等）に家族はあとかたづけをしないで，酔いが覚めてから本人にさせ，飲
　　酒することにより起こっている問題を気づかせる
　・本人の酒が切れてきた時に「病気にかかっているからアルコール医療を受
　　けよう」と根気よく話す
※その他
　・暴力がある時
　　暴力から身を守ることが大切である
　　世間体を気にせず110番し保護してもらうこと
　　暴力を恐れて言いなりにならないこと

言いなりになると酒を求めて暴力がひどくなる

・幻覚，幻聴等の離脱症状が出ている時

明日の受診を待つ時，自宅では水分補給に努める

就寝時に暗いと幻覚が出やすいので部屋を明るくして休ませる

3) 近所からの苦情(飲酒して暴力や暴言などの迷惑行為)

［対応の仕方］

①泥酔状態で迷惑行為があれば

・警察による泥酔保護(酒によって公衆に迷惑をかける行為の防止等に関する法律第7条)取り扱い等を紹介する

・家族の有無を把握する

家族のいる場合・・・家族に連絡し相談に応じる

まったくの単身者・・・福祉にかかっている場合，福祉から情報を得て一緒に対応する

福祉にかかっていない場合，警察で保護してもらい対応する

・行路病者の場合

アルコールが切れた状態で精神症状などがあり，自傷他害のおそれがあれば「法」24条による診察がある。

②地域に居住している単身者の場合

地域住民に対してアルコール依存症の正しい知識を啓発する。

4) 救急隊より依頼された場合

［対応の仕方］

①一般状態が悪い場合(急性アルコール中毒を含む)

救急処置のできる病院へ搬送し処置を受ける。

②一般病院で救急処置をして，精神病院への転院を依頼された場合

本人にアルコール専門病院への入院意志の有無を確認して，本人に入院の意志があれば紹介する。

(任意入院)

③身体症状が重く精神症状(精神錯乱)もある場合

資源提供し，救急処置をした医師より入院紹介をしてもらうよう助言する。

※時間外は救急体制の利用が可能である。

5) 警察より依頼された場合(但し，相談として受理した時)

［対応の仕方］

精神症状の有無を観察するために，警察署へ出向くこともある。

6）一般病院（救急病院含む）より精神科への転医を依頼された場合

［対応の仕方］

院内での飲酒でトラブルを起こした場合，精神症状（徘徊など）が顕著な場合，入退院を繰り返している人の場合などは，取り扱いに困ったケースと考えられるので，安易に専門医療機関に紹介をするだけでは不十分で，家族や本人を説得する必要もしばしばある。

2. 治療開始から断酒継続への援助

本人が飲酒を続けている場合は，主として家族に働きかけるが，家族や周囲の人々の対応が変わると本人は飲酒を中断したり，飲酒行動を悪化させたりする。何らかの方法で医療につながるとその後は本人と直接かかわりを持ち，医療機関や自助組織との連携をし，役割分担をすることが必要である。

1）断酒初期

酒をやめてもすぐ心の回復が見られるものではなく，怒り，恨み，自責感，絶望感，不安などで一杯で，この時期は飲まない状態を維持していくことが必要である。

［そのための手段として］

①意志に頼らないこと

意志の強弱に関係なくともかく飲まないでいる状態をつくる。

②抗酒剤を使う

断酒の維持のために使えるものは，何でも使ってみる。本人がなんとか断酒をしなければと思っている時は効果的である。

③孤立しない

長年家族や友人との関係を断って孤独な状態に置かれている。断酒することで唯一の飲み仲間も失うことになり，ここで新たな人間関係が必要になってくる。

④新しい習慣をつくる

・朝起きると抗酒剤を飲む

・通院のリズムをつける

・自助集団（断酒会，AA）に通う

　・酒害教室の利用

　初期（1年以内）は，飲酒するしないを考えるのではなく，新しい習慣をつくることに関心をもつことである。また，きっぱりと飲み友達と縁を切ること，周囲にも自分は飲むためのつき合いをしないと断言していくことも大切。

　断酒を続けていても本人や家族が期待しているように問題が解決していくわけではない。これまでの飲酒は，自分の不安をまぎらわすための防衛だったのが，逃げる手段がなく不安に直面せざるを得なくなるために，心身に不調が表れてくる。

　　・理由もなくいらいらする

　　・何をするにも臆病になる

　　・気分が沈んでふさぎ込む

　　・血圧や脈拍が不安定になる

　　・手が震える

　　・不眠，頭痛が起こるなどの心身の不調は，しらふで受け止めることはむずかしい

　グループの中で自分の感情を適切に表現し解放するという体験を積み重ねていくしかない。

2）スリップ

　治療を開始してもスリップが繰り返される。再飲酒した理由の中に注意力の低下が認められる。

　就職がうまくいかなかったから，女房や子どもの態度が悪いから，店員の態度が悪かったから等，自分の都合のよいようになれば酒を飲まなかったのにと他罰的，自己中心的な態度で物事をとらえ解決しようとする。

　嫌なことや自分で解決しなければならない問題にぶつかると，混乱し反射的に飲酒をしてしまうというパターンを繰り返す。その都度，現実を直視し飲酒に対するコントロールができないことや，障害に対してしらふで乗り越える生活能力をトレーニングしなければならないことを知ってもらう事が大切である。

　断酒生活の中でよく話にでたり，相談されるものに次のようなものがある。

・まったく飲みたいと思わない，自分を試すつもりで盛り場に行ってきた

・親戚に結婚式や法事があるが出ない方がよいか

・職場で宴会や旅行があるが，断酒して間もないうちは，酒に近づかない方が

よいのか

　宴会や法律なども自分がでないと義理を欠くとか，つきあいが悪いとか思われるのではないかと思いがちであるが，飲酒して迷惑をかけることの方が周囲にとって困ることになる。

　また，席上飲酒しなくても帰り道ひとりになったとたん飲酒してしまうこともよくあるようで，体験的に飲酒の場へは近寄らないほうがよい。

3) 仕事

　今までに自分のやってきた事にある程度気が付いて，早く仕事について取り返さなければと焦る人が多いが，大切なことは

・仕事に就くことをあせらないこと

・飲まない生活が続いてから考えること

である。

4) 子どもへの影響

　アルコール依存症の親は子どもへの対応に首尾一貫性がないために，信頼感を与えにくい。

　子どもは親から何を期待されているのか，どう行動すれば親が喜ぶのかわからず，何をなすべきか混乱に陥る。そのために感情的に不安定になっていろいろな問題行動をおこしやすい。

　情緒的問題・・・攻撃的，過敏，抑うつ的，不安など

　行動障害・・・落ちつきのなさ，暴力を振るう，チックを起こす

　神経症的症状・・・摂食障害　神経症を起こす子，腹痛，下痢など不定愁訴
　　　　　　　　　　を訴える子

　学校での適応困難・・・いじめられっ子・登校拒否

　その他・・・アルコール問題・非行・薬物乱用

※アルコール依存症の親をもつ子どもたちは，癇癪もちで問題が表面化している「困った子」と，しっかり者で，親の世話をする問題が表面化しない「よい子」がいる。この「よい子」たちは一見問題がないようにみえても，いつも，自分を抑えているため解放感が味わえなかったり，親密な人間関係がつくれず悩んでいる。

※ AC (Adult Child の略)

　・自助集団　（アラティーン，AC，その他）

▌Ⅲ　酒害教室

○意義と目的

　保健所は，地域のおける第1線の行政機関として精神保健活動を行っており，適正飲酒，相談指導，断酒会など自助組織の育成等アルコール関連の予防活動を行っている。その中で，酒害教室は実践の中核となっている。

　アルコール依存症者の医療は，①初期介入，②身体治療，③行動修正，④社会復帰の四段階を経て行われる。その中で初期介入と社会復帰は地域のケアが重要な役割をもっている。

　保健所では，日常の相談業務の他に社会教室，家族教室などに取り組み，治療に結びついていない人は治療のきっかけに，病院から退院してきた人にとっては断酒継続にむけて社会復帰訓練の場となっている。

1）アルコール依存症についての教育

　はじめて参加した人はアルコール依存症に対する否認が強い。その人達の「アル中」のイメージは釜ヶ崎で朝から飲んで寝転がっている人，酒を飲んで暴力を振るう人，酒を断つと幻視幻聴のある人達である。他人の体験をきくことで，自己洞察を深め共感し，自分も同じ病気だと認識する場として酒害教室は利用できる。特に初めて参加する人や家族にとっては病気を認識する場となっている。

2）治療への導入ならびに再発防止

　アルコール依存症への治療の第一歩は，断酒への動機づけにある。断酒すると長年飲んでいた酒が体から抜けるために急性ならびに慢性の様々な変化がおこる。従って専門医療機関への導入が必要である。また急性の離脱後も長期間にわたってしばしば不安やいらいら，不眠等の精神症状の再燃がおこる。そのためにもアルコール専門医療につないでおくことが大切である。

3）リハビリテーション

　単身者や高齢者等の社会復帰困難なアルコール症者のリハビリテーションの場ととして重要である。そのためにも各保健所間の連携が必要である。

4）自助組織への橋渡しと調整

　断酒継続する上で必要な断酒会やAA等の自助組織へつなぐ場として大事な役割と同時に自助集団のトラブル等の調整役の場にもなっている。

5）研修と啓発

　酒害教室は酒害者の体験談を通じてアルコール依存症について職員等も直接

学ぶ機会となる。定例的に開催することで回復している酒害者の姿を継続し
てみることが既に啓発になっている。

まとめ：保健所におけるアルコール相談　小杉好弘

1. 以下の 9 点について理解しておくこと

1）アルコール相談の多様性

　　　アルコール症の種類・・・アルコール依存症・・・中核群

　　　若年，老人，女性，合併精神障害，合併臓器障害，生活障害

2）アルコール依存症とは

　　　習慣病，飲酒抑制の喪失が特徴，病識を欠く，心的防衛が強い（否
　　　認，現実の否認知，他罰的，高い要求水準）

　　　治療者や周囲の者へのテスティング行動が多い

3）アルコール依存症の治療とは

　　　治る，治すの誤解・・・患者，周囲，社会の期待，疾病観の誤り

　　　病気の回復とは・・・断酒への動機づけ

　　　治らないことを受け入れる治療・・・病識の獲得，病気と共にどう
　　　生きるのか

4）援助のシステム

　　　治療資源の把握・・・専門医療機関（外来，入院）自助グループ，
　　　施設，精神科クリニック

5）初期介入と再発予防が治療の中心

　　　受動的受診者を能動的受診者に変える・アルコール問題への直面・
　　　初期介入

6）大阪における治療資源

　　　AA　断酒会　家族会　Al-Anon　ハーフウェイハウス

7）保健所の酒害教室や家族教室と断酒会や病院のそれとの相違

　　　アルコール問題の窓口，治療導入が中心，自助グループへの橋渡
　　　し，福祉事務所との連携

　　　職員・関係者教育・・・デイケア，治療からドロップアウトする人
　　　への援助

　　　　家族への働きかけ・・・非効果的援助の中止，本人を現実に直面さ
　　　　せる・・・教育
8) ネットワークと役割分担
　　　　保健所への相談・・・医療相談が中心，断酒会への相談・・・継続
　　　　人生相談
9) 医療機関の治療の位置づけ
　　　　治療導入・・・行動修正・・・リハビリテーション

2. 治療への導入と急性期の治療（専門家の役割－保健所，福祉事務所，医療機関）

　・医療技術の提供
　・診断
　・身体的治療－離脱症状，臓器障害
　・治療の必要性の自覚，断酒への動機づけ，方向づけ
　・触媒者の役割
　・自助集団への導入

3. 回復過程期の治療（急性期治療後の精神的，社会的回復過程）

　・自助集団が主で，専門集団は危機介入等，時に応じて，医療技術的
　　サービスをする
　・アルコール依存症の治療の基本
　　あなたは病気です－自己不信，劣等感を持つ依存症者の自己愛を保護
　　する治療関係の維持に有効
　　この病気は治らない－治癒不能の宣告，患者はどん底をつく－回生－
　　あなたはアルコール中毒者です－否認しようと努力する
　・アルコール依存症は家族病である－あなたも病んでいます，患者をコ
　　ントロールする無意味さ
　・意志の力の放棄－定期的な受診，抗酒剤の服用，飲酒行動の場への不
　　参加
　・自助集団への参加－自身の独立と独自性の強化のためにグループに参
　　加する

第 6 章

生活保護課との連携

　生活保護を受給しているアルコール依存症者も多く，福祉事務所と医療の連携も欠かせないものである。小杉先生が監修し，神戸市民生活保護課が編集・発刊した冊子「アルコール症者処置の手引き」から一部を紹介し，連携・協働のあり方についてまとめる。

監修のことば

　数多い病気の中で，アルコール依存症は，家庭にあっては一家の主として，また，職場にあっては，中堅の働き盛りであるべき，中・壮年期に好発しやすい慢性の進行性の病気である。

　この病気の発病は，職場の不適応，家庭内の人間関係のトラブルを生み失職，家族の離別へと発展することが多い。本人の崩壊はもとより，しばしば，家庭の崩壊につながる。

　アルコール依存症は，きわめて深刻で重大な社会問題であるにもかかわらず，わが国では，飲酒の風習は，冠婚葬祭をはじめとして，社会生活全般に深くかかわっており，アルコール依存の結果として生ずる様々な問題行動が，たかが酒の上のこととして，自他ともに看過されやすい傾向にある。そういった反面，多くの人々は，ともすればアルコール依存症に対して，道徳的な非難や叱責を浴びせたり，あるいは，理性に訴えかけたりしがちである。このような態度は，この病気にとって無益であり，早期発見，早期治療への障害になっていることは論をまたない。

　アルコール依存症の回復には長期にわたる一貫した治療が要求される。したがって，長期の就労不能を伴なう場合が多く，医療の継続及びその間の生活維持にかかわる福祉サービスが，どうしても必要になる。実際，私達が扱っている，入院や通院のアルコール依存症患者の生保受給率が，50％を超えている事実からもその一旦が伺われる。また，単身生活者等の場合には，福祉施設等

への入所措置を通じての生活訓練から社会復帰を図ることも考慮されねばならない。このような観点から，アルコール依存症の効果的な治療を望むためには，単に衛生サイドからのアプローチのみでは不十分であり，必ず社会福祉的アプローチを含む医療と福祉の緊密な連携が要求される。

　時あたかも。昨年（昭和60年）秋，厚生省からアルコール関連問題対策に関する意見書が出され，その中で，生活保護法における医療扶助受給者に占めるアルコール依存者の割合は，年々増加傾向にあり，これらの人々に対しては，申請保護の段階から，福祉事務所と保健所とが連携をはかり，保健面，福祉面双方からの援助を行える体制の確立が説かれている。

　このような時に，福祉制度から，アルコール関連問題を病気としての観点からとらえ，アルコール症に対する認識と理解を深め，その処遇の普遍性，一貫性をもたせるために，ケースワーカーの人々の手引書として，処遇の実際に関する本書が作成されたことは，誠に時機を得たものである。

　医療の立場から，アルコール依存症の治療にたずさわる一人として，かねてから，福祉関係機関との連携の必要性を痛感し，それを念願していた小生にとっては，このたびの，神戸市民生局が，他の都市にさきがけて，手引書をつくられたことに多大の敬意を表するとともに，長期的な展望に立って，個々のクライエントの援助に取り組まれることを期待するものであります。

1　アルコール症とは（省略）

2　生活上の障害

　アルコール依存は，身体的，精神的疾患や障害を引き起こすばかりでなく，社会生活をしていく上で個人が結んでいる基本的な生活関係の上でも，様々な障害をきたしています。長期間，飲酒行動と離脱症状を繰り返してきた結果，経済生活，食生活，家族関係に生じる障害が常態となり，アルコール症者ばかりでなく，その家族も取り込んで重層的な生活障害を形成しています。

　特にアルコール症の場合，身体疾患や離脱症状がアルコールに起因しているという意味での「病識」をもつことはできても，生活の種々の側面で進行してきた生活障害が，本人のアルコールに起因しているという，治療・断酒への本質的な動機となる病識はもっていません。

　つまり，アルコール症は家族の依存者に対する対処能力を喪失させるばかり

でなく，夫婦関係，生計，養育など生活の基本的諸活動の上でも家族の調整能力を低下させます。したがってアルコール症の精神依存，身体依存，身体合併障害の有無，程度を把握することと合わせ，家族全体に生じている次のような特徴的な生活障害に注意を払って聞き取ることが必要です。

　1）生活者としての障害

　　a 経済的困窮…家計の破綻（特に給与から家計に入れる金額の僅少），負債（友人関係が多い）。

　　b 食生活の破綻…規則的にとらなかったりほとんど食事らしいものをとらない。家族の食生活から排除されている。

　　c 仕事上の失敗…無断欠勤や「床屋サラリーマン」の常習，アルコールによる人間関係に執着する。

　2）家族・人間関係上の問題

　　a 夫婦関係…妻（夫）が被害者であるという意識が強調され，相互に支持的ではなく「離婚」が常用語になっている。相互の立場の強弱にかかわりなくアルコール依存者の後始末を行っている。

　　b 子どもに及ぼすマイナス影響…親の愛情に受容されず，食事や睡眠など基本的生活習慣に欠け情緒不安が生じている。思春期になると親を全的に否定する傾向がある。

　　c 友人・近隣関係…一般的な地域，隣つきあいから孤立し，アルコールなく対人関係をつくることが苦手である。

　3）行動障害

　　a 他罰的言動…飲酒の原因や重要な局面を乗り越えられない要因を他の責に帰す。周囲の人の些細な失敗や欠点を激しく攻撃する傾向がある。

　　b アルコール探索行動…暴力的に酒を買いに行かせることから，子どもの貯金に手をつける段階まで種々の行動がある。夜間，酒びんを探しまわることや隠し置くことなどもこれにあたる。

　　c 飲酒するためにはあらゆる手段・理由を考える…その結果約束を守れない，嘘をつくことまで平気になることなど。

　4）反社会的行動等

　　a 警察保護…泥酔，ブラックアウト（自分がどこでどんな行動したのか覚えていない）等による保護。

　　b 虐待・粗暴…家族，親族に対する暴力問題や警察通報，子どもに対する

虐待を伴うことがある。

　c　犯罪…詐欺・恐喝…傷害…窃盗などの犯罪歴の例。

3　アルコール症の発見

　この病気の治療には，人間関係が破たんせず，身体合併障害もさほど重くない，早期の段階で，アルコール症者を発見することが極めて重要なのです。

　私達ケースワーカーの第一の役割は，早期に患者を発見し治療に導入することであるといえます。医師や精神衛生相談員（当時）でもないのに，どうしてアルコール症者が発見できるのかとお思いかもしれません。確かにケースワーカーは医師ではありませんから，正確な診断はできません。しかし，前に述べた知識に基づいて，ある程度の目安をつけることは，私達ケースワーカーにできるのではないでしょうか。

　目安をつけた対象者について，精神衛生相談員（当時）と協議し，主治医に「アルコール症の疑いはありませんか」と質問する。そして専門の医療機関に受診するよう働きかける。

　アルコール症の病名がつくか否か，専門の医療機関の医師の診断によります。そして，初めて「アルコール症」という診断が下され治療が始まります。ケースワーカーが目安をつけ治療に導入するというところに積極的に踏み込んでいかなければ「アルコール症」と診断されないアルコール症者は，かなり病気が進行するまで(あるいは死に至るまで)，専門の医療機関への受診の可能性を失することになるのではないでしょうか。

具体的な取り組み方

　とにかく現在の状況（病気：その治療が長引いていること，家庭内や近隣との問題等）をどう思うかを聞いて「その原因が酒にある」ことを自らの口でいうようにもっていく。

1）現在本人が重大な危機状態にあることを気づかせる。そのためには主治医と協力して病状，通院状況，検査値などを本人に示したり，家族などからの情報を集めて本人と話し合う。

2）この過程でアルコール症についての情報を与えていく。
　・アルコール症が病気であること
　・いずれあなたも終末状態になる可能性をもっていること

　　　　・パンフレットを渡す

　　　　・保健所の酒害教室や断酒会・AA の紹介

　　　　・専門医療機関の紹介

3）この動機づけ作業を数回繰り返す。

　　うまくいかない時は，家族（妻，親，兄弟等）がいる人は家族にも話をし，
　　家族から先に酒害者教室か断酒会への参加を勧める。

4）そして本人が具体的な行動をおこすか，担当員にどうすればよいか，きい
　　てくるようになれば第一歩をふみだしたといえる。こうなるまで気長に働き
　　かけを行う。

　　　　具体的な行動　　　・断酒を始めるようになる

　　　　　　　　　　　　　・専門医に通院するようになる

　　　　　　　　　　　　　・専門病院に入院を希望する

　　　　　　　　　　　　　・保健所の酒害教室に参加する

　　　　　　　　　　　　　・断酒会や AA と連絡をとり，参加しはじめる

具体的な進め方の一例

［その1］

・現在の生活状態についての考えを聞く（数回の面接が必要でしょう）。
　「病気のために働けない」「身体が悪くてしんどい」等いろいろ言うので，そ
　の根本的原因は何なのかを聞いていく。

・飲まずにおれない理由を，いろいろあげるので，それを一つ一つ整理してい
　く。
　「自分は言うほど飲んでない」→家族から聞くと大体わかるので，具体的に
　話をする。

・現在の状況は，飲酒によりもたらされたものであることを自ら表現するまで
　続ける。
　本当の認識になるまで一つ一つを整理していく。

［その2］

・「あなたは酒が好きなようですが」と問いかけ，アルコール探索行動や酒に
　よる種々の問題行動をあげてまた，アルコール診断表などを利用してく。

・本人に思い当たることがあれば，次に離脱症状について聞く。

・これも思い当たることがあれば，一応アルコールによる病気が疑われるの

で，一度専門医に受診するよう勧める。

［その3］

　新規ケースについては，アルコール問題のあるケースなのかをよく調べてアプローチする。

4　福祉事務所内の連携

　アルコール症については，担当ワーカー単独では処遇が難しく，まず，係でチームを組まければならない。

1）係の取り組み

　実態把握しながら，多機関連携し，アルコール症者の全体像を理解しながら処遇をすすめる。

2）アルコール症者の台帳の作成

　その人が今どのようなレベルにいて，適切な援助は何なのか，ケース検討を行う。

3）職場研修

　職場で研修を実施する。

4）家族問題としての理解

　家族員個々の要求に応じる体制も配慮し，例えば患者はワーカーが受け，妻子等の要求は母子相談に頼むなど役割分担をする。本人が断酒の話を受けつけない場合は家族が家族教室，家族会等に参加し，治療の糸口をつかむ。

5）断酒会等への同行参加

　はじめての断酒会，家族会などの参加は，なかなか気がすすまないので，ワーカーが同行して参加を促すことも検討する。ワーカーにとっても参加することにより，断酒して活動している人などの貴重な体験談とか意見などを吸収することができる。一番手近な研修の場である。

5　関係機関とのネットワーク

　アルコール問題に限らず，福祉の仕事は関係機関の連携の中で行われ，互いの協力なくしては前に進めない。患者を中心とした多機関の活用について，患者を通して，その機関を確認するチャンスでもある。

　機関の人々との交流を深め，お互いの役割と限界を認め要求水準を高めていく必要がある。

1) **保健所との連絡，協力**

保健所との関係では，日常業務の中で深くかかわり，強力な助言指導がえられる。酒害相談，家族相談等には本人らと共に参加し今後の方針についても助言をもらうことができる。はじめての相談，受診，入院時などでは協力を仰ぎ，処遇をすすめる。

2) **専門病院，専門クリニックの利用**

専門病院への紹介，同行受診を行う。

3) **断酒会，AA へ参加**

本人，家族が例会やミーティングに参加する必要があり，そのための導入が必要である。ワーカーもそのために例会に参加することが必要であり，自助団体が主催する研究会，大会なども学ぶことが多い機会である。

4) **中間施設等の活用**

病院退院時，自宅通院なり，生活が不安定な場合，回復施設を活用する方法がある。日常生活の再訓練，体力の回復，断酒の習慣づけ，断友作りなどの利点がある。

5) **地域ネットワークづくり**

治療に対する取り組みが強くなればなるほど，それぞれの機関の関係調整が必然化する。日常の顔つなぎができる範囲で地域の連絡会をつくり当面の問題を自由に出しあい，治療から予防への発言に展開することが望ましい。

アルコール症者の早期発見は，様々な問題（暴力，家族崩壊，離婚，貧困，病気等）を未然に防ぐことでもある。全市的な研修の場をつくり，呼びかけていくことも必要だろう。

第 7 章

職場との連携をめざして

　勤労者の健康管理のため，また，アルコール依存症の予防や治療のために
は，勤労者や労働関係者への啓発が欠かせない。小杉先生は様々な発信をして
いたが，ここでは財団法人大阪労働協会の雑誌「月刊労働」に寄稿した内容を
紹介する。

アルコール依存症が心配—それでも酒は止められない—

回答 / 医療法人弘心会　小杉クリニック本院　院長　小杉好弘

Ｑ　毎夜，酒浸りにならなければ 1 日が終わらなくなった私，酒なら
　　平均毎晩 3 合，ビールなら大ビン 3 本は軽く空けているでしょうか。
時々ある時間帯の記憶が消失してしまって翌日全く思い出せないことがある
のです。酒の上での友人とのトラブルということはないのですが，一歩手前
までいったことはしばしばで，もうこれから絶対酒は飲まないぞと自戒して
いても，夜の巷でネオンの灯を見ると，またふらふらといつの間にか止まり
木に止まっているのです。そんな私に「そらあ，君，もう立派なアル中や
で」といわれて愕然としています。本当にもうそうなのでしょうか。

Ａ　お酒は嗜好品ですが，その中に含まれるアルコールは，睡眠薬や安
　　定剤と同じように，脳の神経細胞の働きを抑えるれっきとした薬物で
す。したがって長年飲み続けていると，次第に質問にみられるように，飲ま
ないと物足らない，1 日が終わったように感じられないといった状態になり

ます。これはアルコールへの心の捉われであり，医学的に言えば精神依存に陥ったとされます。

　しかし，このことそれ自体では，別に病的とは言えません。なぜならば，晩酌を毎日欠かせない人には，この状態が多いからです。そうすると，何をもってアルコール依存症とするかですが，精神依存が確立され，長年，大量の酒を飲み続けると，アルコールの脳細胞への深刻な影響が出てきます。

　その最初のサインが質問にみられるような，お酒を飲んだ時の記憶の消失です。このサインが出れば，アル中の注意信号が灯ったと考えねばなりません。そして，この状態にたびたび見舞われるようであれば，たいてい，最初の1杯のがぶ飲み，つまみをとらない，休日の朝酒，酒量が自分の思うままにならない，などの他の症状を伴っているものです。これらもアルコール依存症の重要なサインといえます。

　この方の場合，今のところ，飲酒のために会社を休むとか，家族とのトラブルなどは，認められないようですが，もしこのような飲酒を巡る問題が出現し，それを克服できないようであれば，その人はアルコール飲料に対しコントロールを失った人としてアルコール依存症として判定されます。

　ご質問の場合も，この状態が続けば，恐らく近い将来，生活していく上で飲酒を巡って深刻なトラブルが起こることでしょう。対策としては，休肝日を作るとか，外で飲まない努力をするとか，二合以下で抑えるとか，今までの飲酒習慣を変える努力が必要です。もし，それができなければ断酒する以外に方法はないでしょう。

第**8**章

家族援助・家族の協力

　個人化が進む社会にあって，単身者の治療・生活障害に着目した小杉先生の支援実践は，現在そして今後への示唆を与えてくれている。その一方で，子どもを含む家族支援もまた今日の重要な課題となっている。なぜなら，さまざまな依存の問題で苦しんでいる子どもや心配している家族への支援がまだまだ届いていない現状があり，どこに相談すればよいのかわからなかった，もっと早くに知って入ればという声も多い。若年発症者は不安や緊張から一時の解放を経験して使われはじめ，短期間での依存を形成していく。家庭への介入はより早い段階で行われるべきである。第2部でも述べているように，アルコール依存症者の家庭生活は，飲酒問題を中心にして，病者とそれを取り巻く家族に大きな心理的影響を及ぼす。アルコール依存症の治療を考える時，家族内の人間関係の改善をはかることはきわめて大切なことであり，予後にも大きく関係する。ここでは，小杉好弘先生による家族援助の具体的な視点を紹介している。今後の治療・支援に引き継いで検討していただきたい。

———————————— 論　文 ————————————

アルコール症の家族治療の経験

小杉好弘

臨床精神医学　第 10 巻第 2 号　p183-189　1981 年

はじめに

　アルコール依存症の進行にともなって，家庭生活を営む上で，さまざまな機能障害が目立ってくる。その内容は病気の進行の度合や家族の形態の相違，或いはその属する文化の差などによって異なったものとなる。しかしながら，多

数のアルコール依存症の家族を観察していると，①社会からの家族の孤立，②家族内の役割変化，③子どもと病者との葛藤が，共通する特徴として浮上してくる。

1）　治療前期の目標

　アルコール依存症の相談に訪れるのは家族が多い。この家族に対して治療者がなすべき援助の初期の目標を掲げてみる。

　①まずアルコール依存症の病気としてのプロセスを説明し，病気の知識を身につけてもらうことである。

　例えば病者が家族の浮気を疑ってくる嫉妬妄想に対して，病気の症状として理解することは妻にとっては救いとなる。また，健忘のために酩酊時の自己の行動を覚えていないことが多い。このブラックアウトが頻回に生じている場合，家族は虚言ととり困惑し反発を感じている。そのような一連の飲酒問題が病気の症状であることを理解することで，不信感や被害者意識を軽減できる。

　②次に病者の防衛的な態度について知ってもらい，家族がそれに左右されないように指導することが重要なことである。

　「酒をやめるくらいなら死んだほうがましだ」「これ限りでやめるから一杯だけ飲ましてくれ」「皆が自分をないがしろにするから飲むんだ」「やめようと思えばいつでもやめられる」「今度はうまくやると誓う」などの行動がみられる。

　③そしてまた，病者を治療に導くためのきっかけのつかみ方を教えることである。

　どの患者も酒をやめたい気持ちと飲みたい気持ちの間で揺れ動いているものである。しらふの時には自己嫌悪に陥り，反省や悔恨に打ちひしがれている。この時こそ，治療への糸口をつかむ絶好の機会でもある。本人に対して攻撃や愚痴をいうことによって，この機会をいたずらに逃がしている家族が多い。それをひかえ，本人の悩みに共感するように指導することも忘れてはならない。

　④さらに具体的に考えてみると，本人の回復にはまず自らが援助を求める気持ちになることが先決である。そのためには，家族が本人の酒による失敗の後始末をしたり，酒を隠したり，取り上げたりすることは無益である。実行しないような脅しや叱責をやめるように家族を導くことが必要となる。

　⑤家族が態度を変えていくことや病者への理解を求めることは実際，かなり困難なことである。そこでどうしても会員や回復者家族の協力を得ることが必

要となる。

　病識の乏しいアルコール依存症者の治療の導入にあたって，家族の協力を得ることは必須の条件となる。家族治療の第1歩は教育的要素の強いものであり，家族に回復の期待を抱かせ，攻撃的態度をやわらげ，治療の協力者へと転換していくことである。

　家族を含めた合同ミーティング，家族のみのミーティング，個別の面接などの手段を通じて，自己洞察を深め，病気の理解を助けるようにしなければならない。また断酒会，AA，家族会やアラノンへも紹介することも重要なことである。

　⑥子どもの情緒障害が表れることが多く，子育て支援や学校関係との連携したサポートの体制づくりが必要である。

2）治療開始時期の家族援助の課題

　首尾よく治療につながった場合，次の課題は家族の治療への参加である。入院中であれ通院であれ，家族に対してアルコール依存症の知識，回復のプロセスの理解，治療の意味などを教育し，家族の果たす役割について理解してもらうことが重要である。

　①それは，家族がどの程度病者の役割を必要としているかによって，その態度もおのずと異なってくる。

　入院治療の場合には，飲酒中の激しい緊張状態から解放された家族は，一時的にせよ，精神的に安堵する。病者の入院にともなって家族力動も変化する。すでに子ども達も成人し，経済的にも本人の力を必要とせず，本人を除外した形で家族が統合されている場合，入院によってその方向を強化してしまう恐れがある。それは退院への抵抗となってあらわれる。家族成員が年少で，家族の自立が困難な時には，家族の病者への役割期待も大きく，病院治療への家族の参加も積極的である。

　②家族間の治療への意向の不一致や病識の欠如のために，治療を中断し，退院を強要する例もみられる。たいていの場合は，病者の親や兄弟が妻と対立し，世間体を気にして治療が中断してしまう。このように入院によって一挙に家族関係の病理が顕在化することもある。

　③妻が職業を持っている場合が多く，近年ではますます合同家族治療への参加や，教育の目的で行われる講義などへの家族の参加は数少ない現状がある。

症例１）３回目の入院で，はじめてどんなことがあっても酒をやめてもらおうと考えた。それまでは好きな酒だから少しくらいは飲んでもよいし，身体が治ったら適当に飲めるのではないかと考えていた。それができないのだということが講義を聞いてわかった。

症例２）飲んで暴れる夫をみて，男の屑としか考えていなかった。放置していた。うわべしか知らずにいて本人の悩みが理解できなかったし，アルコール依存症とは夢にも思わなかった。夫の体験発表を聞いてはじめて理解できた。

症例３）商売柄，人に酒をふるまうことが多く，飲まないと口下手だし，しゃべらない。酒をやめると具合悪いのではないかと思う。うまく飲んでほしい。なぜうまく飲めないのか腹が立つといって，治療への抵抗を示す家族の姿もみられる。

症例４）10年前から断酒会のことも知っていた。しかし自分が熱心になればなるほど，夫の兄弟や母親が内緒で飲ませていた。嫁姑舅の対立や家族の考え方の不一致が，病気の進行を助ける例は多い。

症例５）飲んでいる時には普通に受け答えをするが，翌日，その事を全く覚えていない。そんなはずはないと思っていたし，わざと私を困らせていると思った。３年間そのために悩んだ。親戚に言っても悪循環となって，しだいに私が患者にされていき，より孤立していった。

3）断酒生活開始後の家族援助の課題

断酒初期にみられる家族の共通の悩みは，本人が干渉的になることと，酒さえやめてくれればなんとかなるという期待が裏切られる失望や幻滅感である。

家族には，断酒初期にみられる口やかましさや焦燥や断酒会への熱中が，病気の回復の一過程であり，安定した断酒生活への過渡的現象であることを，治療者は，あらかじめ家族に説明しておくことが大切である。

①断酒生活が始まり家族が出会う最初の悩みや戸惑いは，病者の示すイライラ，不安の出現と，それへの対応である。彼らは，それまでとは異なり口やかましく，怒りっぽく，落ち着きを欠き，妻の行動にいちいち注文をつける。このような姿に接し，家族は酒さえやめてくれたらとの期待を裏切られ，酒だけの問題ではなく，性格の歪みと映り，かえって悲観的になる例もある。

時には，あまりの口うるささに耐えきれずに「酒を飲んでくれたほうがよ

かった」と感じてそれを口にする家族もみられる。また，再発をおそれるあまり病者に過度に気を遣い，そのために疲れ切り，ついていけないと感じる例もある。

　②さらに病気の回復途上では，判断力や決断力などの精神的な能力はなお低下しており，集中力や持続力にも欠けている。なにごとにも自己決定ができずにくよくよするのが特徴である。この段階では，毎日酒をやめるのが精一杯であり，とても家族への気遣いやいたわりを示すだけの余裕もない。

　③或いは飲酒中には周囲に対して無関心であることをよいことに，妻も計画性がなく，種々の面で手を抜いた生活を送っていることが多い。断酒によってそのような欠点が目立ってくる例もある。夫の飲酒への攻撃により，自己を過度に正当化し，心の平衡を保っていた妻が，夫の断酒よりその未成熟な人格があらわになり，自らの成長への道を歩んでいく家族もある。

　④夫への再発への不安に悩む。家族には家族にとっての自助グループが求められる。家族会やアラノンなどのグループの中で，自分自身の課題としてつながっていく必要がある。

　⑤それから，家族間の関係が互いの理解の元に安定していくまでには時間がかかる。早すぎる家族内における役割の返還は本人にとっては負担となり，またいつまでも変化した役割を元に戻さないことも対立の原因となる。家族に植え付けられた恐怖心，互いを責めてきたトラウマを抱えているが，長年の家族会や家族集団療法への出席と個人療法によって，回復していくことができていく。

症例6）飲んでいる時にはおかずを作っても食べないし作り甲斐がないので放っていた。断酒したらおかずを作らなければならないし，作ったら作ったで「刺身などつけて酒を思い出す」と怒りだすし，とにかくむずかしい。酒をやめてくれていても却って負担になることもある。

症例7）断酒してから，私のすることにいちいち気がつき，経済的にも細かくなった。口うるさく毎日疲れてしまう。

症例8）履物のぬぎ方が悪い，物の置き方が悪いとなんでもないことにイライラしている。家族は酒をやめているからと気を遣っているのに，私の方が神経的にまいってしまう。いっそ飲んでいてくれた方が楽だと思う時がある。

　⑥アルコール依存症の回復のプロセスや断酒会の意味などの知識や理解を家族が欠く場合，毎日のように断酒会に通い続ける本人に戸惑いを感じていく。

症例9）断酒会，断酒会といって仕事や家族を省みない。子どももいるし，今後の生活をどうするのか考えてしまう。酒さえやめれば仕事への意欲がでるのではないかと思っていたが，今の主人は断酒会しか眼中にないようで，私は将来に不安を感じる

症例10）夫は断酒会に参加するようになったが，自分はおっくうになってきた。これからもずっと参加しなければいけないときかされ，今なら離婚するチャンスだと思う。

症例11）アルコール依存症のことを知れば知るほどやっかいな病気だと感じる。

　⑦アルコール依存症の発病は家族成員それぞれに深刻な影響を及ぼすが，同時に，飲酒をめぐって成員間に力動的相互作用が働きある種の平衡状態が保たれている場合がある。断酒によって平衡状態が崩れ，他の成員が病的にならないまでも，平衡状態に破綻をきたすまいとして，家族が無意識的に病者に飲酒を強いる方向に働く場合がある。

症例12）夫が断酒したとたん，妻がいらいらし，頭痛，不眠，考えられない，腹が立ってしかたがないなど訴えが強まり，何もする気がしなくなる，いっそ死んでしまいたいなどと抑うつ状態に陥る。夫が再飲酒することにより再び元気をとりもどし仕事に復帰する。また，断酒中には中学3年生の息子も不安，焦燥を示し，父親の物を食べる音が耳について離れないと言い出し，耳栓をして食事をとるなどの神経症状態となる。再度断酒がはじまると妻と息子は同様の病的状態となった。

症例13）夫の断酒の開始とともに，子どもに当たり散らすようになる。断酒後は，何事も夫に相談するようになり，自分が取り残されたように感じてイライラすると訴える。断酒後，性格の不一致が表面化し葛藤が続く。数カ月後に長男が突然家出し，次いで長女が登校拒否に陥り現在通院治療中である。夫への飲酒の攻撃により，自己を過度に正当化し心の平衡を保っていた妻が夫の断酒によりその未成熟な人格があらわになり，さらに子どもの情緒障害が表面化した例である。

　⑧本人は酒をやめているのに自分がないがしろにされたと感じ，自尊心を傷つけられ，それが再発のきっかけとなることもある。互いを尊重しながら，納得できる役割期待を果たすことができるようになるには，ジェンダーの視点からも検討を加えていく必要もある。こんがらがった糸の糸口をみつけ一つ一つ

取り組んでいかなければならない。

症例14）本人談：入退院を繰り返すうちに，妻に会計を握られてしまった。いまではタバコ代も何もかもあてがいぶちになった。仕事の関係で不意の交際の時に困ることもあるが，今はまだその方がよいと思っている。妻談：入院している間，なにもかも全て私が肩代わりしてきた。今まで私がやってきた役割をまた何も夫に戻してはいない。まだまだ不安でその気持ちになれない。夫は今ではむしろ私のやってきたことを認めてくれている。

症例15）10年前に離脱症状の発現のため，精神病院への入院をする。当時，妻は断酒の必要性を教えられるが妻の不在時には，同居している姑たちが酒を飲まそうとしていた。病者は妻と姑の板挟み状態でますます酒へと逃避する。妻がやめさせようとしたら，周囲が「酒をやめさせるなんて酷だ」と飲ませていた。それからは信仰の道に入り，飲酒問題に対して積極的な関わりをせずに傍観者となった。その後，夫がアルコールの認知症状態になるに及び専門病棟への入院となる。病院内の集団家族療法に参加する。その当時は妻の心境は「アルコール依存症の症状や進行について知識を授けられるにつけ，今まで夫を放置していた自分の罪の深さを感じる」「最初は不安だらけだったが，断酒会の人々や奥さん方から励まされ，私も一緒になってこの病気をなおさなければ，私も夫もこれからの人生はないと思った」と語り，また「断酒会に参加することが一番大切で，皆さんが，声をかけてくださることがうれしい」といい，断酒会や病院で行われるミーティングへは欠かさず参加している。参加するのが自分を治療するのだと考えている。

　このような家族の心理的葛藤に対して，すでに回復し安定している家族が参加する集団療法は，前治療期や回復期の段階では特に有効に働く。

　アルコール依存症の家族の抱える問題は，家族形態の相違，病気の進行の程度，夫婦のパーソナリティの相違などにより異なったものとなる。したがって，集団場面での治療的な接近と同時に，個別的な対応がどうしても必要となる。時には危機に対し，治療者が強力に介入し，破綻をくい止めることが必要となる場合もある。

｜ 解　説 ｜

　アルコール依存症は，家族，仕事，地域など，社会との関係を失っていく病気であり，社会的な視点は必要不可欠な回復過程の要素となる。この章では，小杉先生の日常の診療を通じて特徴的にみられた家族の心理的葛藤について具体的にみてきた。離婚ケースが非常に多くなっている現代では，家族の状況はより一層複雑化している。

　依存症治療において，家族へのアプローチは非常に重要で，今後さらにもっと力を入れて取り組むべき課題であり，最近ではクラフトプログラムなどが広く紹介されるようになっている。また，アルコール家庭などストレスフルな状況にいる子どもたちへの支援，トラウマインフォームドケア，ヤングケアラーの問題として社会的支援を考えるべき課題も出てきている。

　アルコール依存症治療・支援は，当事者運動と連携した医学，心理学，社会学，社会福祉学などの様々な実践現場との交流の中で実現していくものであり，一人ひとりのもつ多面性，全体性をみながらトータルな回復をすすめていくことを小杉先生は伝えてくれている。今後に発展させていきたいテーマを取り上げた。

（第4部解説・コラム　佐古恵利子）

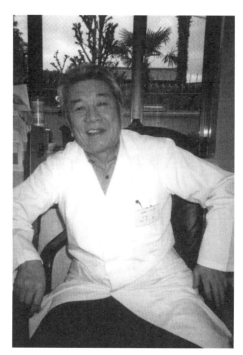

2004 年頃の小杉先生

おわりに

（五十音順）

原点は釜ヶ崎

植松　直道

　小杉好弘先生の本をつくろうと決まった時から，先生を知る多くの患者さん
に「小杉先生はどんな人だったか」を聞いてみた。「厳しい先生だった」とい
う方と，「本当に優しい先生だった」という方に分かれた。あるいは，「厳しく
て優しい先生だった」と二つの見方を同時に示す方も何人もおられた。「やめ
る気がないなら，もう来んでよい」とカルテを投げつけられた人もいた。その
方が今は何年も酒をやめ続けている。断酒には厳しく，人には優しい先生で
あった。

　小杉クリニック開院当時は，ミーティングの司会を堺市断酒会の楠本氏と大
阪市断酒会の川登氏が担当されていた。自らの体験をもとに，患者さんの酒害
体験を引き出されていた。川登氏の体験談を聞いたことがある。彼が，大阪市
大病院の精神科病棟にアルコール依存症で入院をする時のことである。彼は，
その当時吃音があり，自ら思いをうまく伝えられなかった。小杉先生は3時
間，川登さんのそれまでの話を聞いてくれたという。川登さんは入院は嫌だっ
たが，この人の言うことなら聞いてみよう，酒をやめてみようと思ったと語っ
た。先生は患者さんとの出会いを大切にした。特に診療では，初診を大切にす
るように言われた。初診には十分に時間をかけ，また来院されたことをねぎら
い，励ましていた。

　また患者さんには，小杉クリニックの全力をかけて断酒を支え続けていくと
伝えていた。初診の大切さについては，本書第2部の先生の論文の中でも述
べられている。

　先生はアルコール専門外来の創設をはじめ，大阪府断酒会酒害相談員の講習
会，保健所での酒害教室，あすなろ会の創設など，多くのことに関わってこら
れた。

　先生はいつも「場をつくること」が大切だと言われた。アルコール依存症の
方のための作業所リカバリハウスいちごをつくり，また地域に東住吉飲酒と健
康を考える会を東住吉保健所を中心に始めた。その時，先生は「困っている人
がいるやないか」と言われた。

　こうしてアルコール依存症の人が酒をやめ続けるために必要な場を次々につ
くっていかれた。先生は，診療場面ではよく「初心を忘れるな」と言われてい

た。断酒し始めた時の気持ちを忘れるなという意味であろう。また,「原点」という言葉もよく言われた。

　先生の「原点」とは何だろうか。小杉クリニック本院では毎日ミーティングを行っていた。そのうち水曜日は,小杉先生の酒害教室であった。スライドを使い,毎回アルコールの害をミーティングルームいっぱいの数十名の患者さんに講義を行っていた。このミーティングに出て,酒をやめる気になったと言う方もおられた。

　その中で先生は,よく釜ヶ崎の話をされた。そこで,「釜ヶ崎のホームレスの命と私の命は同じである」とよく言われていた。また,釜ヶ崎で酒をやめている,あすなろグループの人が大阪市断酒会をまわり,大阪市断酒会の人々があすなろ会に参加するという話をされていた。あすなろ会のメンバーは断酒会に行き,家族のある人がなぜ酒をやめれないのかと言うと,断酒会の側からは「あんたらも元は家族があったんだろう」と言い返す。こうした中から,あすなろ会のメンバーは断酒会の人々と共に食事をしたり家に泊まり,また地域断酒会に入会する人もいた。同じ酒をやめていく仲間となっていった。こんな話を先生は楽しそうに話されていた。

　小杉先生の原点は,釜ヶ崎にあったのだと思う。本書の中で,先生の釜ヶ崎に関する論文が,辻本先生の解説付きで紹介されている。改めて読んでみたいと思う。小杉先生が釜ヶ崎を原点にアルコール治療を展開されていった意味を,もう一度考えてみたい。

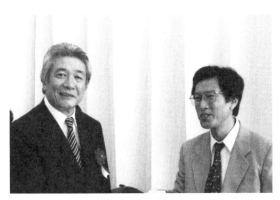

小杉先生とともに(2001 年頃)

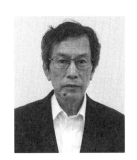

植松　直道

小杉先生との思い出

小谷　陣

　現在，私が内科医ながら，アルコール専門クリニックを開業し，診療を継続できているのは，まわりで支援していただいているたくさんのドクターやコメディカルの方々のおかげです。思えばそれは，小杉一門⁉　の兄弟子である辻本士郎先生や植松直道先生を筆頭に，ケースワーカーや看護師さんなど，小杉好弘先生の教えを乞うた人々であり，改めてそのような環境に導いてくださった小杉先生の理念と人徳に尊敬の念が絶えません。

　また，私個人の小杉先生の思い出となりますと，やはり，小杉記念病院勤務時のことになります。私が処方してみたいと思った薬や，研究してみたいと思ったテーマのデータ収集などを，先生はふたつ返事で許可してくださいました。正直，不思議なくらい最末端の弟子である私のリクエストをほぼすべて受け入れていただけました。中には，私の出身医局である大阪市立大学第3内科が月一で開催している関連病院との合同勉強会の講師の依頼や，たまたま思いついた「脳血流シンチによるコルサコフ症候群とアルツハイマー型認知症の鑑別」という研究のために，私の先輩の核医学教室の教授に会ってほしいというようなワガママリクエスト等を快諾していただいたりしました（今思えば，精神科出身でない私は，小杉先生のネームバリューをあまり理解できておらず，若造の身で大御所先生に無茶振りしていたような気がします。汗）。

　そして，これらのことについては，本文中にも触れられていますが，小杉先生の理念および業績でもある「アルコール医療における他科との連携」の一端だと思います。先生は，本当に多方面に足繁く通われておられました。当時の第3内科の人事担当が，「小杉先生の所には必ず人を送らなアカンねん」と言っていましたが，他科の関連病院に医局員を派遣することなど，通常はほとんどありません。今振り返ってみれば，小杉先生の人徳（貫禄？　実は大学病院のベテラン医師の中には，学生時代に受けた小杉先生の授業を覚えている人がいました。様々な意味でインパクトがあったのでしょう）と地道な努力の賜物と考えられます。私も常々，見習いたいと考えていますが，なかなか実現できていません。

　最後に思うことは，私がアルコール専門医療をするようになったのは，小杉先生が急逝された後であるため，事前に先生にご相談できませんでした。今

後，天国の先生にお叱りを受けないように，他科連携も意識しながら，小杉先生のアルコール医療を継承していきたいと思っています。

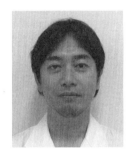

小谷　陣

出会いに感謝

佐古惠利子

　小杉好弘先生が逝かれてはや10年を経過した。今では，アルコール関連問題に関わる人の中でも先生を知らない人も多くなっているが，日本の依存症治療の草分けとなった先生が，当事者の方々と共にどんな働きをしてきたのかを，今，アルコール依存症に取り組む多くの人たちに残しておくべきではないかと思った。そんな思いから一書として出版することができたのは，多くの皆様，講演録を提供していただいた小谷クリニック相談室の皆様，中央法規出版の塚田太郎様，そして寄稿してくださった諸先生方のおかげと深謝したい。

　小杉クリニック開設25周年を迎えた先生は，「アルコール依存症は病気であり，どんな苦しい立場にある人も回復していくことができるということは関係者の間ではだいぶ浸透してきたが，社会はまだなかなか変わっていない」と，今後，社会に対する啓発の必要について触れ，取り組んでいきたいと語っておられた。そういえば，初診時には本書でも述べたように，「あなたはアルコール依存症です。回復していくにはその方法があるのです。あなたにもできる。これまでは明日からやめるといって飲んできたでしょう。明日からではなく今日から，今からやりましょう」と，その人の話を十分聞いた後にそう話されて，その日の決断を促し，今日何をするのか，そして家族にお願いすることについて指示された。それを積み重ねて回復の道がついていった。

　私は小杉クリニック入職前の3年間，精神科病院で働いた。何のために入院しているのかも知らされず家族との交流もなく，何年も何十年も入院している患者さんに対して，その人の今後の人生に活かすことのできない「生活療法（当時）」に関わる仕事をしていた。社会的排除に加担する医療ではなく，地域で共に生きる社会づくりを進める地域医療に関わりたい，という気持ちから小杉クリニックを志望し，採用してもらった。小杉先生のアルコール依存症地域医療を切り拓いた実践は，その展開力だけでなく，どこに向かっていくべきなのか，そのためには何をしていくことが大切なのかを見据えたものであったと思う。採用後の研修で大阪断酒会発祥の浜寺病院に行った時，患者さんに熱心に説明する先生の酒害教室や家族会の様子を見た。病棟には外からOBや断酒会，家族の方たちが参加していて，この精神科医療のさきがけの風の通った治療システムに魅力を感じた。初出勤日，先生に釜ヶ崎の街を案内してもらっ

た。そこにアルコール医療福祉の原点があった。最初の3年間，薬の袋詰めをしながらこっそり先生の診察を聞かせていただけたのは本当に幸運だった。診察室では，その人への深い関心と共感と洞察が織り交ざりながら，生き生きとした対話が交わされていた。その人の人生とアルコールとの関係変化，背景と現状に横たわる「困難」を理解して関わる必要，社会福祉の課題を多く含んでいることを知った。「生活者」への視点をもつ医師に巡り会えて，本当に良かったと思う。

　小杉先生は，自助グループにもずっと足を運ばれた。そこでの先生のお話に多くの人が引きつけられた。わかりやすくてやる気が湧いた。自助グループにつながり，仲間に会い続けることを先生も実践されていたのだと，今改めて想う。

　回復には時間がかかり，その努力はずっと続いていく。アルコール依存症の人たちのリカバリーのためには，医療や自主的な自助グループ，一般的な福祉行政だけではなく，これらと連携した障害福祉事業による生活や就労などの日常的支援が必要であり，愛隣地区実践研究から得た「定職・定住・自助グループ」のキーワードは，今にも生きている言葉だと思う。

　開設から3年後に建てられた小杉クリニック本院には「少年老い易く」の詩が掲げられていたが，時が経つのは本当に早い。人生の充実を手にするには，今何をなすべきかを自ら選択し，共に歩む今日1日の生き方にあることを教わった。出会いに感謝して明日へと進もう。

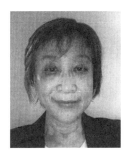

佐古惠利子

小杉先生の贈り物を引き継ぐ

辻本　士郎

　小杉好弘先生は多くの業績を成し遂げたが，まだまだやり残したことがあると思う。弟子の一人として，そのことに触れて編集後記としたい。

　本日（2021（令和3）年6月5日），国際医療福祉大学教授の山本直樹先生の講演を聞いた。その中で過去の素晴らしい研究として，なんと小杉先生の論文が紹介された。それは1965（昭和40）年の日本先天異常学会会報に掲載された「接枝分裂病（原文）症状を伴ったターナー症候群の1例：その体液の電気泳動学的検索による特異所見」である。先生は遺伝学と臨床を結びつける研究を志していたが，当時の大学は学園紛争でとても研究ができる状態ではなかった。1965年は，先生が浜寺病院でFさんと出会った年である。もし学園紛争がなかったら，先生はアルコール医療だけでなく，臨床を視野に入れた有能な研究者になっていたであろう。先生は冷静に学園紛争では社会を変えることはできないと考え，その後も流行や時流に流されることを戒めていた。

　私が1979（昭和54）年に大学に戻り助手となった後も，先生の新患予診を取るのが楽しみであった。先生の診たてはどうかと考えながら予診を取って，診療場面に立ち会った。その人の生き様の問題点と解決策を網羅した診断・治療方針は見事であった。しかし，6か月後に先生は小杉クリニックを開設された。大学に残った私が遅れて入職したのは開設後3年目である。

　小杉クリニックでの仕事はやりがいがあった。クリニックは軌道に乗っていたが，愛隣地区に多い薬物依存症治療には難渋していた。そこで先生は1990（平成2）年頃，薬物依存症専門外来クリニックの開設準備を進めていた。物件探し，内装の設計までしていたが，諸般の反対運動などで頓挫してしまった。もしこれができていたら，日本で初めての薬物依存症専門クリニックになっていたであろう。しかし，先生は挫折することなく，次の展開として日本で初めてのアルコール内科病院をつくった。その後もまだまだ困っている人への挑戦を続け多くのプランをもっていたのに，私は開業したこともあり協力できなかったのが悔やまれる。

　小杉クリニックはアルコール依存症治療の外来への道を拓き，全国に知れ渡るようになった。全国から見学者が押し寄せた。その後，アルコール外来を各地で開設した医師である。今，覚えているだけでも，北海道から齋藤利和先

生，山家研司先生，白坂知信先生，西山仁先生など，関東から河野裕明先生，斎藤學先生，大石雅之先生，金杉和夫先生，利田周太先生など，そして北陸・東海から猪野亜朗先生，奥田宏先生など，そうそうたる先生方が見学に来られた。

　こういう時，先生は私に「まず釜ヶ崎を案内すること」を命じた。現場を見てもらうことがまず大切と考えていたのだ。自彊館だけでなく，飛田新地，愛隣地区の三角公園を案内すると，先生方は異次元の世界を見たように驚かれた。小杉先生はアルコール外来のノウハウを惜しみなく，見学者に時間のある限り伝えた。私は案内役をすることで多くの先生と知り合えた。関西でも多くの医師が，京都，神戸，奈良，大阪で小杉クリニックでの臨床経験ののちにアルコール外来を開設した。

　小杉先生は人材育成にも力を入れた。しかし，あまりにも早く，72歳という若さでご逝去された。あと3年，いや2年長生きされていたら，先生の考えていた円満な継承がなされたであろう。小杉クリニックの名称は先生の死後数年でなくなった。多くの患者さんや関係者にとっては残念であり，先生も無念であろう。今回，先生の理念と実践を知っていただきたくこの本を企画した。「スラム街からアルコール依存症治療を切り拓いた先生の贈り物」を皆様が引き継ぎ，一人の人もアルコールで死なせない，苦しめない世界になることを願っている。

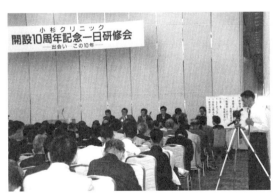

小杉クリニック開設10周年記念研修会にて，小杉先生，植松先生らとともに

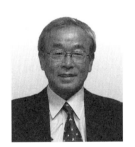

辻本　士郎

編 著 者 一 覧　（五十音順）

植松 直道（うえまつ・なおみち）
　　植松クリニック院長　精神科医師

小谷　　陣（こたに・じん）
　　小谷クリニック院長　内科医師

佐古 惠利子（さこ・えりこ）
　　リカバリハウスいちご所長　精神保健福祉士・臨床心理士

辻本 士郎（つじもと・しろう）
　　ひがし布施クリニック院長　精神科医師

アルコール依存症治療を切り拓いた人
―小杉好弘の診療活動と研究を振り返り未来につなぐ

2021 年 9 月 20 日　発行

編　著　者　植松直道・小谷陣・佐古惠利子・辻本士郎
発　行　者　荘村明彦
発　行　所　中央法規出版株式会社
　　　　　　〒 110-0016　東京都台東区台東 3-29-1　中央法規ビル
　　　　　　営業　TEL 03-3834-5817　FAX 03-3837-8037
　　　　　　取次・書店担当　TEL 03-3834-5815　FAX 03-3837-8035
　　　　　　https://www.chuohoki.co.jp/

印刷・製本　日本ハイコム株式会社

ISBN　978-4-8058-8379-2
定価はカバーに表示してあります
落丁本・乱丁本はお取り替えいたします

本書の内容に関するご質問については，下記 URL から「お問い合わせフォーム」にご入力いただきますようお願いいたします。
https://www.chuohoki.co.jp/contact/